现代医学检验诊断与临床应用

>>>>> 主编 郭振华 等

河南大学出版社
HENAN UNIVERSITY PRESS

·郑州·

图书在版编目（CIP）数据

现代医学检验诊断与临床应用 / 郭振华等主编 . --郑州：河南大学出版社，2021.12
ISBN 978-7-5649-4930-3

Ⅰ.①现… Ⅱ.①郭… Ⅲ.①临床医学－医学检验
Ⅳ.① R446.1

中国版本图书馆 CIP 数据核字 (2021) 第 257798 号

责任编辑：张雪彩
责任校对：林方丽
封面设计：陈盛杰

出版发行：	河南大学出版社
	地址：郑州市郑东新区商务外环中华大厦 2401 号
	邮编：450046
	电话：0371-86059750（高等教育与职业教育出版分社）
	0371-86059701（营销部）
	网址：hupress.henu.edu.cn
印　刷：	广东虎彩云印刷有限公司
版　次：	2021 年 12 月第 1 版
印　次：	2021 年 12 月第 1 次印刷
开　本：	880 mm × 1230 mm　1/16
印　张：	9.25
字　数：	300 千字
定　价：	56.00 元

（本书如有质量问题，请与河南大学出版社营销部联系调换）

编 委 会

主　编　郭振华　杨录波　邹　林　郑晓娜
　　　　　陈建平　王　欣　金艳红　唐　倩

副主编　易宏淦　罗　兵　吴　琼　聂　静
　　　　　吕忠兴　孙　蕾　徐雪梅

编　委（按姓氏笔画排序）

　　　　王　欣　孝感市中心医院（武汉科技大学附属孝感医院）
　　　　吕忠兴　郑州大学第三附属医院
　　　　孙　蕾　河南中医药大学第一附属医院
　　　　杨录波　惠州市第三人民医院（广州医科大学附属惠州医院）
　　　　吴　琼　惠州市第一人民医院
　　　　邹　林　佛山市第二人民医院
　　　　陈建平　南通大学附属医院
　　　　易宏淦　梅州市人民医院
　　　　罗　兵　安徽省第二人民医院
　　　　金艳红　黑龙江中医药大学附属第二医院
　　　　郑晓娜　广东省第二人民医院
　　　　聂　静　中国人民解放军联勤保障部队第九八九医院
　　　　徐雪梅　湖北医药学院附属襄阳市第一人民医院
　　　　郭振华　兰州大学第一医院
　　　　唐　倩　安徽省第二人民医院

前 言

现代医学科学的突飞猛进，促进了检验医学的迅速发展，特别是分子生物学、免疫学等技术进展迅速。新的检验技术、检验项目和检验方法也不断进入临床实验室，操作方法也在进一步规范。检验学在临床诊疗中的地位得到了进一步提升，成为疾病诊断不可或缺的重要组成部分，对疾病的治疗和预后判断也发挥了重要的作用。检验医学在发展的同时更加注重检验质量，检验质量是检验医学的生命线。把检验质量做得更好，使检验结果更稳定、准确，更符合临床需要，是每个检验工作者的目标。为此我们编写了此书，希望能给广大临床检验医师带来帮助。

本书首先依次介绍了检验标本的采集方法和常用检验技术，然后依次介绍了红细胞检验、白细胞检验、体液检验、糖类及其代谢产物检验、血脂类检验、自身免疫性疾病检验、免疫缺陷性疾病检验、传染性疾病免疫检验、真菌检验及病毒检验等内容。全书文字简练，条理清楚，内容全面，着重体现理论与实践相结合，为现代临床实验诊断提供更科学、更准确的客观依据，可供实习医师、检验技师及社区医务工作者参考使用。

尽管在本书编写过程中，编者们做出了巨大的努力，但由于编者风格各不相同，书中难免存在疏漏之处，恳请广大读者提出宝贵的修改建议，以便修正完善！

编 者
2021 年 12 月

目 录

第一章 检验标本的采集方法 1
 第一节 常规标本采集 1
 第二节 细菌培养标本采集 2
 第三节 特殊项目标本采集 3
 第四节 标本采集的质量保证 4

第二章 常用检验技术 6
 第一节 血气酸碱分析技术 6
 第二节 自动化酶免疫分析技术 11
 第三节 电解质检测技术 16

第三章 红细胞检验 20
 第一节 红细胞计数 20
 第二节 血红蛋白测定 23
 第三节 红细胞比积测定（Hct） 26

第四章 白细胞检验 29
 第一节 白细胞检验的一般方法 29
 第二节 白细胞计数 38
 第三节 嗜酸性粒细胞直接计数 42

第五章 体液检验 44
 第一节 脑脊液检查 44
 第二节 浆膜腔积液检查 56
 第三节 精液检查 64

第六章 糖类及其代谢产物检验 75
 第一节 概述 75
 第二节 葡萄糖测定 77
 第三节 葡萄糖耐量试验 78
 第四节 糖化血红蛋白 81

第七章 血脂类检验 86
 第一节 胆固醇 86
 第二节 三酰甘油 91

第三节 高密度脂蛋白 97
第四节 低密度脂蛋白 100

第八章 自身免疫性疾病检验
第一节 概述 103
第二节 类风湿性关节炎 107
第三节 系统性红斑狼疮 111
第四节 干燥综合征 114

第九章 免疫缺陷性疾病检验
第一节 概述 117
第二节 原发性免疫缺陷病 118
第三节 继发性免疫缺陷病 123
第四节 免疫缺陷病的免疫学检验 126

第十章 真菌检验
第一节 真菌学概述 130
第二节 毛癣菌属 134
第三节 表皮癣菌属 135
第四节 小孢子菌属 135

第十一章 病毒检验
第一节 痘病毒 137
第二节 腺病毒 138
第三节 人乳头瘤病毒 139
第四节 细小病毒 141

参考文献 144

第一章

检验标本的采集方法

第一节 常规标本采集

一、尿液

（1）应留取新鲜尿，以清晨第1次尿为宜，较浓缩，条件恒定，便于对比。急诊患者可随时留取。
（2）使用一次性小便杯并贴上检验联号。
（3）尿标本应避免经血、白带、精液、粪便等混入。此外，还应注意避免烟灰、糖纸等异物的混入。
（4）标本留取后，应及时送检，以免细菌繁殖、细胞溶解等（一般夏季1 h内、冬季2 h内完成检验）。
（5）尿胆原等化学物质可因光分解或氧化而减弱。
（6）不能及时送检应适当防腐，常用1升尿5 mL甲醛（用于管型和细胞防腐），1升尿5 mL甲醛（用于尿糖、尿蛋白等防腐），或保存于4℃冰箱内，6 h内检查完毕。

二、粪便

（1）留取标本的容器可用不吸水（涂蜡）的纸盒，或一次性塑料容器，要求清洁干燥。
（2）标本务必新鲜且不可混入尿液。送检标本量通常为指头大小（约5 g）。
（3）标本应选择脓血黏液等病理成分，并应在1 h内完成检验，否则可因pH及消化酶等影响，而使粪便中的细胞成分破坏分解。
（4）做潜血试验应嘱患者在收集标本前3 d禁食肉类、铁剂及大量绿色蔬菜。
（5）检查蛲虫应于清晨排便前用棉拭子由肛门四周拭取，立即送检。

三、痰液

（1）一般检验收集新鲜痰，患者起床后刷牙、漱口（用3%过氧化氢及清水漱口3次），用力咳出气管深部真正呼吸道分泌物（勿混入唾液及鼻咽分泌物），盛于洁净容器内。
（2）幼儿痰液收集困难时，可用消毒拭子刺激喉部引起咳嗽反射，用棉拭子采取标本。

四、血液

（1）早晨空腹抽取静脉血标本，适宜做血糖、血脂、肝功能等检验。
（2）血液激素测定标本，可不空腹，但必须在每天上午8~9时采取。

（3）反映急性心肌梗死的酶类 AST、CK 的峰值通常在梗死后 16~24 h；LDH 活性需 30~60 h 方达到高峰，维持 3~6 d。请掌握采血时间。

（4）急性胰腺炎患者一般在发病后 2~12 h 血清淀粉酶开始上升，12~72 h 达到高峰，4 d 左右恢复正常。

（5）采取血钾测定标本，勿用碘酒消毒皮肤，仅用酒精消毒皮肤后采血，因碘酒内含碘化钾较高，对血清钾结果干扰显著。

（6）盛血用试管或瓶均应干燥洁净，若需要抗凝血则应将血液注入有抗凝剂的试管或瓶内，并立即轻轻旋转摇匀，防止凝固。

（7）输液同侧不宜采血样检验，另一侧要看具体项目及输液成分来决定。如静脉滴注葡萄糖时验血糖要在输液完毕后 2 h 取血，检验电解质时不宜在输液同侧采样等。

（8）采血后应将针头取下，再沿管壁将血液徐徐注入试管内。

（9）采集血液标本时应防止溶血。

五、体液及排泄物

（一）脑脊液

（1）标本送检必须及时，收到标本后应立即检验，久置可致细胞破坏，影响细胞计数及分类检查，并导致葡萄糖分解使含量降低，病原菌破坏或溶解。

（2）细胞计数管应避免标本凝固，遇高蛋白标本时，可用 EDTA 钠盐抗凝。

（二）浆膜腔积液

（1）穿刺取得的标本，为防止细胞变性出现凝块或细菌破坏溶解，送检及检查必须及时。

（2）为防止凝固，最好加入 100 g/L EDTA 钠盐抗凝，每 0.1 mL 可抗凝 6 mL 浆膜腔积液，及时完成细胞涂片检查。

（三）精液

（1）用清洁干燥小瓶收集精液，不宜采用避孕套内的精液。

（2）收集精液前避免性生活 3~7 d，收集精液标本后应在 1 h 内检验，冬季应注意保温。

（3）出现一次异常结果，应隔一周后复查，反复查 2~3 次方能得出比较正确的结果。

（四）前列腺液

临床医生做前列腺按摩术后，采集标本于清洁玻片上，立即送检。

（五）阴道分泌物

由临床医生用棉拭子采取子宫颈后穹窿分泌物，可直接涂片，也可置生理盐水试管内送检，然后涂片镜检。

第二节　细菌培养标本采集

一、一般原则

（1）所用器具须严格灭菌处理。

（2）采集足量标本以便够用。

（3）尽可能在患者服药前或手术切口局部用药前采集。

（4）采集标本过程中要严格遵守无菌操作原则，采集的部位要准确。

二、标本采集

（一）静脉血

（1）静脉穿刺前要充分消毒皮肤，避免皮肤细菌污染。

（2）取静脉血 5 mL 以无菌操作法立即注入专用血培养瓶（含 50 mL 培养液），轻轻摇匀送微生物室。

（二）尿液

（1）中段尿：先用 1 g/L 新洁尔灭彻底清洗外阴，用无菌试管收集中间一段尿液 1～2 mL。

（2）膀胱导尿：用于昏迷及自然排尿困难者，但导尿易引起逆行细菌感染。

（3）耻骨弓上膀胱穿刺尿：偶用于婴幼儿。

（三）粪便

（1）粪培养的容器须清洁，量可为胡桃大小（取有黏液或脓液部分）。

（2）疑是霍乱患者的粪便应取液样部分，并立即送检以便及时接种，不能延误。

（四）痰液

痰培养之前，临床医生指导患者配合，清晨时间最好，咳痰前先漱口，以减少口腔唾液的污染。

（五）脑脊液、胸腹水及脓液

应以无菌操作采取，盛于无菌瓶中，送检量不少于 1 mL。伤口取标本尽量避免皮肤表面细菌的污染，并在脓腔的基底部取样，用无菌注射器抽取或用消毒棉签取样后，立即置无菌试管送检。

第三节 特殊项目标本采集

一、血气分析

（一）动脉血取血法

（1）用 2 mL 或 5 mL 消毒注射器，按无菌操作抽取肝素（1 mL = 1 000 U，用生理盐水配）0.5 mL，然后将肝素来回抽动，使针管全部湿润，将多余肝素全部排出。

（2）皮肤消毒后，穿刺股动脉、肱动脉或桡动脉，取 2 mL 动脉血，不能有气泡。抽出后用小橡皮封针头，隔绝空气。将注射器放在手中双手来回搓动，立即送检。

（3）填写申请单时要求写出诊断、抽血时的体温和血红蛋白量，是否用氧及其流量，以便分析。

（4）如不能及时送检，应放在冰水中保存（勿用冰块，以免细胞破坏而溶血），但放置时间最长不超过 2 h。

（二）毛细血管血采取法

（1）采血部位常为耳垂或手指，婴儿取足跟或大趾，局部先用热毛巾敷或轻轻按摩，使毛细血管血充分动脉化。

（2）在毛细管一端装上塑料帽（红色）。将小铁针插入毛细管并让它滑到有塑料帽的一端。

（3）将采血部位消毒，然后穿刺皮肤以使血液自然流出为宜，把毛细管插入血滴中部采血以防空气进入毛细玻管。

（4）套紧毛细管塑料帽，然后在毛细管的另一端套上塑料帽。

（5）用磁铁在玻管外来回移动，使玻管内铁针来回 20 次，达到血液与肝素混合的目的。

（6）如不能及时送检，标本可水平位贮放在冰水中（不能超过 2 h）。

二、血液黏度检测

（1）由于生理活动昼夜节律和饮食对血细胞比容、血浆蛋白成分、血浆黏度和血液黏度都有影响，因此应当注意采取血标本的时间和其与饮食的关系。一般头天晚上素食，检测当天空腹，晨 8 时采血。

（2）采取时肘前静脉抽血，压脉带压迫的时间应尽可能缩短，针头插入后，应在压脉带松开 5 s 后开始采血，抽血时用力不宜过猛。

（3）抗凝剂以用肝素（10～20 U，每 1 mL 血）或 EDTA-Na_2（1.5 g，每 1 L 血）为宜，为防止对血液的稀释作用，应采用固体抗凝剂。

三、骨髓穿刺及涂片要求

（1）穿刺部位首选髂后上棘，次选髂前上棘、胸骨。

（2）采取骨髓液时，应严格遵守无菌技术，抽取动作要缓慢，吸取骨髓量勿超过 0.3 mL，以免混入稀释，使所吸标本不能代表骨髓。

（3）玻片要求清洁，涂片薄而均匀，应涂片 10 张左右，并同时制备两张外周血片做对照之用。

（4）如需同时做细菌培养和病理检查的病例，应先吸少量骨髓液做涂片后再吸取所需骨髓液和骨髓组织。

第四节　标本采集的质量保证

一、饮食因素对检验结果的影响

大多数生化检查均要求空腹采血，禁食 12 h，或者晚餐后次日早上采血。因为饮食后可使血液某些化学成分改变，影响测定结果。例如，高脂肪饮食后三酰甘油测定可高达空腹时 10 倍；高糖饮食后血糖可迅速升高，3 h 后才恢复正常。但是过度空腹，以致饥饿，血液或器官中的某些成分分解、释放，又可导致某些检验结果异常。如血糖、转铁蛋白、C3 等可因空腹时间过长而降低；三酰甘油、游离脂肪酸反而升高。而血总蛋白、A/G 比值、胆固醇等在空腹前和空腹后测定无改变。因此，应注意区分选择送检。

食物可影响某些检验项目的测定结果，如咖啡、茶、巧克力、香蕉等食物可影响儿茶酚胺的测定；高蛋白饮食，尤其是进食动物肝脏、肾及贝类富含嘌呤食物可使血尿酸测定增高；进食动物血食物可使隐血试验假阳性；饮酒后可使乳酸、尿酸盐等增加，长期饮酒还可使高密度脂蛋白、胆固醇等增高。上述种种情况说明为保证检验质量的可靠性，患者在做检验前，对食物也要有一定的控制。

二、药物因素对检验结果的影响

很多药物对检验有干扰作用，据报道有 15 000 多种。药物在体内主要是改变某些物质在体内的代谢作用和干扰测定过程中的化学反应，使结果增加或降低。如服用阿司匹林可以通过增加葡萄糖的吸收、释放类固醇并抑制三羧酸循环，使血糖升高；而输液补钾时，由于氯化物可将糖由细胞外带到细胞内，造成血清糖测定结果降低。所以临床医生应充分了解各种药物对有关检验项目测定结果的影响，或者需要为了某个项目的测定而停服某一药物。

三、运动因素对检验结果的影响

运动也能影响很多检验项目的测定结果，如运动后血糖、乳酸、丙氨酸等可升高；肌肉有关的血清酶，如 CK、LDH、ALT、AST 在运动后测定均有不同程度的升高，有人做过实验，其中最明显的是 CK 和 ALT，而且恢复较慢，停止运动 1 h 后测定，其结果可升高 50%。

四、采集标本时体位对检验结果的影响

由于人体体位姿势不同影响血液循环，某些生理现象可发生变化，如血浆与组织液因体位不同导致平衡改变，血液与组织液中的某些成分也随着发生变化，可使某些测定结果发生改变，如卧位改为站位时测定总蛋白、白蛋白、胆固醇、血清铁、ALT、ALP 等有 5%～15% 的不同程度改变。有的检验项目采血部位不同，检验结果也有较大的差别，如白细胞计数取微量血，有人做过试验耳垂采血较手指血高 30%。因此，提出建议：建立各检验项目的参考值，采集血标本应规范一种姿势。

五、止血带加压对检验结果的影响

止血带压迫使局部血管扩张、瘀血，激活血液中的某些物质，引起某些检验项目测定结果升高或降低。如凝血酶原时间测定，由于血管受压迫，局部血液回流受阻，造成局部缺氧，甚至毛细血管损伤，凝血起动因子激活后，凝血过程形成，即消耗一些凝血因子，使测定结果偏低；在测定其他一些化学成分时，由于血管被压迫处的组织液从扩张血管处漏出而影响被测定成分的含量，且影响的程度随止血带压迫的时间增加而上升。所以抽血时尽量缩短止血带压迫时间，最好不用止血带。

六、标本采集的时间对检验结果的影响

机体血液的某些成分在一天内可发生周期性的变化，且有的变化较大，如白细胞计数上下午之间可有成倍变化，一般上午低下午高。其他化学成分，如胆红素、血清铁上午较其他时间高。血清钙中午低，生长激素夜里高、白天低。在一般情况下，为减少由于采血时间不同引起的测定误差，要求每次检测最好在一天的同一时间进行。

七、抗凝剂对检验结果的影响

检验的标本根据检验项目的要求不同，有需要抗凝和不需要抗凝两种。需要抗凝的预先加入抗凝剂。常用的抗凝剂有枸橼酸盐、草酸盐、EDTA、肝素等，而抗凝剂的使用也要根据检验的项目进行选择，否则即影响测定结果。如含有钾、钠的抗凝剂（草酸钾、草酸钠、枸橼酸钾、枸橼酸钠等）不能用作测定血钾或血钠的抗凝。因为草酸盐、氟化钠等抗凝剂，具有酶的活性或有抑制酶的活性作用，如草酸盐有抑制淀粉酶、乳酸脱氢酶、酸性磷酸酶的作用，氟化钠有激活尿素酶和抑制乳酸脱氢酶的作用，故不宜用作酶活性的测定或用作某些项目酶法测定。

八、溶血标本对检验结果的影响

血液中的很多化学成分分布在细胞内和细胞外的含量是不同的，如红细胞内的钾含量是血清（浆）钾的20倍，红细胞内的乳酸脱氢酶是血清的200倍。标本溶血后对检验的结果影响较大，细胞内含量高的物质进入血清后造成测定结果偏高；细胞内含量低的物质进入血清后，血清被稀释使测定结果偏低。

第二章 常用检验技术

第一节 血气酸碱分析技术

一、血气酸碱分析技术发展概况

该技术最早可追溯到 Henderson（1908 年）和 Hassel Balch（1916 年）关于碳酸离解的研究。有人在临床上应用化学方法对血气酸碱进行分析，即 Van Slyke-Neill 法、Scholander-Roughton 法、Riley 法，但这些化学分析方法操作麻烦，测定时间长，准确性差，已基本被淘汰。

20 世纪 50 年代中期，丹麦哥本哈根传染病院检验科主任 Astrup 与 Radiometer 公司的工程师合作研制出酸碱平衡仪，其后血气分析仪发展非常迅速，其发展过程大致分三个阶段。

第一阶段：血液 pH 平衡仪。采用毛细管 pH 电极，分别测量样品及样品与两种含不同浓度 CO_2 气体平衡后的 pH，通过计算或查诺模图得到 PCO_2、SB、BE、BB 等四个参数。

代表性产品为：Radiometer 公司的 AME-1 型酸碱平衡仪。

第二阶段：酸碱血气分析仪。1956 年 Clark 发明覆膜极谱电极，1957 年 Siggard Anderson 等改进毛细管 pH 电极，1967 年 Severinghous 研制出测量 PCO_2 的气敏电极，奠定了目前所有血气分析仪传感器的基础。随后，采用电极直接测定血液中 pH、PCO_2、PO_2 的仪器大量涌现，经查表或用特殊计算尺除可获得 SB、BE、BB 外，还可换算出 AB、TCO_2、SBE、Sat、O_2 等。

第三阶段：全自动酸碱血气分析仪。20 世纪 70 年代以来计算机技术的发展、微机和集成电路制造技术的提高，使血气分析仪向自动化和智能化方向迈进，仪器可自动校正、自动进样、自动清洗、自动计算并发报告、自动检测故障和报警，甚至可提供临床诊断参考意见。

由于近年来电极没有突破性进展，虽然出现了点状电极和溶液标定等新技术，但因其寿命短、稳定性欠佳而影响了应用，不过血气分析仪产品在系列化、功能提高、增加电解质测量等方面还是取得很大进步。

值得一提的是，在过去的几年里，"接近患者"或"床边检测"观念激发了临床医疗服务机构的极大兴趣，相应的血气电解质分析仪应运而生。这些设备快速提供符合检验标准的结果，有效、可靠和精确，卓有成效地促进了临床医疗服务工作。

二、血气酸碱分析仪的工作原理、基本结构与主要机型

（一）血气酸碱分析仪的工作原理与基本结构

测量管的管壁上开有 4 个孔，孔里面插有 pH、PCO_2 和 PO_2 三支测量电极和一支参比电极。待测

样品在管路系统的抽吸下，入样品室的测量管，同时被四个电极所感测。电极产生对应于pH、PCO_2和PO_2的电信号。这些电信号分别经放大、处理后送到微处理机，微处理机再进行显示和打印。测量系统的所有部件包括温度控制、管道系统动作等均由微机或计算机芯片控制。

血气分析仪虽然种类、型号很多，但基本结构可分电极、管路和电路三大部分。实际上，血气分析仪的发展与分析电极的发展进步息息相关，新的生物传感器技术的发明和改进带动了血气分析仪的发展。因此，了解分析电极的原理和基本结构对更好地使用血气分析仪有帮助。下面简单介绍pH电极、PCO_2电极、PO_2电极的基本结构。

1. 电极的基本结构

（1）pH电极与pH计类似，但精度较高，由玻璃电极和参比电极组成。参比电极为甘汞电极或Ag/AgCl电极。玻璃电极的毛细管由钠玻璃或锂玻璃吹制而成，与内电极Ag/AgCl一起封装在充满磷酸盐氯化钾缓冲液的铅玻璃电极支持管中。整个电极与测量室均保持恒温37℃。当样品进入测量室时，玻璃电极和参比电极形成一个原电池，其电极电位仅随样品pH值的变化而变化。

（2）PCO_2电极是一种气敏电极。玻璃电极和参比电极被封装在充满碳酸氢钠、蒸馏水和氯化钠的外电极壳里。前端为半透膜（CO_2膜），多用聚四氟乙烯、硅橡胶或聚乙烯等材料。远端具有一薄层对pH敏感的玻璃膜，电极内溶液是含有KCl的磷酸盐缓冲液，其中浸有Ag/AgCl电极。参比电极也是Ag/AgCl电极，通常为环状，位于玻璃电极管的近侧端。玻璃电极膜与其有机玻璃外端的CO_2膜之间放一片尼龙网，使两者之间保证有一层碳酸氢钠溶液间隔。CO_2膜将测量室的血液与玻璃电极及外面的碳酸氢钠溶液分隔开，它可以让血中的CO_2和O_2通过，但不让H^+和其他离子进入膜内。测量室体积可小至50～70μL，现代仪器中与PO_2电极共用。整个电极与测量室均控制恒温37℃。当血液中的CO_2透过CO_2膜引起玻璃电极外碳酸氢钠溶液的pH改变时，根据Henderson-Hasselbalch方程式，可知pH改变为PCO_2的负对数函数。所以，测得pH后，只要接一反对数放大电路，便可求出样品的PCO_2。

（3）PO_2电极是一种Clark极化电极，O_2半透膜为聚丙烯、聚乙烯或聚四氟乙烯。由铂阴极与Ag/AgCl阳极组成，铂丝封装在玻璃柱中，暴露的一端为阴极，Ag/AgCl电极围绕玻璃柱近侧端，将此玻璃柱装在一有机玻璃套内，套的远端覆盖着O_2膜，套内充满磷酸盐氯化钾缓冲液。玻璃柱远端磨砂，使铂阴极与O_2膜间保持一薄层缓冲液。膜外为测量室。电极与测量室保持恒温37℃。血液中的O_2借膜内外的PO_2梯度而进入电极，铂阴极和Ag/AgCl阳极间加有稳定的极化电压（0.6～0.8V，一般选0.65V），使O_2在阴极表面被还原，产生电流。其电流大小决定于渗透到阴极表面的O_2的多少，后者又决定于膜外的PO_2。

无论是哪种电极，它们对温度都非常敏感。为了保证电极的转换精度，温度的变化应控制在±0.1℃。各种血气分析仪的恒温器结构不尽相同，恒温介质和恒温精度也不一样。恒温介质有水、空气、金属块等，其中水介质以循环泵、空气、风扇、金属块、加热片来保证各处温度均衡，以热敏电阻做感温元件，通过控制电路精细调节温度。

2. 体表PO_2与PCO_2测定原理

（1）经皮PO_2（PtO_2）测定：用极谱法的Clark电极测量。通过皮肤加温装置，使皮肤组织的毛细血管充分动脉化，变化角质与颗粒层的气体通透性，在皮肤表面测定推算动脉血的气体分压。结果比动脉O_2低，原因是皮肤组织和电极本身需要消耗O_2。

（2）经皮PCO_2（$PtCO_2$）测定：电极是Stowe-Severinghaus型传感元件。同样也是通过皮肤加温装置来测定向皮肤表面弥散的CO_2分压。结果一般比动脉CO_2高，原因是皮肤组织产生CO_2、循环有障碍组织内有CO_2蓄积、CO_2解离曲线因温度上升而向下方移位等因素比因温度升高造成测量结果偏低的作用更大。

（3）结膜电极（$PcjO_2$，$PcjCO_2$）：微小的Clark电极装在眼睑结膜进行监测，毛细血管在眼睑结膜数层细胞的表浅结膜上皮下走行，不用加温就能测定上皮表面气体。$PcjO_2$能反映脑的O_2分压状况。

当前，绝大多数仪器可自动吸样，从而减少手工加样造成的误差，也不必过于考虑样品体积。现在大家的注意力集中在怎样才能不再需要采集血标本的技术上，如使用无损伤仪器测PO_2和PCO_2。经皮测定血气,在低血压、灌注问题(如在休克、水肿、感染、烧伤及药物)不理想的电极放置、血气标本吸取方面的问题(如患者焦虑),及出生不足24 h的婴儿等情况下可能与离体仪器测定的相关性不够理想。但不管怎样,减少患者痛苦、能获得连续的动态信息还是相当吸引人的。

为了把局部血流对测定的影响减至最小,血管扩张是必要的。由于每个人对血管扩张药物如尼古丁和咖啡因等的反应不同,很难将其作为常规方法使用,因此加热扩散几乎是目前唯一使用的方法。通常加热的温度为42～45℃,高于45℃的温度偶尔可能造成Ⅱ度烫伤。实际测定时,每4 h应将电极移开一次,一方面可以避免烫伤,另一方面仪器存在一定的漂移,需要校正以减小误差扩大。

(二)血气酸碱分析仪应用的主要机型

1. ABL系列

丹麦Radiometer公司制造的血气分析仪,在20世纪70年代独领风骚,随后才有其他厂家的产品。该系列血气分析仪在国内使用广泛,其中ABL3是国内使用较多的型号,可认为是代表性产品。近年该公司推出的ABL4和ABL500系列带有电解质(钾、钠、氯、钙)测定功能。

2. AVL系列

瑞士AVL公司从20世纪60年代起就开始研制生产血气分析仪,多年来形成自己的系列产品,其中有939型、995型等,及90年代初推出COMPACT型。代表性产品为995型,有以下特点。

(1)样品用量少,仅需25～40μL。

(2)试剂消耗量少,电极、试剂等消耗品均可互换,电极寿命长。

(3)管路系统较简单,进样口和转换盘系统可与测量室分开,维修、保养方便。

3. CIBA-CORNING系列

美国汽巴-康宁公司在1973年推出第一台自动血气分析仪。早期产品有165、168、170、175、178等型号。近年来生产的200系列,包括238、278、280、288等型号。该公司现被BAYER公司收购,最新的型号是800系列血气分析系统。

4. IL系列

美国实验仪器公司(Instrumentation Laboratory)是世界上生产血气分析仪的主要厂家,早期产品有413、613、813等手工操作仪器。20世纪70年代末开始研制的IL-1300系列血气分析仪,因设计灵活,性能良好、可靠而广受欢迎。BG3实际上也属于IL-1300系列。该公司推出的新型血气分析仪有BGE145、BGE1400等,性能上的改进主要是增加了电解质测定,这是大多数血气分析仪的发展趋势。

IL-1300系列血气分析仪特点如下。

(1)固体恒温装置IL-1300系列以金属块为电极的恒温介质,没有运动部件(空气恒温需风扇循环,水恒温需搅拌或循环),结构紧凑,升温快。同时片式加热器和比例积分(PI)温控电路确保较好的恒温精度(0.1℃)。

(2)特殊设计的微型切换阀在测量管道的中间,在校正时将pH测量电极(pH、Ref)和气体电极(PCO_2、PO_2)分成两个通道,同时用H标准缓冲液(7.384、6.840)和标准气体(Cal1、Cal2)分别校正。这使管路系统大大简化,减少了许多泵阀等控制部件,易于维护检修。

(3)测量结果可溯源至国家标准IL-1300系列采用的两种pH缓冲液和两种标准混合气均符合标准法规定,可逐级由上一级计量部门检定。经此校正,pH电极和气体电极的结果具有溯源性,即测定结果符合标准传递。

(4)人造血质控液IL公司生产的人造血质控液(abe)在理化和生物特性上与血液样品非常接近,通过三种水平(偏酸、中性、偏碱)的ABC可以更好地检测仪器的测量系统,甚至可反映出样品污染、冲洗效果对测量的影响。

5. NOVA系列

NOVA系列血气分析仪是美国NOVA Biomedical公司的产品,该公司1981年在中国登记注册为美中互利公司。从20世纪70年代以来该公司积极开发急诊分析仪系列产品,就血气分析仪而论,有SPPI-

12等型号，多数型号还能随机组合葡萄糖、乳酸、尿素氮、钾、钠、氯、钙等项目，可在一台仪器上利用全血测定所有急诊生化项目。

其代表产品为NOVA SP-5，仪器特点如下。

（1）管道系统以一个旋转泵提供动力，可同时完成正反两个方向的吸液和充液动作；用止流阀和试剂分隔器代替传统的液体电磁阀；所有管路暴露在外；等等。不仅大大降低了故障率，还容易查明故障原因和维修。

（2）测量单元采用微型离子选择电极，各种电极均应用表面接触技术，拆卸方便，节约样品，并且这些电极安装在特制的有机玻璃流动槽上，可直接观察整个测试过程中的气体-液体交替的流动过程；采用特殊设计的自动恒温测量单元。

（3）红细胞比容（Hct）测定电极在S型通道内设有两个电极作为Hct的测定电极，同时还可作为空气探测器电极。它是根据红细胞和离子都能阻碍电流通过，其阻值大小与红细胞的百分比减去由离子浓度所得到的阻值成正比，从而达到测定Hct的目的。电极内有温度调节热敏电阻，使样品通过该电极时，能迅速达到37℃并恒定，以减小测定误差。

（4）仪器校正由仪器本身根据运行状态自动进行校正，间隔时间可设置。

6. DH系列

DH系列由南京分析仪器厂研制。其技术性能基本与ABL系列相近。该厂的最新型号为DH-1332型，具有强大的数据处理功能，可将指定患者的多次报告进行动态图分析；尤其是其特有的专家诊断系统，可在每次测定后的测试报告上标出测量结果的酸碱平衡区域图，并根据国际通用的临床应用分析得到参考诊断意见。这样，临床医生可不用再对测量数据进行分析，从而可以迅速、有效地进行治疗。

7. 医疗点检测用的仪器

医疗点检测（Point-of-care Testing，POCT）或床边检测用的仪器，以便携、小型化为特点。这类仪器分两类：一为手提式、便携的单一用途电极仪器，提供各种检测用途的便携式电极，包括I-STAT型（I-STAT公司）和IRMA型（Diametrics公司，St. Paul，MN）仪器；二为手提式、含有所有必需电极的液体试剂包的仪器，包括GEM系列分析仪（Mallinckrodt Medical公司）和NOVA系列分析仪（NOVA Biomedical公司）。这类利用便携式微电极的仪器能检测电解质、PCO_2、PO_2、pH、葡萄糖、尿素氮和Hct，仅用少量的未稀释全血样品即可，能为临床提供有效、可靠、精密、准确的结果。其最明显的优点是能快速地从少量的全血中提供生化试验结果。

三、血气酸碱分析技术的临床应用

血液酸碱度的相对恒定是机体进行正常生理活动的基本条件之一。正常人血液中的pH极为稳定，其变化范围很小，即使在疾病过程中，也始终维持在pH 7.35～7.45。这是因为机体有一整套调节酸碱平衡的机制，通过体液中的缓冲体系及肺、肾等脏器的调节作用来保证体内酸碱度保持相对平衡。疾病严重时，机体内产生或丢失的酸碱超过机体调节能力，或机体酸碱调节机制出现障碍时，容易发生酸碱平衡失调。酸碱平衡紊乱是临床常见的一种症状，各种疾患均有可能出现。

（一）低氧血症

可分为动脉低氧血症与静脉低氧血症，这里只讨论前者。

（1）呼吸中枢功能减退。特发性肺泡通气不足综合征、脑炎、脑出血、脑外伤、甲状腺功能减退、CO_2麻醉、麻醉和镇静药过量或中毒。

（2）神经肌肉疾患。颈椎损伤、急性感染性多发性神经根综合征、多发性硬化症、脊髓灰质炎、重症肌无力、肌萎缩、药物及毒物中毒。

（3）胸廓及横膈疾患。

（4）通气血流比例失调。

（5）肺内分流。

（6）弥散障碍。

（二）低二氧化碳血症

（1）中枢神经系统疾患。

（2）某些肺部疾患。间质性肺纤维化或肺炎、肺梗死，及呼吸困难综合征、哮喘、左心衰竭时肺部瘀血、肺水肿等。

（3）代谢性酸中毒。

（4）特发性过度通气综合征。

（5）高热。

（6）机械过度通气。

（7）其他，如甲亢、严重贫血、肝昏迷、水杨酸盐中毒、缺氧、疼痛刺激等。

（三）高二氧化碳血症

（1）上呼吸道阻塞。气管异物、喉头痉挛或水肿、溺水窒息通气受阻、羊水或其他分泌物堵塞气管、肿瘤压迫等。

（2）肺部疾患。慢性阻塞性肺病、广泛肺结核、大面积肺不张、严重哮喘发作、肺泡肺水肿等。

（3）胸廓、胸膜疾患。严重胸部畸形、胸廓成形术、张力性气胸、大量液气胸等。

（4）神经肌肉疾病。脊髓灰质炎、感染性多发性神经根炎、重症肌无力、进行性肌萎缩等。

（5）呼吸中枢抑制。应用呼吸抑制剂如麻醉剂、止痛剂，中枢神经系统缺血、损伤，特别是脑干伤等病变。

（6）原因不明的高 CO_2 血症。心肺性肥厚综合征、原发性肺泡通气不足等。

（7）代谢性碱中毒。

（8）呼吸机使用不当。

（四）代谢性酸中毒

（1）分解性代谢亢进（高热、感染、休克等）酮症酸中毒、乳酸性酸中毒。

（2）急慢性肾功能衰竭、肾小管性酸中毒、高钾饮食。

（3）服用氯化氨、水杨酸盐、磷酸盐等酸性药物过多。

（4）重度腹泻、肠吸引术、肠胆胰瘘、大面积灼伤、大量血浆渗出。

（五）代谢性碱中毒

（1）易引起 Cl^- 反应的代谢性碱中毒（尿 $Cl^- < 10\ mmol/L$），包括挛缩性代谢性碱中毒，如长期呕吐或鼻胃吸引、幽门或十二指肠梗阻、长期或滥用利尿剂及绒毛腺瘤等所引起、Posthypercapnic 状态、囊性纤维化（系统性 Cl^- 重吸收无效）。

（2）Cl^- 恒定性的代谢性碱中毒，包括盐皮质醇过量，如原发性高醛固酮血症（肾上腺瘤或罕见的肾上腺癌）、双侧肾上腺增生、继发性高醛固酮血症、高血压性蛋白原酶性高醛固酮血症、先天性肾上腺增生等；糖皮质醇过量，如原发性肾上腺瘤（Cushing's 综合征），垂体瘤分泌 ACTH（Cushing's 症）等；Bartter's 综合征。

（3）外源性代谢性碱中毒，包括医源性的，如含碳酸盐性的静脉补液，大量输血（枸橼酸钠过量），透析患者使用抗酸剂和阳离子交换树脂，用大剂量的青霉素等，乳类综合征。

四、血气酸碱分析技术应用展望

经过 50 年的发展，血气分析仪已经非常成熟，能满足精确、快速、微量的要求，并且已达到较高的自动化程度。从发展趋势来看，大体上有以下几方面。

（1）发展系列产品，满足不同级别医疗单位的要求，大量采用通用部件，如电极、测量室、电路板、控制软件，生产厂家只需对某一部件或某项功能进行小的改进就可以推出新的型号。如 IL 的 1300 系列。也有的厂家采用积木式结构，将不同的部件组合起来成为不同型号。如 NOVA SP 系列。同一系列的产品功能不同，价格有时相去甚远。因此，用户应根据本单位的实际情况选择合适的型号，不能盲目追求新的型号，造成不必要的浪费。

（2）功能不断增强，这些功能的拓展是与计算机技术的发展分不开的，主要体现在两个方面。

①自动化程度越来越高，向智能化方向发展。当今的血气分析仪都能自动校正、自动测量、自动清洗、自动计算并输出打印，有的可以自动进样。多数具备自动监测功能（包括电极监测、故障报警等）。有些仪器在设定时间内无标本测定时会自动转入节省方式运行。

②数据处理功能加强，除存储大量的检查报告外，还可将某一患者的多次结果做出动态图进行连续监测。专家诊断系统已在部分仪器上采用，避免了误诊，特别是对于血气分析技术不熟悉的临床医生。通过数据发送，使联网的计算机迅速获取检查报告。

（3）增加检验项目，形成"急诊室系统"。具备电解质检测功能的血气分析仪是今后发展的主流，临床医生可以通过一次检查掌握全面的数据。此外，葡萄糖、尿素氮、肌酐、乳酸、Hct、血氧含量测定也在发展，有的已装备仪器。

（4）免保养技术的广泛使用。目前的血气分析仪基本上采用敏感玻璃膜电极，由于测量室结构复杂，电极需要大量日常维护工作。据估计，电检故障约占仪器总故障的80%。采用块状电极，在寿命期内基本不用维护，成为"免维护"或准确说来是"少维护"电极，这是今后血气电极发展的主流。更新的技术是点状电极，即在一块印刷电路板上的一个个金属点上，滴上电极液并覆盖不同的电极膜而形成电极，由沟槽状测量管通道相连，插入仪器后与仪器的管道、电路相接成为完整的检测系统。这是真正意义上的"免维护"电极，有广阔的发展前景。

（5）为实现小型化，便携式的目的，有几种发展趋势：①密闭含气标准液将被广泛使用，从而摆脱笨重的钢瓶，仪器可以真正做到小型化，能随时在床边、手术室进行检查。②把测量室、管路系统高度集成，构成一次性使用的测量块，测量后，测量块即作废，免除了排液、清洗等烦琐的工作，简化了机械结构，减小了仪器体积。③彻底抛弃电极法测量原理，采用光电法测量，使其成为真正免维护保养、操作简便可靠的仪器。即发光二极管发出的光经透镜和激发滤光片后，照射到半透半反镜上，反射光再经一个透镜照射到测量小室的传感片上，根据测量参数不同（如pH大小不同），激发出来的光强度也不同，发射光经透镜及发射滤光片，到达光电二极管，完成光信号到电信号的转换。由于这一改革采用了光电法测量，无须外部试剂（只需测量块即可），大大降低了对外部工作环境的要求，同时也使操作变得简单易行。如AVL公司生产的AVL OPTL采用后两种技术，总重量仅为5 kg，可以在任何情况和环境下运送，提高了仪器的便携性，使其成为面向医生、护士，而不是面向工程技术人员和实验技术人员的免维护仪器。该仪器十分适于在各种紧急情况下快速、准确地对患者进行检查，指导医生进行治疗。

（6）非损伤性检查血气分析仪已经做到经皮测定血液PO_2、PCO_2，尽管结果与动脉血的结果有一定差异，但基本能满足病情监测的需要。从理论上说，测定pH实行非损伤性检查是不可能的。现在研究的方向是如何在微小损伤的情况下，用毛细管电极插入血管来测定血液pH，甚至进行连续监测。由于不会造成出血，患者没有什么痛苦，适合危重患者特别是血气酸碱平衡紊乱患者的诊断抢救。

第二节 自动化酶免疫分析技术

抗原抗体特异性反应的特性引入到临床实验诊断技术上，已有很长的历史并发挥了重要的作用。除了利用抗原抗体特异性反应的原理进行某种未知物质的定性了解（定性方法）外，应用这一原理进行物质的定量分析在临床应用上已越来越广泛和深入。标记免疫化学分析技术就是一类很重要的免疫定量分析技术，酶联免疫吸附剂测定（enzyme-linked immune sorbent assay，ELISA）技术的问世是免疫学定量分析方法的重要标志之一。从ELISA引申出来的一系列标记酶免疫化学分析（简称酶免疫分析，EIA）技术，使标记免疫化学分析技术得以丰富和完善，并得到广泛应用。本节着重介绍ELISA技术的自动化及应用。

一、免疫分析技术的发展

酶免疫分析（enzyme-linked immunoassay，EIA）是利用酶催化反应的特性来进行检测和定量分析免疫反应的。在实践上，首先要让酶标记的抗体或抗原与相应的配体（抗原或抗体）发生反应，然后再加入酶底物。酶催化反应发生后，可通过检测下降的酶底物浓度或升高的酶催化产物浓度来达到检测或定量分析抗原抗体反应的目的。

1971年Engvall和Perlman发表了酶联免疫吸附剂测定用于IgG定量测定的文章，从此开始普遍应用这种方法。在标记酶的研究上学者们做了大量工作，包括酶的种类开发、酶催化底物的应用、酶促反应的扩大效应研究，及底物检测手段等。

（一）酶联免疫吸附剂分析

这是一项广泛应用于临床分析的EIA技术。在这一方法中，一种反应组分非特异性地吸附或以共价键形式结合于固体物的表面，像微量反应板孔的表面、磁颗粒表面或塑料球珠表面。吸附的组分有利于分离结合和游离的标记反应物。ELISA技术可分为双抗体夹心法、间接法和竞争法三类。双抗体夹心法多用于检测抗原，是最广泛应用的ELISA技术，但此法检测的抗原，应至少有两个结合位点，故不能用于检测半抗原物质。间接法是检测抗体最常用的方法，只要更换不同的固相抗原，用一种酶标抗抗体就可检测出各种相应的抗体。竞争法可用于检测抗原和抗体。

（二）酶倍增性免疫分析技术

酶倍增性免疫分析技术（enzyme multiplied immunoassay technique，EMIT），也是一种广泛应用于临床分析的EIA技术。由于EMIT不需"分离"这一步骤，易于操作，现用于分析各种药物、激素及代谢产物。EMIT易于实现自动化操作。在这一技术中，抗待药物、激素或代谢产物的抗体与底物一起加入被检的患者标本中，让抗原抗体发生结合反应，再加入一定量的酶标记的相应药物、激素或代谢产物作为第二试剂；酶标记物与相应的过量抗体结合，形成抗原抗体复合物，这一结合封闭了酶触底物的活性位点或改变酶的分子构象，从而影响酶的活性。抗原抗体复合物形成引起的酶活性的相应改变与患者标本中待测成分的浓度成比例关系。从校准品曲线上即可算出待测成分的浓度。

（三）隆酶供体免疫分析

隆酶供体免疫分析这一分析技术是一项利用基因工程技术设计和发展起来的EIA技术。通过巧妙地操作大肠杆菌E. Colir的lac操纵子的Z基因，制备出β-岩藻糖苷酶的无活性片段（酶供体和受体）。这两种片段可自然地装配重组形成有活性的酶，即使是供体片段结合到抗原上也不受影响。但是，当抗体结合到酶供体-抗原胶连体时，则会抑制这种装配重组，使有活性的酶不能形成。因此，在酶受体存在的情况下，被检抗原与酶供体-抗原胶连体对相应一定量的抗体的竞争便决定了有活性的酶的多少，被检抗原浓度高时，有活性酶形成的抑制便减少，反之便增多。测定酶活性可反映出被检抗原的量。

EIA所用的酶主要有碱性磷酸酶、辣根过氧化物酶、葡萄糖-6-磷酸脱氢酶及β-岩藻糖苷酶。抗体的酶标记和抗原的酶胶连是通过双功能制剂的共价键联合技术来制备的，重组的胶连物是利用基因融合技术来制备的。

EIA技术中，有各种各样的酶促反应检测体系。光学比色测定就是一种很普遍的检测。目前使用的比色计，像酶标仪，结构紧密，性能较高，且以多用途、可靠、易于操作及价廉等特点得到用户的青睐。然而，用荧光剂或化学发光剂标记底物或产物的EIA相比用光学比色的在灵敏度上更具优势。磷酸伞形花酮是一种不发荧光的底物，在碱性磷酸酶的催化下可转变成强荧光性的伞形花酮，这一酶促反应可用于以碱性磷酸酶做标记酶的EIA定量分析。用碱性磷酸酶做标记酶做化学发光免疫分析时，选择一种名叫adamantyl, 2-dioxetanearyl phosphate的化学发光剂作为底物可获得很好的灵敏度效果。在酶的浓度为$10 \sim 21$ mol时也可检出。酶级联反应也已用于EIA技术，其优点是结合了两种酶——标记酶碱性磷酸酶和试剂酶乙酰脱氢酶的放大效应，使检测的灵敏度大大提高。

化学发光ELISA技术作为常用的EIA技术，其自动化的发展已在临床应用上受到重视。目前，国外已有许多公司发展了从样品加样、洗板到最终比色过程全自动化的仪器，以满足临床检验的各种需要。

国内已用的仪器主要型号有：意大利 STB 公司生产的 AMP 型及 BRIO 型全自动酶免分析系统、Grifols 公司的 TRITURUS 型（变色龙）全自动酶免分析系统、BioRad 公司的 Coda 型全自动酶免分析系统。另外，还有将加样和酶免分析分开处理的系统，如瑞士的 AT 型全自动标本处理系统和 FAME 型酶免分析系统。

二、ELISA 技术与自动化

（一）ELISA 技术的基本原理

1. 双抗体夹心法

双抗体夹心法是检测抗原最常用的方法，可检测患者体液中各种微量抗原物质及病原体有关的抗原，应用较广。其操作步骤是将特异性抗体包被载体，使形成固相抗体，洗去未结合的抗体和杂质后，加入待测样品，使其中相应抗原与固相抗体呈特异性结合，形成固相抗原抗体复合物，再洗涤除去未结合的物质，继加酶标记抗体，使与固相上的抗原呈特异性结合，经充分洗涤除去未结合的游离酶标记抗体，最后加入相应酶的底物化，固相的酶催化底物变成有色产物，颜色反应的程度与固相上抗原的量有关。

用此法检测的抗原应至少有两个结合位点，故不能用以检测半抗原物质。

2. 间接法

间接法是检测抗体最常用的方法。其操作步骤是将特异性抗原包被载体，形成固相抗原，洗涤去除未结合的物质后，加待测样品，使其中待测的特异性抗体与固相抗原结合形成固相抗原抗体复合物，再经洗涤后，固相上仅留下特异性抗体，继加酶标记的抗人球蛋白（酶标抗抗体），使与固相复合物中的抗体结合，从而使待测抗体间接地标记上酶。洗涤去除多余的酶标抗抗体后，固相上结合的酶量就代表待测抗体的量。最后加底物显色，其颜色深度可代表待测定抗体量。

本法只要更换不同的固相抗原，用一种酶标抗抗体就可检测出各种相应的抗体。

3. 竞争法

竞争法也可用以测定抗原和抗体。以测定抗原为例，受检抗原和酶标记抗原共同竞争结合固相抗体，因此与固相结合的酶标记抗原量与受检抗原量成反比，其操作步骤是将特异性抗体包被载体，形成固相抗体，洗涤去除杂质后，待测孔中同时加待测标本和酶标记抗原，使之与固相抗体反应。如待测标本中含有抗原，则与酶标记抗原共同竞争结合固相抗体。凡待测标本中抗原量越多，酶标记抗原结合的量就越少，洗涤去除游离酶标记物后，加底物显色。结果是不含受检抗原的对照孔，其结合的酶标记抗原最多，颜色最深。对照孔与待测颜色深度之差，代表受检标本中的抗原量。待测孔越淡，标本中抗原量越多。

（二）自动化

ELISA 技术的理论基础与实践在一般的概念里，ELISA 技术的可操作性强，不需复杂设备，甚至完全手工加样、洗板和肉眼判读结果，便可完成技术操作。近年来，人们的质量控制意识不断加强，要求尽可能做到最低限度地减小系统误差，降低劳动强度，这就需要解决 ELISA 技术中加样、温育、洗板及判读结果过程的系统误差问题及高效率运作问题，自动化技术应运而生。将 ELISA 技术的加样、温育、洗板及判读结果过程科学地、有机地、系统地结合，尽可能地减少各环节人为因素的影响，便成为自动化 ELISA 技术的理论基础。

在自动化 ELISA 技术中，可以将整个体系分成加样系统、温育系统、洗板系统、判读系统、机械臂系统、液路动力系统及软件控制系统等几种结构，这些系统既相互独立又紧密联系。加样系统包括加样针、条码阅读器、样品盘、试剂架及加样台等构件。加样针有两种，一为有 TEFLON 涂层的金属针，另一为可更换的一次性加样头（Tip）。有些仪器的加样针只配金属针，无一次性加样头，有些是两种针都配备。加样针的功能主要是加样品及试剂，它靠液路动力系统提供动力，通过注射器样的分配器进行精确加样。加样针的数量在各型号仪器上是不同的，有一根的、两根的或多根的。条码阅读器是帮助识别标本的重要装置，目前的仪器均配有此装置。样品盘除放置标本外，还能放置稀释标本用的稀释管，供不同检测目的使用。试剂架是供放置酶标记试剂、显色液、终止液等试剂用的,有些型号的仪器这一部分是独立的,有些是并在样品盘上。加样台是酶标板放置的平台,有些仪器在台上设置温育装置,让温育在台上进行。整个加样系统由控制软件进行"按部就班"的协调操作。

温育系统主要由加温器及易导热的金属材料板架构成。有些是盒式的,有些是台式的。一般控制温度可在室温50℃。温育时间及温度设置是由控制软件精确调控的。

洗板系统是整个体系的重要组成部分,主要由支持板架、洗液注入针及液体进出管路等组成。洗液注入针一般是8头的。每项洗板的洗板残留量一般控制在5μL以内,最好的设备可控制在2μL内。洗板次数可通过软件控制实现并可更改。

读板系统由光源、激光片、光导纤维、镜片和光电倍增管组成,是对酶促反应最终结果做客观判读的设备。各型号仪器的比色探头配置不一样,有单头的,也有双头的。控制软件通过机械臂和输送轨道将酶标板送入读板器进行自动比色,再将光信号转变成数据信号并回送到软件系统进行分析,最终得出结果。

酶标板的移动靠机械臂或轨道运输系统来完成。机械臂的另一重要功能是移动加样针。机械系统的运动受控于控制软件,其运动非常精确和到位。

为了更易于理解自动化ELISA技术的操作,在此列举AMP型全自动酶免分析系统的操作过程。

(三)主要型号的全自动酶免分析仪的性能及特点

1. AMP型全自动酶免分析仪

该型仪器适用于各样项目的ELISA检测。可随机设置检测模式,每块上可同时检测相关条件的8个项目。加标本的速度为700个/h;标本加样体积为7~300μL,进度为1μL可调;加样精度为10μL时$CV<2.5\%$,100μL时$CV<1\%$。试剂加样速度为1 400孔/h;加样体积为10~300μL;进度为1μL可调,加样精度为100μL时$CV<2\%$。有液面感应装置。样品架为6个可移动模块,一次可放置180个标本和稀释管,有标本识别的条码阅读器。温育系统中有可检温度在20~45℃的平式加热器,温度设置误差在±0.5℃内,真正工作时需预热5 min;孵育架有8个板位,每个板位温度设置是一样的,不能独立。洗板机配有8头洗液注入头,无交叉吸液,每洗液残留体积<5μL。读板器光源为20 W钨光灯,有8光纤的光度计,检测器有8个硅管,滤光片架可同时装8个滤光片,一般配装405、450、492、550、620 nm波长的滤光片。吸光度范围为0~3.000 0 D,分辨率为0.001 0 D,精度在OD = 0.15时,$CV<2.5\%$;0.8时,$CV<1.5\%$;1.5时,$CV<1.5\%$。

2. Triturus型全自动酶免分析仪

该型仪器适用于各种项目的ELISA检测。随机安排项目检测,每板上可同时做8个相同条件的项目检测。可用加样针或Tip头加样;加样速度为>700个/h;加样体积为用针时2~300μL,用Tip头时10~300μL,进度均为1μL可调;加样精度为用针时$CV<1\%$,用Tip头时$CV<2\%$。试剂加样速度为2 760孔/h;加样体积2~300μL,进度为1μL可调;加样精度为100μL时,$CV<2\%$。有液面感应装置。标本架为一圆形可移动架,可同时放置92管标本和96个稀释管。标本架中心为12个可移动的试剂架,并有8个稀释液架。有标本识别的条码阅读器,温育系统有可控温在20~40℃的平台加热器,温度设置误差在±0.5℃内,工作时需预热10 min;有4个加热孵育板位,轨道式振荡,每个板位独立控温,互不干扰。洗板机配有8头洗液注入头,液残量控制在2μL以内。读板器有重复性读的单光纤光度计,光源为20 W钨光灯,检测器有1个硅光管,滤光片架可同时装7个滤光片,一般配装405、450、492、550、600、620 nm波长的滤光片,吸光度范围为0~3.000 0 D,分辨率为0.001 0 D,精度为$CV<1\%$。软件平台为Windows95/98。

3. CODA型全自动开放式酶免系统

在本系统上配用开放的ELISA药盖。整个酶免分析过程都在一个组合式的系统内完成:加样、孵育、洗板、结果判读、打印报告。但也可以自动操作酶免反应过程中个别的功能。一次操作中最高可设置5种分析项目。可同时做3块酶标板的分析,测试量可大可小。可以贮存标准曲线,并为下次的测试作校正调节。能将测出的资料进行曲线拟合的积分计算。在大量筛选样品时,可用阈值测定的方法,筛查大批定性分析的样品。酶标板的孔底为平底或"U""V"形底；样品管 5 mL 或 1.5 mL 均可放置。温育温度可控制在 35 ~ 47℃。检测光谱的波长范围为 400 ~ 700 nm。载板架有振板功能。软件平台为 Windows95。

4. FAME 型酶免分析处理系统

该系统为除标本加样外的温育、加试剂、洗板、读板的自动化酶免分析装置。每项可同时处理 9 块酶标板。加样针为一次性，为回头加样探头，加样速度较快。酶试剂的混合须在机外进行。每板只能同时检测一个项目，但对于大样品、项目一致性强的工作，该系统应为上佳选择的机型。一般配上 AT 型标本处理系统，其全自动化的概念更可体现出来。

三、自动化 ELISA 技术的临床应用

由于 ELISA 技术具有无污染性、操作简便、项目易于开发等优点，加上已实现自动化，已受到临床实验室的重视。在骨代谢状况、糖尿病、药物浓度监测、内分泌学、生殖内分泌学、免疫血液学、肿瘤、感染性疾病、自身免疫病的诊断或监测上，ELISA 技术已占据了较优势的地位。但其与发光免疫技术比较起来，灵敏度上稍逊色了些。重点介绍以下内容：

1. 骨代谢中骨重吸收的指标（Crosslaps）

Crosslaps 是工型胶原连素中的 C 端肽交连区的商品名，是最近发展起来的一项反映骨形成和骨重吸收的重要指标。已有报道，在骨质疏松、Paget's 病、代谢性骨病等的患者中，尿中的 Crasslaps 升高。抑制骨重吸收的药物可导致 Crosslaps 水平降低。停经后妇女或骨质疏松患者雌激素等治疗可引起这一标记物降低。停经前妇女尿中 Crosslaps 的浓度一般在 5 ~ 65 nmol BCE/mmol Cr，正常男性为 86 nmol BCE/mmol Cr。

2. 与糖尿病有关的自身抗体

主要有抗谷氨酸脱羧酶抗（抗 GAD 抗体）IAA、ICA。

3. 细胞因子的检测

干扰素（IFN-α、γ、β）、白介素 1 ~ 10（IL-1 ~ 10）、TGFp1、TGFp2、TNFα 等。

4. 肝炎标志物及其他感染指标

甲、乙、丙、丁、戊型肝炎的血清学标志物，艾滋病病毒抗体，EB 病毒，巨细胞病毒，风疹病毒，弓形体等。

5. 自身免疫抗体

ENA、TGAb、TPOAb 等。

四、自动化 ELISA 技术应用展望

ELISA 技术在临床实验室里已是一项重要的应用技术，在病毒性肝炎血清学标志物的检测方面应用最广泛，在肿瘤标志物的检测上也经常用到该技术。但大多数的实验室仍停留在手工操作上，甚至连最基本的酶标仪都没有配备，势必影响到该技术的质量保证。

有人认为 ELISA 技术已逐步走向退化，可能会逐步退出临床实验室。笔者认为，这是一种不全面的看法。ELISA 技术除其自身的优点外，自动化的发展更应当为临床实验室提供可靠的质量保障，及提高工作效率和减轻工作强度等。自动化的发展是 ELISA 技术更有生命力的象征。

应当提倡和推广自动化的 ELISA 技术。笔者在这些年的应用中体会到，很重要的一点是，自动化技术大大减少了手工操作中造成的系统误差。比如，有些标本，尤其是低浓度的，反复手工测定时经常出现忽阴忽阳的情况，受很多主观因素的影响。当然，应用自动化设备会增加测试的成本，但这种成本的增加带来的是检测质量的保证。另外，应当看到，随着用户和产品的增加，设备的成本价格会逐渐下调。

第三节 电解质检测技术

一、电解质检测技术的发展概况

临床实验室电解质检测范围主要是钾、钠、氯、钙、磷、镁等离子，个别时候也需要检测铜、锌等微量元素。更多人接受的说法是，电解质就是指钾、钠、氯和碳酸氢根这些在体液中含量大且对电解质紊乱及酸碱平衡失调起决定作用的离子。

最早是化学法：钾钠比浊法、钠比色法。除钾、钠外，常规检测多采用化学法，如测氯的硫氰酸汞比色法，测钙的 MTB、OCPC、偶氮砷等。化学法也在发展，如冠醚化合物比色测定钾、钠。

原子吸收分光光度法是 20 世纪 50 年代发展起来的技术，在临床实验室曾被广泛应用于金属阳离子的检测。其原理是被测物质在火焰原子化器中热解离为原子蒸气，即基态原子蒸气，由该物质阴极灯发射的特征光谱线被基态原子蒸气吸收，光吸收量与该物质的浓度成正比。本方法准确度、精密度极高，常作为 K、Na、Ca、Mg、Cu、Zn 等的决定性方法或参考方法。但因仪器复杂，技术要求高，做常规试验有困难。

同位素稀释质谱法在 20 世纪 60 年代以后才开始在临床上应用，它是在样品中加入已知量被测物质的同位素，分离后通过质谱仪检测这两种物质的比率计算出其浓度。由于仪器复杂，技术要求更高，一般只用于某些参考实验室，作为检测 Cl、Ca、Mg 等物质的决定性方法。

火焰原子发射光谱法（FAES），简称火焰光度法，自 20 世纪 60 年代出现以来，至今仍在普遍应用。这是钾、钠测定的参考方法，其原理是溶液经汽化后在火焰中获得电子生成基态原子 K、Na，基态原子在火焰中继续吸收能量生成激发态原子 K^+ 和 Na^+。激发态原子瞬间衰变成基态原子，同时发射出特征性光谱，其光谱强度与 K、Na 浓度成正比。钾发射光谱在 766 nm，钠在 589 nm。火焰光度法又分非内标法和内标法两种。后者是以锂或铯作为内标，类似于分光光度法的双波长比色，由于被测物质与参比物质的比例不变，故可避免因空气压力和燃料压力发生变化时引起的检测误差。锂的发射光谱为 671 nm，而铯为 852 nm。

电量分析法，即恒电流库仑法，用于氯的测定。本法是在恒定电流下，以银丝为阳极产生的 Ag^+，与标本中的 Cl^- 生成不溶性 AgCl 沉淀，当达到滴定终点时，溶液中出现游离的 Ag^+ 而使电流增大。根据电化学原理，每消耗 96 487 C 的电量，从阳极放出 1 mol 的 Ag^+，因此在恒定电流下，电极通电时间与产生 Ag^+ 的摩尔数成正比，亦即与标本中 Cl^- 浓度成正比。实际测定无须测量电流大小，只需与标准液比较即可换算出标本的 Cl^- 浓度。此法高度精密、准确而又不受光学干扰，是美国国家标准局（NBS）指定的参考方法。

离子选择电极（ISE）是 20 世纪 70 年代发展起来的技术，至今仍在发展，新的电极不断出现。这是一类化学传感器，其电位与溶液中给定的离子活度的对数呈线性关系。核心在于其敏感膜，如缬氨霉素中性载体膜对 K^+ 有专一性，对 K^+ 的响应速度比 Na^+ 快 1 000 倍；而硅酸锂铝玻璃膜对 Na^+ 的响应速度比 K^+ 快 300 倍，具有高度的选择性。现可检测大部分电解质的离子，如 K^+、Na^+、Cl^-、Ca^{2+} 等。离子选择电极法又分直接法和间接法。前者是指血清不经稀释直接由电极测量，后者是血清经一定离子强度缓冲液稀释后由电极测量。但两者测定的都是溶液中的离子活度。间接 ISE 法测定的结果与 FAES 相同。

酶法是 20 世纪 80 年代末发展起来的新技术，它是精心设计的一个酶联反应系统，被测离子作为其中的激活剂或成分，反应速度与被测离子浓度成正比。如 Cl^- 的酶学方法测定原理，是无活性 α-淀粉酶（加入高浓度的 EDTA 络合 Ca^{2+} 使酶失活）在 Cl^- 作用下恢复活性，酶活力大小与 Cl^- 浓度在一定范围内成正比，通过测定淀粉酶活力而计算出 Cl^- 浓度。使用酶法测定离子，特异性、精密度、准确度均好，可以在自动生化分析仪上进行，但因对技术要求较高、成本高、试剂有效期短等因素，使其推广应用有一定困难。

二、电解质分析仪的主要型号

无机磷、镁一般采用化学法在全自动生化分析仪上检测,不在本文叙述范围,通常我们所说的电解质分析仪检测的离子为 K^+、Na^+、Cl^-,部分还可检测 Ca^{2+}。

目前检测电解质的仪器很多,主要分为以下几种。

(一)火焰光度计

火焰光度计通常由雾化燃烧系统、气路系统、光学系统、信号处理系统、点火装置、光控装置等部分组成。工作原理如下:雾化器将样品变成雾状,然后经混合器、燃烧嘴送入火焰中。样品中的碱金属元素受火焰能量激发,便发出自身特有的光谱。利用光学系统将待测元素的光谱分离出来,由光电检测器转换成电信号,经放大、处理后在显示装置上显示出测量结果。早期的仪器采用直接测定法;20 世纪 80 年代以后生产的机型多采用内标准法,即以锂或铯作为内标准。

现在国内主要应用的机型有:国产的 HG3、HG4、6400 型等;美国康宁公司的 480 型;日本分光医疗的 FLAME-30C 型;丹麦的 FLM3 型等。这些仪器都具有结构紧凑、操作简单、灵敏度高、样品耗量少等优点,一般都有电子打火装置、火焰监视装置和先进的信号处理系统,技术上比较成熟。更先进的型号具备自动进样、自动稀释、微机控制和处理等功能。

(二)离子选择电极

离子选择电极可自成体系组成电解质分析仪,或作为血气分析仪、自动生化分析仪的配套组件,其中前者又称离子计。两者都是利用离子选择电极测定样品溶液中的离子含量。与其他方法相比,它具有设备简单、操作方便、灵敏度和选择性高、成本低,及快速、准确、重复性好等优点,特别是它可以做到微量测定,并且可以连续自动测定,因而在现代临床实验室中,基本取代火焰光度计等成为电解质检测的主要仪器。不过,离子计取代火焰光度计,并不是因为后者方法落后,更重要的是出于实验室的安全性考虑,而且离子选择电极还可以安装在大型生化分析仪上进行联合检测。离子计的关键部件是检测电极,当今生产检测电极的厂家为数不多,如 CIBA-CORNING、AVL 等,各种仪器多使用电极制造。前面提到离子选择电极法有两种,即直接法和间接法,但工作原理都是一样的。

直接法:常与血气分析仪配套,或组成专用电解质分析仪。典型的有 AVL995 型、NOVA SP12 型等。

间接法:多数装备在大、中型自动生化分析仪上。典型的有 BECKMAN-COULTER 的 CX7、ABBOT 的 AEROSET。部分生化分析仪如 HITACHI 的 7170A 则作为选件,由用户决定是否安装。

(三)自动生化分析仪

20 世纪 80 年代以来,任选分立式自动生化分析仪日趋成熟,精密度、准确度相当高,形成几大系列,如 HITACHI 的 717 系列、BECKMAN-COULTER 的 CX 系列、OLYMPUS 的 U 系列等等。而近几年推出的产品速度更高、功能更强,如 HITACHI 的 7600 系列、BECKMAN-COULTER 的 LX、ABBOT 的 AEROSET、BAYER 的 ADVIA1650 等。此外,还有许多小型自动生化分析仪,如法国的猎豹等,功能很强,性能也不俗。而酶法、冠醚比色法等方法的发展,使没有配备离子选择电极的自动生化分析仪检测电解质成为现实。

三、电解质分析技术的临床应用

体液平衡是内环境稳定的重要因素,主要是由水、电解质、酸碱平衡决定的。水和电解质的代谢不是独立的,往往继发于其他生理过程紊乱,即水和电解质的正常调节机制被疾病过程打乱,或在疾病过程中水和电解质的丢失或增加超过了调节机制的限度。值得注意的是,临床观察电解质紊乱,还得分别从影响其代谢及其平衡失调后代谢变化的多方面进行检查,如肾功能指标、血浆醛固酮及肾素水平、酸碱平衡指标及尿酸碱度和电解质浓度,以便综合分析紊乱的原因及对机体代谢失调的影响程度。

(一)钠异常的临床意义

1. 低钠血症

(1)胃肠道失钠、幽门梗阻、呕吐、腹泻、胃肠道、胆管、胰腺手术后造瘘、引流等都可因丢失大量消化液而发生缺钠。

（2）尿钠排出增多见于严重肾盂肾炎、肾小管严重损害、肾上腺皮质功能不全、糖尿病、应用利尿剂治疗等。

（3）皮肤失钠大量出汗时，如只补充水分而不补充钠；大面积烧伤、创伤，体液及钠从创口大量丢失，亦可引起低血钠。

2. 高钠血症

（1）肾上腺皮质功能亢进如库欣综合征、原发性醛固酮增多症，由于皮质激素的排钾保钠作用，使肾小管对钠的重吸收增加，出现高血钠。

（2）严重脱水体内水分丢失比钠丢失多时发生高渗性脱水。

（3）中枢性尿崩症 ADH 分泌量减少，尿量大增，如供水不足，血钠升高。

（二）钾异常的临床意义

（1）血清钾增高：肾上腺皮质功能减退症、急性或慢性肾功能衰竭、休克、组织挤压伤、重度溶血、口服或注射含钾液过多等。

（2）血清钾降低：严重腹泻、呕吐、肾上腺皮质功能亢进、服用利尿剂、应用胰岛素、钡盐与棉籽油中毒。家族性周期性麻痹发作时血清钾下降，可低至 2.5 mmol/L 左右，但在发作间歇期血清钾正常。大剂量注射青霉素钠盐时，肾小管会大量失钾。

（三）氯异常的临床意义

（1）血清氯化物增高常见于高钠血症、失水大于失盐、氯化物相对浓度增高；高氯血性代谢性酸中毒；过量注射生理盐水等。

（2）血清氯化物减低临床上低氯血症常见。原因有氯化钠的异常丢失或摄入减少，如严重呕吐、腹泻、胃液、胰液或胆汁大量丢失，长期限制氯化钠的摄入，艾迪生病，抗利尿激素分泌增多的稀释性低钠、低氯血症。

四、电解质分析技术的应用展望

最近 10 年电解质检测技术日趋成熟，但研究基本集中在 ISE 法和酶法。从目前的趋势看，ISE 法仍是各专业厂商的重点发展对象，不断有新电极问世，其技术特点如下。

（一）传统电极的改良及微型化

传统电极指的是玻璃膜电极、离子交换液膜电极、中性载体（液膜）电极、晶膜电极等。经过 20 多年的改进，产品已非常成熟，特别是 K^+、Na^+、Cl^- 电极，一般寿命可达半年以上，测试样品 1.5 万以上，并且对样品的需求量很小，仅需数十微升，有些间接 ISE 法仅需 15μL 就能同时检测 K^+、Na^+、Cl^- 三种离子。于传统电极而言，最重要的是延长使用寿命，减少保养步骤甚至做到"免保养"。有的电极，将各电极封装在一起，如 ABBOT 的 Aeroset 采用的复合式电解质电极晶片技术（ICT）。

（二）非传统电极的发展

非传统电极与传统电极的区别在于其原理、结构或者电极本身不同，主要有离子敏感场效应管（ISFET）、生物敏感场效应管（BSFET）、涂丝电极（CWE）、涂膜电极（CME）、聚合物基质电极（PVC 膜电极）、微电极、薄膜电极（TFE）等。这些电极各有特性，如敏感场效应管具有完全固态、结构小型化、仿生等特点；聚合物基质电极简单易制、寿命长；微电极尽管与传统电极作用机制相同，但高度微型化，其敏感元件部分直径可小至 0.5μm，能很容易插入生物体甚至细胞膜测定其中的离子浓度；而薄膜电极则是由多层电极材料叠合成的薄膜式电极，全固态、干式操作、干式保存。

目前已有部分产品推向市场，以美国 i-STAT 公司的手掌式血气＋电解质分析仪为例，大致能够了解电解质检测技术的最新进展及发展趋势。该仪器使用微流体和生物传感器芯片技术设计的微型传感器，与定标液一起封装在一次性试剂片中，在测试过程中，分析仪自动按试剂片的前方，使一个倒钩插入定标袋中，定标液就流入测量传感器阵列；当定标完成后，分析仪再按一下试剂片的气囊，将定标液推入贮液池，然后将血液样本送入测量传感器阵列。测试完成后，所有的血液和定标液都贮存在试剂片里，可做安全的生物处理。这种独特的技术使仪器做到手掌式大小，真正实现自动定标、免维护、便携，可以通过IR红外传输装置将结果传送至打印机或中心数据处理器中保存。这种一次性试剂片有不同规格，每种规格测试的项目不同，可以根据需要选择。标本需要量少，仅需全血2~3滴，非常适合各种监护室（尤其是新生儿监护室）手术室及急诊室的床边测试，很有发展前景。

其他检测方法也在继续发展，如化学方法的采取冠醚结合后比色测定、酶法测定等，并有相应的产品问世。

第三章

红细胞检验

第一节 红细胞计数

一、红细胞概述

正常红细胞为两面双凹的圆盘形，无核，平均直径为 7.2μm，厚 2μm，边缘较厚，呈橘黄色，中央较薄呈草绿黄色，侧面观察呈哑铃形。在高渗溶液中，红细胞皱缩成锯齿形，在低渗溶液中，红细胞膨胀，甚至破裂，血红蛋白逸出成影红细胞。

红细胞的主要生理功能是从肺部携带氧气输送至全身各组织，并将组织中的二氧化碳运送到肺而呼出体外。这一功能主要是通过红细胞内的血红蛋白来完成的。血红蛋白分子量约为 64.458，每个红细胞内约含 2.8 亿个血红蛋白分子，占红细胞重量的 32%～36%，或占红细胞干重的 96%。每克血红蛋白可携带氧 1.34 mL。

红细胞的平均生存时间为 120 天，因此成人体内每天约有 1/120 的红细胞因衰老死亡，同时又有相应数量的红细胞生成进入血液循环，以维持动态平衡。衰老红细胞破坏后释放出的血红蛋白在单核-吞噬细胞系统内降解为铁、珠蛋白和胆色素。释出的铁进入全身铁代谢池供机体重新利用；珠蛋白肽链被分解为氨基酸参与氨基酸代谢；胆色素则经肝代谢通过粪便和尿液排出体外。多种原因可造成红细胞生成和破坏的平衡遭到破坏，使红细胞数量减少或增多，从而引起贫血或红细胞增多症，或者使红细胞在质量方面发生改变。通过对红细胞和血红蛋白数量的检查，及对红细胞形态学或生化改变的检查，对诊断和鉴别某些疾病具有重要的意义。

二、红细胞目视计数法

红细胞计数有显微镜计数法、光电比浊法、血细胞计数仪计数法等多种方法，现介绍目视计数法。

（一）原理

用等渗稀释液将血液稀释一定倍数，充入计数池中，然后在显微镜下计数一定体积内的红细胞数，再换算成每升血液内的红细胞数。

（二）器材

1. 显微镜。
2. 微量吸管

有 10μL 和 20μL 两个刻度，市场有售。

3. 计数板

由一厚玻璃板制成，中央分为上下两个相同的计数池，每个计数池的面积是 9 mm^2，盖上盖玻片后，因有空间，形成刻度域内的标准体积。计数室网格有许多种，现国内通用改良牛鲍（Neubauer）型，其计数池的结构如下：

每个计数池分 9 个大方格，每个大方格的边长为 1 mm，面积为 1 mm^2，四个角的四个大方格用单线分为 16 个中方格，供计数白细胞用。中央的一个大方格，用双线划分为 25 个中方格，每个中方格又用单线划成 16 个小方格，共 400 个小方格，供计数红细胞和血小板用，加盖玻片后，盖片与计数池底距离为 0.1 mm，充液后每个大格容积为 0.1 mm^2。

计数池和盖玻片在使用前应用清洁、干燥、柔软的纱布或丝绸制品（以后者为好）拭净，特别注意不要用手指接触使用面玻璃，以防污染油腻，否则充液时易起气泡。

（三）试剂

1. 赫姆（Hayem）液

氯化钠：1.0 g

结晶硫酸钠（$Na_2SO_4 \cdot 10 H_2O$）：5.0 g

（或无水硫酸钠 2.5 g）

$HgCl_2$：0.5 g

蒸馏水：加至 200 mL

其中氯化钠的作用是调节渗透压，硫酸钠可防止细胞粘连，$HgCl_2$ 为防腐剂。溶解后加 20 g/L 伊红水溶液 1 滴，过滤后备用。

2. 0.85% 生理盐水

（四）方法

（1）取小试管 1 支，加红细胞稀释液 1.99 mL。

（2）用微量吸管准确吸取末梢血 10 μL。

（3）擦去吸管外余血，轻轻吹入稀释液底部，再轻吸上层稀释液涮洗 2～3 次，立即混匀。

（4）将计数池和盖玻片用软布擦净，将盖玻片覆盖于计数池上。

（5）用吸管取已混匀的红细胞悬液，充入计数池中。

（6）置 2～3 分钟，待红细胞下沉后，先用低倍镜观察计数池内红细胞分布是否均匀（如不均匀，应重新冲池），然后再用高倍镜依次计数中央大方格中的 5 个中方格（四角和中央）内的红细胞总数。

（五）计算

5 个中方格内红细胞总数 ×5×10×200×10^6 = 5 个中方格内红细胞数 ×10^6＝红细胞数/L

式中：×5 表示将 5 个中方格内红细胞数折算成 25 个中方格，即一个大方格中红细胞数；×10 表示将一个大方格容积 0.1 μL 折算为 μL；×200 表示红细胞计数时的稀释倍数；×10^6 表示由 μL 换算成 L。

（六）正常参考值

成人男性：（4～5.5）×10^{12}/L，平均 4.83×10^{12}/L。

成人女性：（3.5～5.0）×10^{12}/L，平均 4.33×10^{12}/L。

新生儿：（6.0～7.0）×10^{12}/L。

三、红细胞计数的质量控制

造成红细胞计数不准确的原因主要有两类，一类是技术误差，另一类是固有误差。

（一）技术误差

（1）采血部位应无冻疮、水肿、发绀、炎症等，否则可影响结果，使标本失去代表性。

（2）稀释倍数要准确。造成稀释倍数不准确的常见原因有：①稀释液或者血液吸取不准确；②吸血时吸管内有气泡；③未擦去吸管外血；④血液加入稀释液时冲混悬液，血被吸管带出；⑤稀释液放置时间过长，蒸发浓缩。

(3) 操作时动作要快，太慢或者吸管内残余乙醇，都可使血液凝固。冷凝集的血样很易发生冷凝集，应将血细胞悬液温至 45～50℃，趁热离心沉淀，除去大部分上清液后再用 30℃的温盐水恢复至 2 mL，混匀后抓紧时间计数。

(4) 混合悬液时用力均匀，过猛会产生大量气泡，使气泡与溶液中细胞分布不均，造成计数不准。

(5) 充液时应一次充满计数池，如充液不足、外溢、断续充液、产生气泡等会影响计数结果。

(6) 计数池内细胞分布不均，当各个大方格内细胞数有明显差异时，应重新充液。

(7) 误认，如将污染的酵母菌等误认为红细胞。

(8) 应使用经校正的微量吸管和计数盘计数（校正方法见后）。

(9) 当白细胞计数很高时（$>100\times10^9/L$），应从红细胞计数中减去白细胞数报告。

（二）固有误差

任何一个技术熟练者，用同一标本同一仪器连续多次充液、计数后其结果也会有一定差异，这种由于每次细胞分布不可能完全相同所造成的误差叫固有误差或计数域误差。根据统计学研究，计数任何区域的细胞数（M），有95%的机会落在 M±2S 的范围内，$S=\sqrt{M}$，如以变异百分率 CV 表示，则 $CV=\dfrac{S}{M}\times100=\leq\dfrac{\sqrt{M}}{M}\times100$，M 表示计数区域内细胞计数的均值。研究证明，血细胞在计数室内的分布符合泊松分布，红细胞计数的分布域误差 $S=0.92\sqrt{M}$，将其代入上式得 $CV=\dfrac{0.92}{\sqrt{M}}\times100\%$。

由此可知，红细胞计数的变异系数与 $\sqrt{M}$ 负相关，即计数的均值越小越不精密，为了提高计数的可靠性，严重贫血的患者可扩大计数区域或缩小稀释倍数，否则，计数值的可靠性差。

（三）红细胞计数的质量要求

1. 两差比值评价法

在细胞计数的评价中，多应用两差比值（r）评价法。

$$Dr=\dfrac{|x_1-x_2|}{\sqrt{x_1+x_2}}$$

两差比值（r）评价法主要有两个方面的应用：

(1) 评价工作人员细胞计数的质量得分，让被考核者对同一标本，用同一计数板进行前后两次细胞计数，用上述公式求出 r 值，求出该工作人员的质量得分（20.1为失分系数，40/1.99 = 20.1）。

(2) 对同一患者在治疗前后进行细胞计数来判断疗效。r > 2 表示疗效显著。

2. 变异系数评价法

见生化质控部分。$RCV\leq8\%$（4%～8%）。

四、血红蛋白吸管的质量鉴定（水银称重法）

血红蛋白吸管和血细胞计数板是细胞计数中影响检验结果的主要因素，因此在细胞计数前必须对血红蛋白吸管和计数板进行质量鉴定，鉴定合格后方可使用。

血红蛋白吸管的质量鉴定方法如下：

将干燥洁净的 20μL 吸管用胶塞与 1 mL 注射器乳头部紧密接通。把注射器活栓抽出约 1 cm，再将吸管尖插入水银中，准确吸取水银至 20μL 刻度处，注入已知重量的称量瓶内。在分析天平上准确称出水银重量，同时用校准的 0～50℃的水银温度计测定水银温度。

注意事项：

(1) 所用的水银应为新开封的 AR 级试剂，吸取水银时不可用手直接触摸水银瓶，称量结果应保留小数点后 4 位数字。

(2) 因水银能溶解多种金属，操作过程中严防其他金属污染。

(3) 水银是剧毒品，并有挥发性，务必谨慎操作，及时加盖，防止水银污染台面及衣物。

五、血细胞计数板的质量鉴定

（一）原理

0.3 g/L 酚红碱性溶液在 559 nm 有很宽的线性范围（稀释数百倍仍呈线性），并且显色稳定，分别测定计数池和比色皿的吸光度即可求出计数池的深度及其误差。

（二）仪器

721 或 751 分光光度计，光径 10 mm 标准比色皿（误差 < 50/μm），待测计数板并配备自制比色架。

（三）试剂

1. 0.3 g/L 酚红溶液

取酚红 0.03 g 溶解于 0.1 mol/L 碳酸钠溶液 100 mL 中摇匀，过滤后备用。

2. 稀释酚红溶液

准确吸取 0.3 g/L 的酚红溶液 1 mL，加入已校准的 100 mL 容量瓶中，以 0.1 mol/L 碳酸钠溶液稀释至刻度。

（四）测定

用潮湿棉棒轻轻擦拭计数池两侧的盖片支面和盖玻片，迅速用推压法加合格专用盖玻片，使其固定（翻转计数板 2～3 次，盖玻片不脱落），向计数池内充入蒸馏水，置专用比色架上用 559 nm 调 0 点（光束垂直射入盖玻片面），取出计数板擦净用同样方法滴入 0.3 g/L 酚红溶液，测其吸光度，重复 2 次求其吸光度均值，然后用 10 mm 光径比色皿在同样条件下测稀释酚红吸光度，重复 2 次，求吸光度均值（水调零）。

第二节 血红蛋白测定

一、血红蛋白生理概要

血红蛋白是由珠蛋白和亚铁血红素组成的结合蛋白质。每个血红蛋白分子有 4 条多肽链，每条折叠的多肽链中，包裹一个亚铁血红素。亚铁血红素由原卟啉和一个铁原子组成。血红蛋白分子量为 64 458 D。

每分子血红蛋白中的 4 个亚铁血红素含有 4 个 Fe^{2+} 原子，可结合 4 个氧分子。因此，64 458 g 血红蛋白，含铁 $4×55.84$ mg，可结合 $4×22.4$ L 氧，即每克血红蛋白含铁 3.47 mg（即铁占 0.347%），可结合氧 1.38 mL。

血红蛋白除能与氧结合形成氧合血红蛋白（HbO_2）外，尚能与某些物质作用形成多种血红蛋白衍生物。它们具有特定的色泽和吸收光谱，在临床上，可用以诊断某些变性血红蛋白血症或做血红蛋白的定量测定。

氧合血红蛋白（HbO_2）：呈鲜红色，在 578 nm（黄光）和 540 nm（绿光）处，有两条吸收光带。

还原血红蛋白（Hbred）：呈暗红色，只有在 556 nm 处（黄绿光之间）有一条吸收光带。

碳氧血红蛋白（HbCO）：在 CO 中毒时，一氧化碳与血红蛋白牢固结合，形成樱红色 $HbCO_2$，它有两条吸收光谱，分别位于 572 nm（黄光）和 535 nm（绿光）处。

高铁血红蛋白（Hi）：多种氧化物均可将血红蛋白氧化成高铁（Fe^{3+}）血红蛋白，而失去带氧能力。高铁血红蛋白呈红褐色，有 634、578、540 和 500 nm 四条吸收光带。

氰化高铁血红蛋白（HiCN）：呈棕红色，位于 540 nm 处有一较宽的吸收光带。因其呈色稳定，可用以作为测定血红蛋白的一种方法。

二、氰化高铁血红蛋白测定法

血红蛋白测定方法很多，如比色法、比重法、血氧法、血铁法等，国际血液学标准化委员会推荐氰化高铁血红蛋白为首选测定法。现就氰化高铁血红蛋白（HiCN）法介绍如下：

（一）原理

血红蛋白被高铁氰化钾氧化为高铁血红蛋白，新生成的高铁血红蛋白再与氰结合成稳定的棕红色的氰化高铁血红蛋白（HiCN），在规定的波长和液层厚度条件下，具有一定的吸光系数，根据吸光度，可求得血红蛋白浓度。

HiCN 转化液：

氰化钾（KCN）：0.05 g。

高铁氰化钾 $[K_3Fe(CN)_6]$：0.2 g。

磷酸二氢钾（KH_2PO_4）：0.14 g。

TritonX-100（或其他非离子型表面活性剂）：1.0 mL。

蒸馏水：加至 1 000 mL。

纠正 pH：至 7.0 ~ 7.4。

此液为淡黄色透明液体，可储存在棕色瓶中放室温保存。变混、变绿后都不可再用。

非离子型表面活性剂可加速溶血和缩短转化时间，防止因血浆蛋白改变引起的混浊。

（二）方法

取 HiCN 转化液 5 mL，加外周血 20 μL，混匀后静置 5 分钟，用光径 1.0 cm、波长 540 nm 的分光光度计测定吸光度 OD（以水或稀释液调"0"），求得每升血液中血红蛋白含量。

（三）计算

实际工作中可将此公式用直接坐标纸以血红蛋白克数为横坐标，OD 值为纵坐标做成曲线，或者事先列成换算表直接从表上查出血红蛋白浓度。

（四）正常参考值

成人男性：120 ~ 160 g/L。

成人女性：110 ~ 150 g/L。

新生儿：170 ~ 200 g/L。

（五）注意事项

（1）分光光度计必须校正波长和灵敏度，540 nm 波长位置必须正确。目前市场上有测定血红蛋白的专用仪器。

（2）HiCN 试剂色泽稳定，分装于棕色瓶中冷藏可长期保存。

（3）比色杯内径要准确，即 1.000 ± 0.005 cm（需用内卡钳测定），无合格比色杯时，应乘以校正系数。

（4）HiCN 不能偏酸，也不宜用聚乙烯瓶盛装，否则 KCN 易分解。

（5）高丙种球蛋白血症、高白细胞、白血病等疾病可出现混浊，可按 10 ~ 50 g/L 的比例加入氯化钠防止，但不能防止因有核红细胞引起的混浊。

（6）HiCN 转化液的毒性问题：转化液中，氰化钾是剧毒药品，在配制和保存过程中必须谨慎，防止污染，但因转化液中所含氰化钾浓度很低，需 600 ~ 1 000 mL 才能对人体产生毒性反应，致死量为 4 000 mL，所以，一般对工作人员不会造成伤害，但是为了安全，此液积存过多时，应进行除毒处理。其方法是在 HiCN 废液中加等量自来水混合，在每升稀释废液中加次氯酸钠 35 mL，混匀，敞开存放 15 h，再排入下水道。

三、血红蛋白测定的质量控制

血红蛋白测定的质量控制除了所用量器必须事先校准（允许误差，5 mL 吸管为 2.5%，血红蛋白吸管为 1%），还要进行下面几项。

(一) 仪器的线性校正

取 50 g/L、100 g/L、150 g/L、200 g/L 的 HiCN 标准参考液，在 λ540 nm 测出其 A 值（以 HiCN 转化液为空白），标准状态下其值应分别为 0.135、0.271、0.407、0.543，或者将一血红蛋白含量较高的样品，分别稀释成 1/4、1/2、3/4 和原液四个梯度进行线性校正，仪器在 200 g/L 范围内应有良好线性，重复性试验 CV 应 ≤ 2%。

(二) 比色皿的光径和透光度标准

比色皿的光径和透光度应符合下述标准：光径 1 cm 的比色皿误差应 < 0.005 cm。

检验比色皿的透光度可用下述方法校正：用 2 mg/L 伊文蓝水溶液装入同规格的各个比色皿内，先以 1 号比色皿为基准，在 600 ~ 610 nm 将透光度调至 50% T，分别测定其他各比色皿的透光度。然后以 2 号比色皿作基准进行测定，依此类推，交替测定。各比色皿之间的透光度差在 0.5% T 以下者为合格。

(三) 质控物的应用

用来校准仪器和控制实验准确度的制品称为参考品；用于控制实验精密度的制品称为质控品（物）。血红蛋白测定的质控物和校准物国内都有商品供应，但新购的这些物品在使用前应检验是否符合下列标准：

(1) HiCH 卫生部级参考液，图形扫描符合 ICSH 文件规定，A540/A504 = 1.590 ~ 1.630，A750 ≤ 0.002，随机取 10 支做精密度试验，其变异系数应 ≤ 0.5%，以 WHO HiCN 参考品为标准做准确度试验，其测定值与定值之差 ≤ 0.5%，细菌培养阴性，稳定性要达到 3 年定值不变，参考液应放棕色瓶内，每瓶不得少于 10 mL。

(2) HiCH 工作标准液，准确度测定值与定值之差 ≤ 1%，稳定性符合出厂说明，其他质量要求同上。

(3) 质控物的应用，每天随患者标本一起测定，并将测定结果填入质控图。

(四) 质控要求

手工操作 OCV ≤ 3%，RCV ≤ 6%，EQADI ≤ 2。

四、红细胞计数和血红蛋白测定的临床意义

通常情况下，单位容积血液中红细胞数量与血红蛋白量大致呈平行的相对应关系。健康成人的红细胞数与血红蛋白量的比例固定，两者测定的意义大致相同。但在某些情况下，特别是在红细胞内血红蛋白浓度发生改变的贫血时，两者的减少程度往往不会一致。如小细胞低色素性贫血时，血红蛋白的降低程度较红细胞明显，大细胞性贫血时，红细胞数量减少程度比血红蛋白下降程度明显，因此同时对患者的红细胞和血红蛋白量进行比较，对诊断就更有意义。

(一) 红细胞及血红蛋白增多

红细胞及血红蛋白增多是指单位容积血液中红细胞数及血红蛋白量高于正常参考值高限。一般来讲，经多次检查，成年男性红细胞 > 6.0×10^{12}/L，血红蛋白 > 170 g/L，成年女性红细胞 > 5.5×10^{12}/L，血红蛋白 > 160 g/L 时即认为红细胞血红蛋白增多。一般分为相对增多和绝对增多两类：

1. 相对增多

相对增多指因血浆容量减少，造成红细胞数量相对增加。见于严重呕吐、腹泻、大量出汗、大面积烧伤、慢性肾上腺皮质功能减退、尿崩症、甲状腺功能亢进症危象、糖尿病酮症酸中毒等疾病。

2. 绝对增多

临床上称为红细胞增多症，是一种由多种原因引起红细胞增多的症候群。按发病原因可分为继发性和原发性两类。

(1) 继发性红细胞增多症：是一种非造血系统疾病，发病的主要原因是血液中促红细胞生成素增多。

①促红细胞生成素代偿性增加：因血氧饱和度减低，组织缺氧所引起。红细胞增多的程度与缺氧程度成正比。见于胎儿及新生儿，高原地区居民，严重的慢性心肺疾患，如阻塞性肺气肿、肺源性心脏

病、发绀型先天性心脏病，及携氧能力低的异常血红蛋白病等。②促红细胞生成素非代偿性增加：这类患者无血氧饱和度减低，组织无缺氧，促红细胞生成素增加与某些肿瘤或肾脏疾患有关，如肾癌、肝细胞癌、子宫肌瘤、卵巢癌、肾胚胎瘤、肾盂积水、多囊肾等。

（2）原发性红细胞增多症：即真性红细胞增多症，是一种原因未明的以红细胞增多为主的骨髓增殖性疾病，目前认为是多能造血干细胞受累所致。其特点是红细胞持续性显著增多，甚至可达（7～10）×10^{12}/L，血红蛋白180～240 g/L，全身总血容量也增加，白细胞和血小板也有不同程度增多。本病属慢性病和良性增生，但具有潜在恶性趋向，部分病例可转变为白血病。

（二）红细胞及血红蛋白减少

红细胞及血红蛋白减少指单位容积循环血液中红细胞数、血红蛋白量都低于正常参考值低限，通常称为贫血。临床上根据血红蛋白减低的程度将贫血分为4级：①轻度：血红蛋白＜参考值低限至90 g/L。②中度，90～60 g/L。③重度：60～30 g/L。④极重度：＜30 g/L。造成红细胞及血红蛋白减少的原因有生理性减少和病理性减少两大类：

1. 生理性减少

出生后3个月～15岁的儿童，因身体生长发育迅速，而红细胞生成相对不足，红细胞及血红蛋白可较正常成人低10%～20%。妊娠中、后期的孕妇血浆容量增加，使血液稀释，表现出不同程度的贫血；老年人因骨髓造血功能减低，导致红细胞及血红蛋白减少，统称为生理性贫血。

2. 病理性减少

按照病因和发病机制进行分类，可将贫血分为红细胞生成减少性贫血、红细胞破坏过多性贫血和失血性贫血三大类。

注意：红细胞与血红蛋白测定只是反映单位容积血液中的测定值，在判断检验结果时必须注意一些可能影响检验结果的因素，如患者全身血液总容量有无改变和全身血浆容量有无改变。在大量失血早期，主要变化是全身血容量减少，而此时血液浓度改变很少，从红细胞计数和血红蛋白检验结果很难反映贫血的存在，在各种原因引起的失水或水滞留时，引起血浆容量减少或增加，造成血液浓缩或稀释，均可使红细胞计数和血红蛋白测定值随之增大或减少；另外对患者的性别、年龄、精神因素及居住地海拔的差异等因素也应进行综合分析，如当感情冲动、兴奋、恐惧、冷水浴刺激时均可使肾上腺素增多导致红细胞和血红蛋白暂时增多。

第三节 红细胞比积测定（Hct）

红细胞比积是指单位体积血液中红细胞所占的比积。

一、Wintrobe 法

（一）原理

将一定量的抗凝血液，经过一定速度和时间离心沉淀后，沉下压实的红细胞体积与全血体积之比即为红细胞比积或红细胞比容。

（二）器材

（1）红细胞比积管（wintrobe管）：为一长11 cm、内径2.5 mm、容量约0.7 mL的平底厚壁玻璃管，管上有100 mm刻度，其读数一边由下而上，供测红细胞比积用，另一边由上而下，供测血沉用。

（2）长毛细吸管：吸管的细长部分必须超过11 cm管端方可到红细胞比积管的底部（亦可用1 mL注射器和长穿刺针头代替）。

（三）抗凝剂

（1）双草酸盐抗凝剂。

（2）肝素抗凝剂。

(3) EDTA-Na$_2$。

（四）方法

（1）抽取静脉血 2 mL，注入事先已烘干的双草酸盐或者肝素抗凝瓶中，立即混匀。

（2）用长毛细吸管吸取混匀的抗凝血，插入温氏管底部，然后将血液缓慢注入至刻度"0"处。注意不能有气泡。然后用小橡皮塞塞紧管口。

（3）将灌好血的离心管以相对离心力 2 264 g，水平离心 30 min。

（4）记录红细胞层的高度，再离心 10 min，至红细胞不再下降为止，以升/升（L/L）为单位报告结果。

（5）离心后血液被分为五层，由上至下各层成分分别为：①最上层为血浆；②白色乳糜层为血小板；③灰红色层为白细胞和有核红细胞；④紫黑红色层是氧合血红蛋白被白细胞代谢还原所致的红细胞；⑤最下层是带氧红细胞层，读红细胞柱的高度以紫黑红色层红细胞表面为准，结果乘以 0.01，即为每升血液中红细胞比积。

二、微量离心法

（一）操作

（1）使用虹吸法采外周血充进毛细血管内。

（2）把毛细管的一端插入橡皮泥中，封口。

（3）用高速离心机以 12 000 转/min 离心 5 min。

（4）取出，量取血液总长度和压实的红细胞长度。

（5）计算压实红细胞所占的百分率。

（二）正常参考值

男性：0.42 ~ 0.49 L/L（42% ~ 49%）

平均：0.456 L/L（45.6%）

女性：0.37 ~ 0.43 L/L（37% ~ 43%）

平均：0.40 L/L（40%）

（三）临床意义

红细胞比积减少见于各种贫血。由于贫血种类不同，红细胞比积减少的程度并不与红细胞计数减少程度完全一致。由红细胞比积、红细胞计数及血红蛋白检验 3 个实验结果可以计算出平均红细胞容积、平均红细胞血红蛋白含量及平均红细胞血红蛋白浓度，从而进行贫血的形态学分类，有助于各种贫血的鉴别。

红细胞比积增多见于：①各种原因所致的血液浓缩，如大量呕吐、大手术后、腹泻、失水、大面积烧伤等，通过测定比积来决定是否需要静脉输液及输液量；②真性红细胞增多症和继发性红细胞增多症，有时可高达 0.80 L/L 左右。

三、红细胞比积测定的质量控制

（一）Wintrobe 法

红细胞比积测定方法很多，其中最准确的方法是放射性核素测定法，该法被 ICSH 定为参考方法，但因该法不易推广，常规应用较多的是 Wintrobe 法和微量离心法，前者因夹杂血浆量大，渐趋淘汰，WHO 将微量离心法作为常规首选方法向世界各国推广，该法的主要优点是用血量少，夹杂的血浆量少，方法快。（微量离心法测定结果比 Wintrobe 法平均低 0.01 ~ 0.02。）

（1）双草酸盐抗凝剂对细胞有轻微缩小作用，且只能维持 3 h。而肝素对红细胞体积作用甚微，可忽略不计。EDTA-Na$_2$ 抗凝剂在室温下可维持红细胞体积 48 h 不变。本试验所用抗凝剂应以不影响红细胞体积为首选。

（2）静脉取血时，当针刺入血管后，应立即除去止血带再抽血，以防血液淤积浓缩。

(3)离心管和注射器必须洁净干燥,防止溶血,如有溶血现象时应加以注明,特别是溶血性贫血患者。

(4)离心条件要恒定,因为红细胞压缩程度受相对离心力大小和离心时间的影响较大。本试验要求相对离心力 2 264 g 离心 30 min。

相对离心力(RCF)(g) = $1.18 \times 10^{-5} \times$ 有效离心半径(cm) $\times$ (r/min)^2

有效离心力半径是指从离心机的轴心至红细胞层中点的距离(cm)。离心机有效半径不足或患者红细胞增多或离心机转速不足,均可使相对离心力降低,必须适当延长离心时间,或提高离心速度加以纠正。

(二)微量离心法

(1)采血部位仍以红细胞计数的采血部位为宜,但刺血应稍深,以血液能自动流出为宜,取第二滴血检验。

(2)橡皮泥封管口底面应平,确实封严封牢,以深入毛细血管内 2 mm 左右为宜。

(3)离心力(RCF)以 10 000 ~ 15 000 g,5 min 为宜,当 Hct > 0.5 时应再离心 5 min。

(4)如使用静脉血测定,采血时最好不使用压脉带,用较粗采血针和较大血容器,以便血液能与空气充分混合,防止 $HbCO_2$ 对 Hct 影响。

(5)进行双份试验,双份试验结果之差应 ≤ 0.01。

第四章

白细胞检验

第一节 白细胞检验的一般方法

一、白细胞功能检验

(一)墨汁吞噬试验

1. 原理

血液中中性粒细胞及单核细胞对细菌、异物等具有吞噬作用。在一定量的肝素抗凝血中,加入一定量的墨汁,经37℃温育4h,涂片染色镜下观察吞噬细胞对墨汁的吞噬情况,并计算吞噬率及吞噬指数。

2. 参考值

成熟中性粒细胞吞噬率74%±15%,吞噬指数126±60;成熟单核细胞吞噬率95%±5%,吞噬指数313±86。

3. 临床评价

粒细胞的吞噬功能仅限于成熟阶段,单核细胞幼稚型和成熟型都具有吞噬能力。急性单核细胞白血病M5a为弱阳性,M5b吞噬指数明显增高。急性粒细胞白血病(M2)、急性淋巴细胞白血病和急性早幼粒细胞白血病的原始及幼稚细胞多无吞噬能力,吞噬试验为阴性。急性粒-单核细胞白血病呈阳性反应,对鉴别有一定价值。慢性粒细胞白血病的成熟中性粒细胞吞噬能力明显减低。

(二)白细胞吞噬功能试验

1. 原理

分离白细胞悬液,将待测的吞噬细胞与某种可被吞噬而又易于查见计数的颗粒物质如葡萄球菌混合,温育一定时间后,细菌可被中性粒细胞吞噬,可在镜下观察中性粒细胞吞噬细菌的情况,根据吞噬率和吞噬指数即可反映吞噬细胞的吞噬功能。

2. 参考值

吞噬率(%)=吞噬细菌的细胞数/200个(中性粒细胞)×100%,正常人为62.8%±1.4%;吞噬指数=200个中性粒细胞吞噬细胞总数/200个(中性粒细胞),正常人为1.06±0.05。

3. 临床评价

吞噬细胞分大吞噬细胞和吞噬细胞两大类。前者包括组织中的巨噬细胞和血循环中的大单核细胞,后者主要是中性粒细胞。本试验可了解中性粒细胞的吞噬功能。比如吞噬率和吞噬指数增高,反映中性粒细胞吞噬异物功能的增强,常见于细菌性感染。对疑有中性粒细胞吞噬功能低下者,有帮助确诊的价值。

（三）血清溶菌酶活性试验

1. 原理

溶菌酶能水解革兰氏阳性球菌细胞壁乙酰氨基多糖成分，使细胞失去细胞壁而破裂。以对溶菌酶较敏感的微球菌悬液为作用底物，根据微球菌的溶解程度来检测血清或尿中溶菌酶的活性。

2. 参考值

血清（5~15）mg/L，尿（0~2）mg/L（比浊法）。

3. 临床评价

在人体血清中的溶菌酶，主要来自血中的单核细胞和粒细胞，其中以单核细胞含量最多。在中性粒细胞中，从中幼粒到成熟粒细胞可随细胞的成熟程度而增高。嗜酸性粒细胞，除中幼阶段外，均无此酶活性。淋巴细胞中则含量极低。血清和血浆中的溶菌酶大部分是由破碎的白细胞所释放。血清溶菌酶含量增高，可见于部分急性髓细胞白血病。急性单核细胞白血病（简称急单）的血清溶菌酶明显增高，由于成熟单核细胞溶菌酶的含量很多，因而在周围血中成熟单核细胞的多少，直接影响血清溶菌酶的测定值。一般认为急单血清溶菌酶增高，是由于患者的单核细胞不能转移到组织内或溶菌酶迅速从单核细胞释放入血的结果。尿溶菌酶含量也增高，故尿溶菌酶阴性可排除急单的诊断。急性粒-单核细胞白血病血清溶菌酶含量也有明显增高，其增高程度与白细胞总数有关，在治疗前其含量明显高，表示细胞分化程度较好，预后亦较好。急性粒细胞白血病的血清溶菌酶的含量可正常或增高，临床意义与急粒-单核细胞白血病相似。急性粒细胞白血病和急性单核细胞白血病都是在治疗缓解，白细胞减少时，其含量也同时下降，但在复发时上升。血清溶菌酶含量减低。急性淋巴细胞白血病多数减低，少数正常。慢性粒细胞白血病血清溶菌酶含量正常，但急变时下降。

（四）硝基四氮唑蓝还原试验

1. 原理

硝基四氮唑蓝（NBT）是一种染料，其水溶性呈淡黄色。当被吞入或掺入中性白细胞后，有产生过氧化物酶的作用，可接受葡萄糖中间代谢产物葡萄糖-6-磷酸在己糖磷酸旁路代谢中 NADPH 氧化脱下的氢，而被还原成非水溶性的蓝黑色甲臜颗粒，呈点状或片状沉着在胞质内有酶活性的部位，可在显微镜下观察并计数阳性细胞百分比。

2. 参考值

正常成人的阳性细胞数在 10% 以下。若有 10% 以上中性粒细胞能还原 NBT，即为 NBT 还原试验阳性；低于 10% 则为阴性。

3. 临床评价

用于中性粒细胞吞噬杀菌功能异常的过筛，鉴别和辅助诊断儿童慢性肉芽肿（CGD）、葡萄糖-6-磷酸脱氢酶（G-6-PD）缺乏症、髓过氧化物酶缺乏症和 Job 综合征。NBT 还原试验阳性如在涂片中能查出几个出现甲臜沉淀的中性粒细胞即可排除 CGD。故本试验可用于这些疾病的过筛鉴别和辅助诊断。如在涂片中未查出有甲臜沉淀的中性粒细胞而又不能确定是 CGD 时，可做细菌内毒素激发试验确诊之。方法如下：将 10 g 大肠杆菌内毒素溶于 50 mL 生理盐水，取 0.05 mL 与 0.5 mL 肝素抗凝血（12.5 单位肝素每毫升血）在试管内混匀，盖住管口置室温 15 min 后，按前述方法进行 NBT 还原试验。若 NBT 还原阳性细胞超过 29%，即可否定 CGD；若仍在 10% 以下，即可诊断为中性粒细胞吞噬杀菌功能异常。用于细菌感染的鉴别。全身性细菌感染时，患者的 NBT 还原阳性细胞在 10% 以上，而病毒感染或其他原因发热的患者则在 10% 以下。但若细菌感染而无内毒素等激发白细胞还原 NBT 的物质入血时，也可在 10% 以下。器官移植后发热的鉴别。器官移植后发热，若非细菌感染所致，其 NBT 还原试验阴性；若该试验阳性，则提示可能有细菌感染。无丙种球蛋白血症、镰状细胞病、恶性营养不良、系统性红斑狼疮、类风湿性关节炎、糖尿病等，及应用激素、细胞毒药物、保泰松等治疗时，NBT 还原阳性细胞比例可降低。新生儿、小儿成骨不全症、心肌梗死急性期、淋巴肉瘤、变应性血管炎、脓疱性银屑病、皮肌炎、某些寄生虫感染（如疟疾）和全身性真菌感染（如白色念珠菌性败血症）、注射伤寒菌苗后、口服避孕药或黄体酮后，NBT还原阳性细胞比例可增高。

（五）白细胞趋化性试验

1. 原理

在微孔滤膜的一侧放入粒细胞，另一侧放入趋化因子（细菌毒素、补体C3a、淋巴因子等），检测离体粒细胞潜过滤膜到达趋化因子这一侧定向移动的能力。

2. 参考值

趋化指数3.0～3.5。

3. 临床评价

趋化性是粒细胞到达炎症局部所必需的。本试验是观察粒细胞向感染灶运动能力的一项重要检测方法。趋化功能异常可见于Wiskot-Aldrich综合征、幼年型牙周炎、糖尿病、烧伤、新生儿、慢性皮肤黏膜白色念珠菌病、高IgE综合征、先天性鱼鳞病、膜糖蛋白（相对分子质量11 000）缺陷症、肌动蛋白功能不全症、Chediak-Higashi综合征。

（六）吞噬细胞吞噬功能试验

1. 原理

活体巨噬细胞、单核细胞在体内外均有吞噬细菌、异物的功能，在体外将细胞与异体细胞或细菌混合孵育后，染色观测其吞噬异体细胞或细菌的数量，可了解其吞噬功能。利用中药斑蝥在人的前臂皮肤上发疱，造成非感染性炎症，诱使单核细胞游出血管大量聚集于疱液内，抽取疱液则成为天然提纯的吞噬细胞悬液。以鸡红细胞为靶细胞，在体外37℃条件下观察吞噬细胞对鸡红细胞的吞噬消化活性，取试管内的细胞进行涂片染色和镜检并计算吞噬百分率和吞噬指数。

2. 参考值

吞噬百分率（62.77±1.38）%，吞噬指数1.058±0.049。

3. 临床评价

吞噬细胞是机体单核-吞噬系统的重要组成部分，而单核-吞噬系统与肿瘤的发生发展有密切关系。吞噬细胞在组织中含量多，分布广，移动力强且能识别肿瘤细胞，所以吞噬细胞在机体免疫监视系统中发挥主要作用。吞噬细胞功能检测对基础理论研究和临床治疗都有重要意义，此法可测定吞噬细胞的非特异性吞噬功能。吞噬细胞吞噬功能低下主要见于各种恶性肿瘤，吞噬率常低于45%，手术切除好转后可以上升，故可作为肿瘤患者化疗、放疗、免疫治疗疗效的参考指标。一些免疫功能低下的患者，吞噬率降低，可作为预测感染发生的概率，并观测疗效、判断预后的指标。

二、白细胞代谢及其产物检验

（一）末端脱氧核苷酰转移酶检测

1. 酶标免疫细胞化学显示法

（1）原理：末端脱氧核苷酰转移酶（TdT）是一种DNA聚合酶，它不需要模板的指导，就可以催化细胞的脱氧核苷酸，使其转移到低聚核苷酸或多聚核苷酸的3'OH端，合成单链DNA。兔抗牛TdT抗体能和人细胞的TdT产生交叉反应，可采用免疫荧光技术或酶标免疫细胞化学技术，用辣根过氧化物酶-抗酶复合物在细胞涂片上定位，显示细胞内的TdT。

（2）结果：阳性反应为棕黄色颗粒，定位在细胞核上。TdT为早期T淋巴细胞的标志，在正常情况下不成熟的胸腺淋巴细胞出现阳性反应，正常人外周血细胞中极少或无活性。

（3）临床评价：95%以上急性淋巴细胞白血病和大约30%慢性粒细胞白血病急淋变患者外周血细胞有明显的TdT活力，病情缓解后阳性率逐渐减弱。在急性淋巴细胞白血病中，由于细胞表面标志不同，TdT活性也有变化，T-ALL、早B前体-ALL细胞的阳性率很高，B-ALL细胞阴性。当外周血中此酶活性升高，就预示着血细胞的恶性变。因此TdT的测定对急性白血病的鉴别和治疗都有一定意义。

2. 同位素检测法

（1）原理：以^3H或^{14}C标记的脱氧核苷三磷酸等的dXTP为基质，用低聚脱氧核苷（dA）等人工同聚物作为引物，由于酶反应与引物重合，使基质不溶于三氯醋酸，可用玻璃纤维盘将其吸附，从未被放射性核素标记的反应基质中分离出反应的生成物，计测放射活性。除去不加引物所测定的内源性反应所引起的活性之后，可测算酶的活性。

（2）参考值：正常人骨髓细胞的活性为dGTP掺入1×10^8个细胞的量为（0～0.09）mmol/L。

（3）临床评价：急性淋巴细胞白血病（B-ALL除外）可检出较高的TdT活性，慢性粒细胞性白血病急性变时，约有1/3的病例在原始细胞中能检出高活性的TdT。恶性淋巴瘤中，原始淋巴细胞性淋巴瘤的淋巴结细胞中能检出高的TdT活性。此酶检查在研究造血细胞的分化与白血病的关系、白血病细胞的起源、白血病的治疗药物选择上都有较重要的价值。

（二）N-碱性磷酸酶检测

1. 原理

用P-硝基酚磷酸盐（P-NPP）作为细胞碱性磷酸酶（APase）总活性检测的基质，在反应中生成P-硝基酚，测量400 nm时的吸光密度，借以检测出细胞APase的总活性。此外，可通过CASP作为基质来测定N-碱性磷酸酶（N-Apase）的活性。通过酶反应，生成巯乙胺，这是用二硝基苯（DNTB）置换5-硫-硝基酚酸；检测412 nm的吸光密度，借以检测N-APase的总活性。在基质液中加入用N-丁醇：水（1：3）的混合液提取粗酶液，室温下放置60 min，记录酶反应，求出酶反应的速度。一般情况下，N-APase的P-NPP与CASP的水解速度之比（VP-NPP/VCASP）在1.1～2.0的范围内，平均为1.8。因此，N-APase的活性许可用VP-NPP-1.8 VCASP求出，再从（VP-NPP-1.8 VCASP）VP-NPP计算N-APase的百分率。

2. 参考值

正常人的粒细胞、淋巴细胞中不能检出N-APase的活性。

3. 临床评价

在AML及CML慢性期、CML急性变的原粒细胞中，均不能检出N-APase。但在ALL和CML急淋变时，原始淋巴细胞能检出N-APase，且不仅在非T-ALL、非B-ALL的幼稚细胞，就是在T-ALL及具有B细胞标记物的原始细胞中亦可检出。因此，认为此酶是从未成熟的白血病性原始淋巴细胞向T细胞、B细胞分化过程中，未成熟的淋巴系统的细胞标志酶。此外，在鼻咽癌、喉癌等被认为是病毒感染的肿瘤细胞中，及与EB病毒有关的传染性单核细胞增多症、Burkitt淋巴瘤等，均可检出此酶。

（三）酸性α-醋酸酯酶检测

1. 原理

血细胞中的酸性α-醋酸酯酶（ANAE），在弱酸性（pH 5.8）条件下能将基质液中的α-醋酸萘酯水解，产生α-萘酯酚。产生的α-萘酯酚再与六偶氮副品红偶联形成不溶性暗红色偶氮副品红萘酚沉淀，定位于胞质内酶活性处，呈现单一的或散在的红色点块状或颗粒状。

2. 结果

酸性α-醋酸酯酶（ANAE）主要分布在T细胞和单核细胞内；粒细胞、B细胞、红系细胞、巨核细胞和血小板中含量较少。T细胞为ANAE阳性细胞，胞质内有大小不等、数量不一的紫红色颗粒或斑块；B细胞为ANAE阴性细胞，胞质呈黄绿色，胞质内无红色斑块；单核细胞为ANAE阳性，其胞质内有细小红褐色颗粒斑块。

3. 临床评价

有助于区分T细胞和B细胞 ANAE染色在T细胞胞质中呈现点状颗粒或大块局限阳性反应；B细胞大多数为阴性反应，偶见稀疏弥散细小颗粒。鉴别急性白血病类型：急性T细胞白血病细胞为点状或块状阳性，局限分布；急性粒细胞白血病细胞ANAE染色大部分呈阴性或弱阳性反应，颗粒增多的早幼粒白血病细胞阳性反应较强，为弥散性分布；急性单核细胞性白血病呈强阳性反应，胞质为均匀一致的弥散样淡红色或深红色，无点状颗粒。

三、白细胞动力学检验

（一）氚标记脱氧胸苷测定

1. 原理

分离的粒细胞并在培养过程中加入 PHA 或特异性抗原刺激后，进入有丝分裂期，此时加入 ^{3}H-TdR，可被细胞摄入参与 DNA 合成，其掺入量与 DNA 合成的量及增殖细胞数成正比，用液体闪烁计数器测定 ^{3}H-TdR 的掺入量，即可判定粒细胞的增殖水平。

2. 参考值

SI < 2。

3. 临床评价

在正常情况下，体内粒细胞在增殖池（骨髓）、循环池（血液）及边缘池（组织）之间处于平衡状态，末梢血中成熟粒细胞数为 $(2.5 \sim 5.5) \times 10^9$/L。在罹患血液等病理情况下，这种平衡状态受到不同程度的破坏，即可能出现异常。研究白血病细胞动力学时给急性白血病患者连续静脉输入 ^{3}H-TdR，8～10 d 后观察到仍有 8%～10% 的白血病细胞未被标记，这一部分白血病细胞增殖相当缓慢。说明白血病细胞是一群非同步化增殖的细胞。

（二）泼尼松刺激试验

1. 原理

正常时骨髓中粒细胞储备量大于外周血中的 10～15 倍，泼尼松具有刺激骨髓中性粒细胞由储备池向外周血释放的功能。如果受检者骨髓的粒细胞储备池正常，服用泼尼松后经过一定时间储备池大量释放至血流而使外周血中性粒细胞的绝对值明显增高。反之，则无此作用或作用不明显。可间接测定骨髓粒细胞池粒细胞的储备功能。

2. 参考值

服药后中性粒细胞最高绝对值 > 20×10^9/L（服药后 5 h 为中性粒细胞上升到高峰的时间）。

3. 临床评价

泼尼松试验可反映骨髓中性粒细胞储备池的容量。中性粒细胞减少患者，如服用泼尼松后外周血中性粒细胞最高绝对值 > 20×10^9/L，表明患者中性粒细胞的储备池正常，粒细胞减少可能是由于骨髓释放障碍或其他因素所致。这对于某些骨髓受损引起粒细胞减少的轻微病例有一定参考及诊断价值。反之，则反映储备不足。

（三）肾上腺素激发试验

1. 原理

白细胞（主要是指中性粒细胞）进入血流后，约半数进入循环池，半数黏附于血管壁成为边缘池的组成成分。此部分白细胞在外周血白细胞计数中不能得到反映。注射肾上腺素后血管收缩，黏附于血管壁上的白细胞脱落，从边缘池进入循环池，致外周血白细胞数增高，其作用持续时间为 20～30 min。分别在注射前和注射后 20 min 取血，计数中性粒细胞数。

2. 参考值

粒细胞上升值一般低于 $(1.5 \sim 2) \times 10^9$/L。

3. 临床意义

白细胞减少者，注射肾上腺素后，如外周血白细胞能较注射前增加 1 倍以上或粒细胞上升值超过 $(1.5 \sim 2) \times 10^9$/L，表示患者白细胞在血管壁黏附增多，提示患者粒细胞分布异常，即边缘池粒细胞增多，如无脾大，可考虑为"假性"粒细胞减少。如果增高低于上述值，则应进行其他检查，进一步确定白细胞减少的病因。

（四）二异丙酯氟磷酸盐标记测定

1. 原理

二异丙酯氟磷酸盐标记（DF^{32}P）是利用含有放射性磷的二异丙酯氟磷酸作为胆碱酯酶的抑制剂，与细胞上的胆碱酯酶结合，即使细胞崩解，也不再与其他细胞相结合。故对测定血液循环中细胞池的大小及滞留的时间均非常方便。用于粒细胞动力学研究时，一旦采血制成离体标记物后，即做静脉注射。经过一段时间再次采血。分离粒细胞，通过追踪观察其放射活性的变化，可测知外周血中有关粒细胞池的参数。

2. 参考值

粒细胞总数的测定：标记粒细胞半衰期（$t_{1/2}$）：4～10 h；血中滞留时间：10～14 h。全血粒细胞池（TB-GP）：（35～70）×10^7/kg；循环粒细胞池（CGP）：（20～30）×10^7/kg；边缘粒细胞池（MGP）：（15～40）×10^7/kg；粒细胞周转率（GTR）：（60～160）×10^7/（kg·d）；单核细胞总数的测定：标记单核细胞半衰期：4.5～10.0 h；全血单核细胞池（TBMP）：（3.9～12.7）×10^7/kg；循环单核细胞池（CMP）：（1.0～2.7）×10^7/kg；边缘单核细胞池（MMP）：（2.4～11.7）×10^7/kg；单核细胞周转率（MTR）：（7.2～33.6）×10^7/kg。

3. 临床评价

在慢性白血病、真性红细胞增多症和骨髓纤维化时，TBGP及GTR显著增加。粒细胞半寿期明显延长，急性粒细胞白血病时有轻微的延长，而再生障碍性贫血时各指数测定值均偏低。流式细胞仪检测DNA合成及含量：流式细胞仪（FCM）是对单细胞快速定量分析和分选的新技术。当被测细胞被制成单细胞悬液，经特异性荧光染料染色后加入样品管中，在气体压力推动下，流经100μm的孔道时，细胞排成单列，逐个匀速通过激光束，被荧光染料染色的细胞受到强烈的激光照射后发出荧光，同时产生散射光。荧光被转化为电子信息，在多道脉冲高度分析仪的荧光屏上，以一维组方图或二维点阵图及数据表或三维图形显示，计算机快速而准确地将所测数据计算出来，结合多参数分析，从而实现了细胞的定量分析。

（五）DNA合成的检测

1. 原理

与氚-胸腺嘧啶标记法的原理一样，用5-溴脱氧尿嘧啶（5-BrdU）掺入S期细胞的DNA，然后用抗5-BrdU抗原的特异性抗体，通过免疫荧光技术，用FCM准确测定DNA合成速率。

2. 结果

快速提供有关细胞周期各时相分布的动态参数，间接了解DNA的合成情况。

3. 临床评价

可直接用于白血病患者体内细胞增殖的动态研究，据此按化疗药物对细胞动力学的干扰理论设计最佳治疗方案，静止期肿瘤细胞对化疗不敏感而增殖期（SG_2M）敏感，可将G_0期细胞分化诱导进入SG_2M期，再予以细胞杀伤药物，以达到最佳杀伤瘤细胞的效果。

（六）DNA含量的检测

1. 原理

碘化丙啶（PI）荧光染料可嵌入到双链DNA和RNA的碱基对中与之结合。用PI染DNA后能在指定波长的光波激发下产生红色荧光，利用FCM可将细胞按不同的荧光强度即DNA含量分类并绘出DNA直方图。细胞在增殖周期的不同阶段，其DNA含量是不同的，从DNA直方图中可以得出细胞周期不同阶段的细胞百分数。

2. 结果

细胞DNA含量。细胞中DNA含量多少用DNA指数（DI）来表示。

根据DI值来判断细胞DNA倍体的方法是：以正常同源组织细胞作为样品2CDNA含量细胞的内参标准。

DNA倍体的判断标准为DI = 0.1 ± 2 CV。二倍体：DI = 1.0 ± 2 CV（直方图上仅1个G_0/G_1峰）。非整倍体（aneuplid，AN）：DI值 < 0.91，> 1.10。DNA指数（DI）= 样品G_0/G_1期DNA量平均数/标准二倍体DNA量平均数。细胞周期各时相细胞比率包括：G_0/G_1期、S期和G_2M期。计算各时相细胞的百分比，其中S期细胞百分比也叫SPF。SPF（%）=［S（G_0/G_1 + S + G_2M）］×100%，细胞增殖指

数（PI）（%）=［（S + G_2M）÷（G_0/G_1 + S + G_2M）］×100%。临床评价：DNA 非整倍体细胞是肿瘤的特异性标志，从 FCM 的 DNA 图形分析，可得知血细胞和骨髓细胞 DNA 的相对含量，从而了解白血病细胞的倍体水平及增殖活动。以纵坐标表示细胞数，横坐标表示 DNA 相对含量，可绘出 DNA 不同含量血细胞分布曲线，得到 G 期、S 期和 G_2M 期细胞的百分比，尤其对白血病患者血细胞动力学的了解更为重要。急性白血病患者在未经治疗时其骨髓细胞（大多数为白血病细胞）S%（S 期细胞 DNA 的百分含量）明显低于正常骨髓。用流式细胞仪对白血病化疗后监测药效是目前较为灵敏的方法，对比化疗后的细胞内 DNA 含量表，可迅速得出是否敏感的结论，从而指导临床对初治或复发白血病患者选用和及时更换化疗方案。白血病患者外周血白血病细胞多处于 G_0 或 G_1 期。S 期细胞百分率（S%）高者对常用周期特异性药物较为敏感，患者的完全缓解率高，但容易复发。S%低者对化疗不敏感，但一旦缓解，不易复发。根据增殖期细胞对周期特异药物比静止期细胞为敏感，应用 G-CSF 来复苏 G_0 期白血病细胞，有利于提高化疗效果。

四、粒细胞抗体检测

（一）荧光免疫法检测

1. 原理

受检血清中的抗体和粒细胞结合后，加标记荧光物质的羊抗人 IgG 血清，可使粒细胞膜显示荧光，然后在荧光显微镜下观察阳性比率和荧光强度。

2. 结果

阳性反应表示受检血清中存在粒细胞抗体。

3. 临床评价

本法敏感性较好，特异性强，临床上常作为确诊免疫性粒细胞减少症的方法。

（二）化学发光法检测

1. 原理

用化学发光技术测定单个核细胞与抗体被覆的粒细胞相互作用产生的代谢反应，间接测定抗粒细胞抗体。

2. 结果

用发光仪测定增强的化学发光反应，用发光指数表示结果。

3. 临床评价

本法比间接荧光免疫法更灵敏，可用于确诊免疫性粒细胞减少症。

（三）流式细胞技术检测

1. 原理

采用正常人"O"型抗凝血分离出单核细胞和粒细胞，经 1%多聚甲醛固定，二者再等量混合制成细胞悬液，加受检血清孵育，再加结合异硫氰酸荧光素（FITC）和抗人 F（ab）2IgG，采用流式细胞分析仪进行分析来检测同种反应性粒细胞抗体。

2. 结果

荧光强度与粒细胞抗体量呈线性关系，根据荧光强度的大小即可得出粒细胞抗体的量。

3. 临床评价

本法不但可对粒细胞抗体作半定量测定，还可以对抗体类型进行分析，以确定是否存在免疫复合物。

五、白细胞免疫标记检测

（一）荧光显微镜计数检测

1. 原理

将抗体标记上荧光素制成的荧光抗体，在一定条件下与细胞表面的分化抗原簇相互作用，洗去游离的荧光抗体后，结合于细胞表面的荧光素在一定波长激发光照射下，发出一定波长的荧光，借此用荧光显微镜就可检测到与荧光抗体特异结合的表面标志。以鼠抗羊 IgG 做阴性对照，标本中有明显荧光现象就证明有相应的抗原存在，借此对标本中的抗原做鉴定和定位。根据标记物和反应程序的不同分为：直接荧光法，即将荧光素直接标记在特异性抗体上，直接与相应抗原起反应，根据荧光有无来检测抗原。间接荧光法：将荧光素标记抗体，待基质标本中的抗原与相应抗体（一抗）反应，再用荧光标记抗抗体（二抗）结合第一抗体，呈现荧光现象。另外还有双标记法，即用两种荧光素分别标记不同抗体，对同一基质标本进行染色，可使两种抗原分别显示不同颜色的荧光，主要用于同时观察细胞表面两种抗原的分布与消长关系。常用异硫氰酸荧光素（FITC）和藻红蛋白做双重标记染色，前者发黄绿色荧光，后者发红色荧光。

2. 结果

观察标本的特异性荧光强度一般用+号表示，− 表示无荧光；± 为极弱的可疑荧光；+为荧光较弱但清楚可见；+为荧光明亮；3+～4+为荧光闪亮。

3. 计算公式

阳性细胞率 = 荧光阳性细胞 /（荧光阳性细胞 + 荧光阴性细胞）×100%。

（二）流式细胞仪计数检测

1. 原理

流式细胞仪可看作荧光显微镜的延伸，是将标本细胞用荧光标记制备成悬液，使荧光标记的细胞一个个地通过仪器的毛细管，分别辨认细胞形态大小和荧光特征，称为荧光活化细胞分选法（FACS）。与荧光显微镜相比，流式细胞仪优势是短期可分析数万个细胞，还可用计算机记录处理，对各个细胞进行快速多参数定量分析。多色荧光分析还可识别一个细胞上同时存在的数种荧光颜色。

2. 结果

流式细胞术的数据显示以直方图（histogram）形式表示。

（1）单参数直方图。它是一维数据用得最多的图形，可用来进行定性分析和定量分析。在图中横坐标表示荧光信号或散射光强度的相对值，其单位用"道数"（channel）表示。"道"即多道脉冲分析器中的道，亦可看成相对荧光（或散射光）的单位。横坐标可以是线性的，也可以是对数的。直方图的纵坐标通常代表细胞出现的频率或相对细胞数。

（2）二维点阵图。为了显示两个独立数与细胞定量的关系时，可采用二维点阵图的显示方式。例如在此图上，点阵图横坐标是 CD8 淋巴细胞的相对含量，纵坐标是 CD4 细胞的相对含量。图上每一点代表 1 个细胞，每个点与纵轴的距离即表示该点的相对值 CD4 值。可以由点阵图得到两个直方图，但两个直方图无法反演成一个二维点阵图。这说明一个点阵图所携带的信息量大于两个直方图所携带的信息量。此外，用流式细胞仪检测时，为分析一群较纯的细胞的表面标志，也可用门技术（gating）把其他细胞排除于被分析的细胞外。

（三）碱性磷酸酶-抗碱性磷酸酶桥联酶标法检测

1. 原理

碱性磷酸酶-抗碱性磷酸酶桥联酶标术（APAAP）法，是用碱性磷酸酶作为标记物标记已知抗体或抗抗体，进行抗体抗原反应。先用鼠单抗制备一种碱性磷酸酶-抗碱性磷酸酶单克隆抗体（APAAP）复合物，然后按照细胞抗原成分与第一抗体（鼠抗人单抗）、第一抗体（兔抗鼠抗体）、APAAP 复合物依次结合后，通过碱性磷酸酶水解外来底物显色，达到抗原定位。

2. 结果

高倍镜下计数 200 个有核细胞，其中细胞膜上或细胞质内有红色标记物着染的细胞为阳性，无红色标记为阴性细胞，计算出各片阳性细胞百分率，该百分率即分别代表各单抗所针对抗原的阳性百分率。阳性细胞 ≥ 20% 为阳性结果。

（四）生物素-亲和素酶标法检测

1. 原理

生物素-亲和素酶标（ABC）法是依据亲和素（avitin）和生物素（biotin）二者间有很强的亲和力，

生物素可以和抗体相结合，且结合后仍保持与亲和素连接的强大能力。辣根过氧化物酶标记在亲和素与生物素复合物上形成亲和素-生物素-过氧化物酶复合物即 ABC。细胞抗原成分与特异性抗体称第一抗体结合后，与已标记上生物素的第二抗体起反应，再与 ABC 结合。ABC 上辣根过氧化物酶作用于显色剂，使其产生有色沉淀，指示抗原存在部位。

2. 结果

同 APAAP 法。

3. 临床评价

抗人白细胞分化抗原 CD 系列单克隆抗体与流式细胞仪和多色荧光染料的联合应用，成为研究造血细胞免疫表型，分化发育、激活增生，生物学功能和恶变关系及造血细胞分离纯化强有力的手段，大大促进了血液学和免疫学的发展。对造血干、祖细胞的研究／或 $CD34^+$ 造血干细胞（HSC）／祖细胞（HPC）分析与鉴定，由于 $CD34^+$HCS/HPC 具有自我更新、多向分化及重建长期造血的细胞生物学性质与功能，分离纯化造血干／祖细胞具有重要的理论与应用价值，也是研究造血增殖、分化、调控机制、干／祖细胞体外扩增、干细胞库的建立、造血干细胞移植净化及基因治疗等的条件与手段。目前，CD34 已成为能识别人类最早造血干／祖细胞的重要标志。人类 $CD34^+$ 细胞分别占骨髓、脐血和外周血有核细胞的 1%～4%，0.5%～1.5% 和 0.05%～0.1%。用阴性选择（用各种抗成熟血细胞单抗去除成熟细胞）和阳性选择（CD34 单抗选择出 $CD34^+$ 细胞），开展了分离造血干细胞、祖细胞的研究，还可用流式细胞仪或免疫磁珠吸附分离法对 $CD34^+$ 细胞进行亚群的分选和分析。

T 细胞亚群检测。用 CD4 和 CD8 单抗可将外周淋巴器官和血液中的 T 细胞分为 $CD4^+$、$CD8^-$（Th）和 $CD4^-$、$CD8^+$（Ts）两个主要亚群。临床上常用测定全 T（CD3）、Th（CD4）、（CD8）及计算 Th/Ts（$CD4/CD_8$）比值作为机体免疫状态，某些疾病诊断、病期分析，监测治疗和判断预后的参数。可用 T4/T8 之比作为排斥检测的指标，比值增高，提示有排斥反应。

急性白血病分型诊断。白血病是白细胞在分化到某个阶段受阻滞后呈克隆性异常增殖的结果。它的发病是多阶段的，不同病因引起的白血病其发病机制不同，白血病细胞具有与其对应的正常细胞相同的分化抗原，利用白细胞分化不同阶段出现的细胞表面标记可以对白血病进行免疫分型。使用单克隆抗体和 FCM 检测已成为对血细胞免疫分型的一种有效方法，既客观，重复性又好。该法结合形态学、细胞化学，可大大提高对血细胞的识别能力，对白血病分型诊断的准确性从 60%～70% 提高到 97%。

恶性淋巴瘤分类与诊断中的应用。淋巴瘤的正确分类有助于提高诊断治疗效果和预后的客观判断。免疫表型与组织学、细胞学的密切结合，使淋巴瘤的分类与诊断更为合理，更能反映其生物学特性。通过淋巴细胞表面抗原进行连续性评价，可弄清淋巴细胞分化过程各阶段抗原表达情况。一个单一表型淋巴细胞群体的检出，表明某一淋巴细胞亚群的单克隆性增生，这是恶性淋巴瘤的特征。利用 McAb 和细胞免疫标记技术不仅可确定淋巴瘤细胞来源（B 细胞、T 细胞、组织细胞或树突状细胞），而且可对细胞在组织中的分布情况进行精确视察。如 B 细胞淋巴细胞瘤单一细胞群体的标志，是具有某一种类型的轻链或重链和（或）某一特定 B 细胞分化抗原的表达。

微量残留白血病诊断。通过检测白血病细胞特异的异常抗原表达来研究微量残留病（MRD），观察有特异标志的细胞所占的比率大小。还有某些特殊标志如 TdT 正常只表达于 T 细胞上，存在于胸腺和骨髓有限的细胞中，大部分白血病细胞表达 TdT，因此，如在外周血或脑脊液中发现 TdT 阳性细胞，可立即确定其为恶性细胞。

应用多种标志组合的方式，包括 CD34、CD56、TdT、淋系抗原，结合其抗原密度，也可敏感地检测大部分 AML 的 MRD。FCM 结合双标记技术或多参数多色荧光 FACS，是可定量的快速而敏感的鉴定 MRD 的方法，也可根据白血病时白血病细胞在外周增殖、分裂，用 FCM 检测分裂期 SM 峰来研究 MRD。

在血小板研究中的应用。血小板膜糖蛋白（glycoprotein，GP）是血小板参与止血与血栓形成等多种病理生理反应的基础。用抗 GP 的单抗作为分子探针对血小板进行免疫荧光标记检测，对临床上诊断、治疗、预防先天性、获得性血小板GP异常所致疾病，尤其是对血栓性疾病的诊断、预防有重要的理论与实践意义。如CD62P（P-选择素）、CD63是活化血小板最为特异灵敏的分子标记物。血小板无力症其CD41、CD61明显缺乏。巨大血小板综合征有CD42b、CD42a的缺乏。

骨髓移植及免疫重建的鉴定。可通过标记的CD34单抗来检测外周血中的干细胞并对其定量。对移植前骨髓细胞免疫表型分析，可清楚地了解骨髓处理情况，如T细胞剔除，化学净化和用免疫磁珠对特殊细胞进行剔除的结果，并能确定为患者进行移植的类型。还可研究各种细胞因子在移植前的变化与并发症产生的因果关系。并可检测活化淋巴细胞来诊断移植排斥反应，若发现$CD8^+HLA-DR^+$细胞增加或$CD16^+HLA-DR^+$细胞增加，表示可能产生排斥现象。

第二节　白细胞计数

白细胞目视计数法和白细胞计数的质量控制。

一、目视计数法

（一）原理

用稀醋酸溶液将血液稀释后，红细胞被溶解破坏，白细胞却保留完整的形态，混匀后充入计数池，在显微镜下计数一定体积中的白细胞，经换算得出每升血液中的白细胞数。

（二）试剂

2%冰醋酸；冰醋酸2 mL，蒸馏水98 mL；10 g/L亚甲蓝溶液3滴。2%冰醋酸稀释液为低渗溶液，可溶解红细胞，醋酸可加速其溶解，并能固定核蛋白，使白细胞核显现，便于辨认。21%盐酸：浓盐酸1 mL加蒸馏水99 mL。

（三）器材

与红细胞计数相同。

（四）方法

取小试管1支，加白细胞稀释液0.38 mL。用血红蛋白吸管准确吸取末梢血20 μL。擦去管尖外部余血，将吸管插入盛0.38 mL稀释液的试管底部，轻轻吹出血液，并吸取上清液洗涮3次，注意每次不能冲混稀释液，最后用手振摇试管混匀。充液，将计数池和盖玻片擦净，盖玻片盖在计数池上，再用微量吸管迅速吸取混匀悬液充入计数池中，静置2~3 min后镜检。用低倍镜计数四角的4个大方格内的白细胞总数。对于压线的白细胞，应采取数上不数下、数左不数右的原则，保证计数区域的计数结果的一致性和准确性。

（五）计算

白细胞数/L = 4个大方格内白细胞总数/$4 \times 10 \times 20 \times 10^6$ = 4个大方格内白细胞数 $\times 50 \times 10^6$；式中：÷4得每个大格内白细胞数；×10由0.1 μL换算为1 μL；×20稀释倍数，得1 μL血液中白细胞数；$\times 10^6$由1 μL换算为1 L。

（六）正常参考值

成人：$(4 \sim 10) \times 10^9$/L（4 000~10 000/μL）。新生儿：$(15 \sim 20) \times 10^9$/L（15 000~20 000/μL）。6个月~2岁：$(11 \sim 12) \times 10^9$/L（11 000~12 000/μL）。

（七）目视计数的质量控制

稀释液和取血量必须准确。向计数池冲液前应先轻轻摇动血样2 min再冲池，但不可产生气泡，否则应重新冲池。白细胞太低者（白细胞<5×10^9/L），可计数9个大方格中的白细胞数或计数8个大方格内的白细胞，然后在上面的计算公式中除以9（或除以8）。或取血40 μL，将所得结果除以2，白细胞太高者，可增加稀释倍数或适当缩小计数范围，计算方法则视实际稀释倍数和计数范围而定。计

数池中的细胞分布要均匀。判定白细胞在计数池的分布是否均匀，可以采用常规考核标准（RCS）来衡量。

RCS = （max − min）/$\bar{x}$ × 100%，max 为 4 个大方格计数值中的最高值，min 为其中的最低值，$\bar{x}$ 为 4 个大方格计数值中的平均值 [即 $\bar{x}$ = （X_1 + X_2 + X_3 + X_4）/4]，由于计数的白细胞总数不同，对 RCS 的要求也不一样，见表 4-1。

表 4-1　白细胞计数（WBC）的常规考核标准（RCS）

WBC（×10^9/L）	RCS（%）
≤ 4	30 ~ 20
4.1 ~ 14.9	20 ~ 15
≥ 15	< 15

当 RCS 大于上述标准时，说明白细胞在计数池中明显大小不均，应重新冲池计数。

当有核红细胞增多时，应校正后再计数，校正方法如下：核准值 =100 A/（100 + B）。

A 为校准前白细胞值，B 为白细胞分类计数时 100 个白细胞所能见到的有核红细胞数，当 B ≥ 10 时，白细胞计数结果必须校正。

质量考核与质量要求：根据变异百分数（V）法可以对检验人员进行质量（准确度）考核。V = ｜X − T｜/T × 100%；T 为靶值，X 为测定值。质量得分 = 100 − 2 V。V 值越大，说明试验结果的准确度越低，质量评级优 90 ~ 100 分，良 80 ~ 89 分，中 70 ~ 79 分，差 60 ~ 69 分，不及格 < 60 分。根据两差比值（r）法（见红细胞计数的质量控制）可以对个人技术进行（精密度）考核，若 r ≥ 2 说明两次检查结果的差异显著。质量得分 100 ~ 20.1 r，质量评级同变异百分数法。

白细胞分类计数法和质量控制。白细胞分类计数法：先用低倍镜观察全片的染色质量和细胞分布情况，注意血片的边缘和尾部是否有巨大异常细胞和微丝蚴等，然后选择血涂片体尾交界处染色良好的区域，用油镜自血膜的体尾交界处向头部方向迂回检查，线路呈"弓"字形，但不要检查血膜的边缘（大细胞偏多，没有代表性），将所见白细胞分别记录，共计数 100 或者 200 个白细胞，最后求出各种细胞所占的比值。

正常参考值：中性杆状核粒细胞 0.01 ~ 0.05；中性分叶核粒细胞 0.50 ~ 0.70；嗜酸性粒细胞 0.005 ~ 0.050；嗜碱性粒细胞 0 ~ 0.01；淋巴细胞 0.20 ~ 0.40；单核细胞 0.03 ~ 0.08。

二、白细胞分类计数的质量控制

一般先选血膜体尾交界处或中末 1/3 邻接处用油镜计数，移动线路呈"弓"字形，避免重复计数。

分类计数时应同时注意白细胞、红细胞、血小板的形态是否异常，及是否有血液寄生虫。

（一）白细胞

白细胞总数超过 20 × 10^9/L，应分类计数 200 个白细胞，白细胞数明显减少时（< 3 × 10^9/L）可检查多张血片。

白细胞分类计数的可信限：在白细胞分类中，中性粒细胞和淋巴细胞所占的比例较大，它们呈正态分布。白细胞分类的可信限可采用分类值 ± 2 s 的方式。

SD = [Q（1 − Q）/n]$^{1/2}$ = Q（1 − Q）/n

Q：白细胞分类百分比（%）；n：分类所计数的细胞数（一般为 100）

例：中性粒细胞分类结果为 70%，如果计数 100 个白细胞，代入上式得 S = 0.045，95% 的可信限为 70% ± 4.5%；如果计数 200 个白细胞，那么 SD = 0.032，95% 可信限为 70% ± 3.2%。

以上说明，计数的白细胞越多，精密度越高。

白细胞分类计数的质量评价：

1. PD 可靠性试验

将同一张血片做两次分类计数，种种白细胞计数的百分数（或小数）之差总数即为 PD 值。根据陈士竹等对 2 080 个标本的调查，PD 24%（0.24）为及格，质量得分 = 100 - 182 PD（182 为失分系数，即 40÷22% = 182）。PD 评分法分级标准见表 4-2。

表 4-2 PD 评价法分级标准

级别	分值	PD（%）	意义
A	85 ~ 100	0 ~ 8	优
B	70 ~ 82	10 ~ 16	良
C	60 ~ 67	18 ~ 22	及格
D	< 60	≥ 24	不及格

2. 准确性试验

由中心实验室将同一血液标本制成多张血片并固定，一部分由中心实验室有经验的技师分类计数 20 次，求其均值作为靶值，另一部分发至考评者或考评单位，随常规标本一起检查，并将考核者的分类结果与靶值进行比较，计算出被考核者分类计数结果与靶值之差总和。质量评级方法同 PD 可靠性试验。质量要求：PD 可靠性和准确性试验均应在 60 分（C 级）以上。白细胞计数和白细胞分类计数的临床意义：通常白细胞总数高于 $10 \times 10^9/L$（$10\,000/mm^3$）称白细胞增多，低于 $4 \times 10^9/L$（$4\,000/mm^3$）称白细胞减少。由于外周血中白细胞的组成主要是中性粒细胞和淋巴细胞，并以中性粒细胞为主，故在大多数情况下，白细胞增多或减少与中性粒细胞的增多或减少有着密切关系。现将各种类型的白细胞增多或减少的临床意义分述如下。

（二）中性粒细胞

1. 中性粒细胞增多

生理性中性粒细胞增多：在生理情况下，下午较早晨为高。饱餐、情绪激动、剧烈运动、高温或严寒等均能使中性粒细胞暂时性升高。新生儿、月经期、妊娠 5 个月以上及分娩时白细胞均可增高。生理性增多都是一过性的，通常不伴有白细胞质量的变化。

病理性中性粒细胞增多：大致上可归纳为反应性增多和异常增生性增多两大类。反应性增多是机体对各种病因刺激的应激反应，是因为骨髓贮存池中的粒细胞释放或边缘池粒细胞进入血液循环所致。因此，反应性增多的粒细胞大多为成熟的分叶核粒细胞或较成熟的杆状核粒细胞。反应性增多可见于：急性感染或炎症是引起中性粒细胞增多最常见的原因。尤其是化脓性球菌引起的局部或全身性感染。此外，某些杆菌、病毒、真菌、立克次体、螺旋体、梅毒、寄生虫等都可使白细胞总数和中性粒细胞增高。白细胞增高程度与病原体种类、感染部位、感染程度及机体的反应性等因素有关。如局限性的轻度感染，白细胞总数可在正常范围或稍高于正常，仅可见中性粒细胞百分数增高，并伴有核左移，严重的全身性感染如发生菌血症、败血症或脓毒血症时，白细胞可明显增高，甚至可达 $(20 ~ 30) \times 10^9/L$，中性粒细胞百分数也明显增高，并伴有明显核左移和中毒性改变。

广泛组织损伤或坏死：严重外伤、手术、大面积烧伤及血管栓塞（如心肌梗死、肺梗死）所致局部缺血性坏死等使组织严重损伤者，白细胞显著增高，以中性分叶核粒细胞增多为主。

急性溶血：因红细胞大量破坏引起组织缺氧及红细胞的分解产物刺激骨髓贮存池中的粒细胞释放，致使白细胞增高，以中性分叶核粒细胞升高为主。

急性失血：急性大出血时，白细胞总数常在 1 ~ 2 h 内迅速增高，可达 $(10 ~ 20) \times 10^9/L$，其中主要是中性分叶核粒细胞。内出血者如消化道大量出血、脾破裂或输卵管妊娠破裂等，白细胞增高常较外部出血显著。同时伴有血小板增高。这可能是大出血引起缺氧和机体的应激反应，动员骨髓贮存池中的白细胞释放所致。但此时患者的红细胞数和血红蛋白量仍暂时保持正常范围，待组织液吸收回血液或经过输液补充循环血容量后，才出现红细胞和血红蛋白降低。因此，白细胞增高可作为早期诊断内出血的参考指标。

急性中毒：如化学药物中毒、生物毒素中毒、尿毒症、糖尿病酸中毒、内分泌疾病危象等常见白细胞增高，均以中性分叶核粒细胞增高为主。

恶性肿瘤：非造血系统恶性肿瘤有时可出现持续性白细胞增高，以中性分叶核粒细胞增多为主。这可能是肿瘤组织坏死的分解产物刺激骨髓中的粒细胞释放造成的；某些肿瘤如肝癌、胃癌等肿瘤细胞还可产生促粒细胞生成因子；当恶性肿瘤发生骨髓转移时可破坏骨髓对粒细胞释放的调控作用。

异常增生性中性粒细胞增多：是因造血组织中原始或幼稚细胞大量增生并释放至外周血中所致，是一种病理性的粒细胞，多见于粒细胞性白血病。急性髓细胞性白血病（AML）的亚型中，急性粒细胞性白血病（M1、M2型）、急性早幼粒细胞性白血病（M3型）、急性粒－单核细胞性白血病（M4型）和急性红白血病（M6型）均可有病理性原始粒细胞在骨髓中大量增生，而外周血中白细胞数一般增至$(10 \sim 50) \times 10^9/L$，超过$100 \times 10^9/L$者较少，其余病例白细胞数在正常范围或低于正常，甚至显著减少。慢性粒细胞性白血病中，多数病例的白细胞总数显著增高，甚至可达$(100 \sim 600) \times 10^9/L$，早期无症状病例约在$50 \times 10^9/L$以下，各发育阶段的粒细胞都可见到。粒细胞占白细胞总数的90%以上，以中幼和晚幼粒细胞增多为主，原粒及早幼粒细胞不超过10%。骨髓增殖性疾病：包括真性红细胞增多症、原发性血小板增多症和骨髓纤维化症。慢性粒细胞性白血病也可包括在此类疾病的范畴中。本组疾病是多能干细胞的病变引起，具有潜在演变为急性白血病的趋势。其特点是除了一种细胞成分明显增多外，还伴有一种或两种其他细胞的增生，白细胞总数常在$(10 \sim 30) \times 10^9/L$。

2. 中性粒细胞减少

白细胞总数低于$4 \times 10^9/L$称为白细胞减少。当中性粒细胞绝对值低于$1.5 \times 10^9/L$称为粒细胞减少症；低于$0.5 \times 10^9/L$时称为粒细胞缺乏症。引起中性粒细胞减少的病因很多，大致可归纳为以下几个方面。感染性疾病：病毒感染是引起粒细胞减少的常见原因，如流感、麻疹、病毒性肝炎、水痘、风疹、巨细胞病毒等。某些细菌性感染如伤寒杆菌感染也是引起粒细胞减少的常见原因，甚至可以发生粒细胞缺乏症。血液系统疾病：如再生障碍性贫血、粒细胞减少症、粒细胞缺乏症、部分急性白血病、恶性贫血、严重缺铁性贫血等。物理化学因素损伤：如放射线、放射性核素、某些化学物品及化学药物等均可引起粒细胞减少，常见的引起粒细胞减少的化学药物有退热镇痛药、抗生素（如氯霉素）、磺胺类药、抗肿瘤药、抗甲状腺药、抗糖尿病药等，必须慎用。单核－巨噬细胞系统功能亢进：如脾功能亢进、某些恶性肿瘤、类脂质沉积病等。其他：系统性红斑狼疮、某些自身免疫性疾病、过敏性休克等。

（三）嗜酸性粒细胞

1. 嗜酸性粒细胞增多

变态反应性疾病：如支气管哮喘、药物过敏反应、荨麻疹、血管神经性水肿、血清病、异体蛋白过敏等疾病时，嗜酸性粒细胞轻度或中度增高。寄生虫病如血吸虫、中华分支睾吸虫、肺吸虫、丝虫、包囊虫、钩虫等感染时，嗜酸性粒细胞增高，有时甚至可达0.10或更多，呈现嗜酸性粒细胞型类白血病反应。皮肤病如湿疹、剥脱性皮炎、天疱疮、银屑病等疾病时嗜酸性粒细胞可轻度或中度增高。血液病如慢性粒细胞性白血病、多发性骨髓瘤、恶性淋巴瘤、真性红细胞增多症等疾病时嗜酸性粒细胞可明显增多。嗜酸性粒细胞白血病时，嗜酸性粒细胞极度增多，但此病在临床上少见。其他如风湿性疾病、脑垂体前叶功能减退症、肾上腺皮质功能减退、某些恶性肿瘤、某些传染疾病的恢复期等嗜酸性粒细胞增多。

2. 嗜酸性粒细胞减少

见于长期应用肾上腺皮质激素或肾上腺皮质激素分泌增加，某些急性传染病（如伤寒）的急性期，但传染病的恢复期嗜酸性粒细胞应重新出现。如嗜酸性粒细胞持续下降，甚至完全消失，则表明病情严重。

（四）嗜碱性粒细胞

嗜碱性粒细胞增多见于慢性粒细胞白血病、骨髓纤维化症、慢性溶血及脾切除后。嗜碱性粒细胞白血病则为极罕见的白血病类型。

（五）淋巴细胞

1. 淋巴细胞增多

生理性增多：新生儿初生期在外周血中大量出现中性粒细胞，到第$6 \sim 9d$中性粒细胞逐步下降至与淋巴细胞大致相等，以后淋巴细胞又渐增加。整个婴儿期淋巴细胞较高，可达70%。2～3岁后，淋巴细胞渐下降，中性粒细胞渐上升，至4～5岁二者相等，形成变化曲线上的两次交叉，至青春期，中性粒细胞与成人相同。

病理性淋巴细胞增多：见于感染性疾病。主要为病毒感染，如麻疹、风疹、水痘、流行性腮腺炎、传染性单核细胞增多症、传染性淋巴细胞增多症、病毒性肝炎、流行性出血热等。也可见于百日咳杆菌、结核杆菌、布氏杆菌、梅毒螺旋体等的感染。

相对增高：再生障碍性贫血、粒细胞减少症和粒细胞缺乏时因中性粒细胞减少，故淋巴细胞比例相对增高，但淋巴细胞的绝对值并不增高。其他，如：淋巴细胞性白血病、淋巴瘤、急性传染病的恢复期、组织移植后的排斥反应或移植物抗宿主病（GVHD）。

2. 淋巴细胞减少

主要见于应用肾上腺皮质激素、烷化剂、抗淋巴细胞球蛋白及接触放射线、免疫缺陷性疾病、丙种球蛋白缺乏症等。

3. 异形淋巴细胞

在外周血中有时可见到一种形态变异的不典型的淋巴细胞，称为异形淋巴细胞。Downey根据细胞形态特点将其分为3型。Ⅰ型（泡沫型）：胞体较淋巴细胞稍大，呈圆形或椭圆形，部分为不规则形。核偏位，呈圆形、肾形或不规则形，核染质呈粗网状或小块状，无核仁。胞质丰富，呈深蓝色，含有大小不等的空泡，胞质呈泡沫状，无颗粒或有少数颗粒。通常此型最为多见。Ⅱ型（不规则型）：胞体较Ⅰ型大，细胞外形常不规则，似单核细胞，故也有称为单核细胞型。胞质丰富，呈淡蓝色或淡蓝灰色，可有少量嗜天青颗粒，一般无空泡。核形与Ⅰ型相似，但核染质较Ⅰ型细致，亦呈网状，核仁不明显。Ⅲ型（幼稚型）：胞体大，直径15～18μm，呈圆形或椭圆形，胞质量多，蓝色或深蓝色，一般无颗粒，有时有少许小空泡，核圆或椭圆形，核染质呈纤细网状，可见1～2个核仁。除上述3型外，有时还可见到少数呈浆细胞样或组织细胞样的异形淋巴细胞。外周血中的异形淋巴细胞大多数具有T淋巴细胞的特点（占83%～96%），故认为异形淋巴细胞主要是由T淋巴细胞受抗原刺激转化而来，少数为B淋巴细胞。这种细胞在正常人外周血中偶可见到，一般不超过2%。异形淋巴细胞增多可见于病毒感染性疾病、某些细菌性感染、螺旋体病、立克次体病、原虫感染（如疟疾）、药物过敏、输血、血液透析或体外循环术后、免疫性疾病、粒细胞缺乏症、放射治疗等。

4. 单核细胞

正常儿童单核细胞较成人稍高，平均为0.09。2周内婴儿可达0.15或更多，均为生理性增多。病理性增多见于：某些感染，如疟疾、黑热病、结核病、亚急性细菌感染性心内膜炎等；血液病，如单核细胞性白血病、粒细胞缺乏症恢复期；恶性组织细胞病、淋巴瘤、骨髓增生异常综合征等；急性传染病或急性感染的恢复期。

第三节 嗜酸性粒细胞直接计数

嗜酸性粒细胞虽然可以从白细胞总数和分类计数中间接求出，但直接计数较为准确，故临床上多采用直接计数法。

一、原理

用适当稀释液将血液稀释一定倍数，同时破坏红细胞和部分其他白细胞，保留嗜酸性粒细胞，并将其颗粒着色，然后患者计数池中，计数一定体积内嗜酸性粒细胞数，即可求得每升血液中嗜酸性粒细胞数。

二、试剂

嗜酸性粒细胞稀释液有多种，现介绍常用的两种。乙醇－伊红稀释液20 g/L：伊红10.1 mL，碳酸钾 1.0 g，90％乙醇 30.0 mL，甘油 10.0 mL，枸橼酸钠 0.5 g，蒸馏水加至 100.0 mL。本稀释液中乙醇为嗜酸性粒细胞保护剂；甘油可防止乙醇挥发；碳酸钾可促进红细胞和中性粒细胞破坏，并增加嗜酸性粒细胞着色；枸橼酸钠可防止血液凝固；伊红为染液，可将嗜酸性颗粒染成红色。本试剂对红细胞和其他白细胞的溶解作用较强，即使有少数未被溶解的白细胞也被稀释成灰白色半透明状，视野清晰，与嗜酸性粒细胞有明显区别。嗜酸性粒细胞颗粒呈鲜明橙色，在此稀释液内 2 h 不被破坏。该试剂可保存半年以上，缺点是含 10％甘油，液体比较黏稠，细胞不易混匀，因此计数前必须充分摇荡。伊红丙酮稀释液 20 g/L：伊红 5 mL，丙酮 5 mL，蒸馏水加至 100 mL。本稀释液中伊红为酸性染料，丙酮为嗜酸性粒细胞保护剂，该稀释液新鲜配制效果好，每周配 1 次。

三、操作

取小试管 1 支，加稀释液 0.36 mL。取血 40 μL，轻轻吹入上述试管底部，摇匀，放置 15 min，然后再摇匀。取少量混悬液滴入两个计数池内，静置 5 min，待嗜酸性粒细胞完全下沉后计数。低倍镜下计数 2 个计数池中所有的 18 个大方格中的嗜酸性粒细胞数，用下式求得每升血液中的嗜酸性粒细胞数。

四、计算

嗜酸性粒细胞数 /L = [18 个大方格中嗜酸性粒细胞数 /18] $\times 10 \times 10 \times 10^6$ = 18 个大方格中嗜酸性粒细胞数 $\times 5.6 \times 10^6$。$\times 10$ 表示血液稀释 10 倍，$\times 10$ 表示计数板深 0.1 mm，换算成 1 mm，$\times 10^6$ 表示由每 μL 换算成每升。

五、注意事项

凡造成白细胞计数误差的因素在嗜酸性粒细胞计数时均应注意。如用伊红丙酮稀释液，标本应立即计数（< 30 min），否则嗜酸性粒细胞渐被破坏，使结果偏低。血细胞稀释液在混匀过程中，不宜过分振摇，以免嗜酸性粒细胞破碎。若用甘油丙酮之类稀释液，稠度较大，不易混匀，需适当延长混匀时间。注意识别残留的中性粒细胞。若嗜酸性粒细胞破坏，可适当增加乙醇、丙酮剂量；反之，中性粒细胞破坏不全时，可适当减少剂量。住院患者嗜酸性粒细胞计数，应固定时间，以免受日间生理变化的影响。

六、正常参考值

国外报道为（0.04 ~ 0.44）$\times 10^9$/L；国内天津地区调查健康成人嗜酸性粒细胞数为（0 ~ 0.68）$\times 10^9$/L，平均 0.219×10^9/L。

七、临床意义

生理变异。一天之内嗜酸性粒细胞波动较大，上午 10 点到中午最低，午夜至凌晨 4 点最高。在劳动、寒冷、饥饿、精神等因素刺激下，由于交感神经兴奋，促肾上腺皮质激素（ACTH）分泌增多，可阻止骨髓内嗜酸性粒细胞释放，并使其向组织浸润，从而使外周血中嗜酸性粒细胞减少。

观察急性传染病的预后。肾上腺皮质激素有促进机体抗感染的能力。急性传染病时，肾上腺皮质激素分泌增加，嗜酸性粒细胞减少，恢复期嗜酸性粒细胞又逐渐增加。若嗜酸性粒细胞持续下降，甚至完全消失，说明病情严重；反之，嗜酸性粒细胞重新出现，则为恢复期的表现。如果临床症状严重，而嗜酸性粒细胞不减少，说明肾上腺皮质功能衰竭。

观察手术和烧伤患者的预后。手术后 4 h 嗜酸性粒细胞显著减少，甚至消失，24 ~ 48 h 后逐渐增多，增多速度与病情的变化基本一致。大面积烧伤患者，数小时后嗜酸性粒细胞下降至零，且维持时间较长，若手术或大面积烧伤后，患者嗜酸性粒细胞不下降或持续下降，说明预后不良。

第五章

体液检验

第一节 脑脊液检查

脑脊液（cerebrospinal fluid，CSF）是存在于脑室及蛛网膜下腔内的一种无色透明液体，大约70%的CSF来自脑室系统脉络丛，是血液通过血-脑屏障选择性过滤生成，其余30%由脑室的室管膜和蛛网膜下腔所产生。健康成人脑脊液为90~150 mL，新生儿为10~60 mL。生理情况下，脑脊液不断缓慢地按一个方向循环流动，任何一个环节被阻塞将会导致阻塞性脑积水。

脑脊液功能主要包括：①缓冲、减轻外界对大脑和脊髓的震荡损伤；②供给大脑、脊髓营养物质并运走代谢产物；③维持神经细胞渗透压，调节颅内压力变化；④调节神经系统碱储量，维持脑脊液正常pH值为7.31~7.34；⑤转运生物胺类物质，参与神经内分泌调节。

脑脊液检查可以了解脑脊液细胞和化学成分的变化，对中枢神经系统疾病的诊断、鉴别诊断及疗效观察具有重要意义。

一、标本采集、转运、接收和保存

（一）标本采集

脑脊液标本一般由临床医生通过腰椎穿刺术采集，也可以通过小脑延髓池、脑室穿刺获得。穿刺成功后先做压力测定，然后将脑脊液分别收集于三支无菌试管内，每管1~2 mL，第一管采集于无菌容器内，用于细菌学检查。如有可能，细菌学检查应在治疗前或治疗结束后36 h采集，第二管做化学或免疫学检查，第三管做一般性状和显微镜检查，如果怀疑为恶性肿瘤，应再采集1管做脱落细胞检查。

（二）标本转运

脑脊液标本采集后必须立即送检，并由专人或专用的物流系统转运。转运过程中应采用密闭容器，避免标本溢出。如果发生溢出，应立即采用0.2%过氧乙酸或70%乙醇进行消毒处理。

（三）标本接收和保存

只有标识清晰、采集量足够的标本才能被接收，脑脊液检测应在1 h内检测完毕，久置会导致细胞变形崩解、葡萄糖含量假性减少。如果不能及时检查，应将脑脊液标本放置于2~4℃保存。脑脊液标本中可能含有病原微生物，应按照具有生物安全危害的样品处理方法处理剩余样品和实验中使用的器械，以避免对环境造成污染。

二、一般检查

脑脊液检查包括常规检查和特殊检查两部分。常规检查主要包括理学检查、化学检查，如蛋白质定性、定量检测，葡萄糖和氯化物检测，显微镜细胞计数和分类检测。脑脊液特殊检查主要包括酶学检测、病原生物学检查、细胞学检查、蛋白电泳、免疫球蛋白检测及特殊生化成分检测等。

（一）理学检查

1. 颜色

观察时应光线明亮，当标本颜色或透明度改变不明显时，应在灯光下以黑色作为背景仔细观察。

（1）参考区间：无色或淡黄色。

（2）临床意义：中枢神经系统发生出血、感染、肿瘤时，脑脊液颜色可以发生异常改变。不同颜色常反映一定的疾病。但是脑脊液颜色正常不能排除神经系统疾病。

①红色：常因出血引起，可见于穿刺损伤等引起的新鲜出血或蛛网膜下腔、脑室等陈旧性出血。脑脊液新鲜出血和陈旧性出血的鉴别见表5-1。

表5-1 脑脊液新鲜出血和陈旧性出血的鉴别

检测项目	新鲜出血	陈旧性出血
标本颜色	三管红色逐渐变淡	三管呈均匀一致的红色
离心后上清	无色透明	透明的红色、黄褐色
离心后红细胞形态	形态完整	有皱缩改变
离心上清隐血试验	阴性	阳性
白细胞计数	正常	增高

②黄色：又称黄变症，常因脑脊液中含有变性血红蛋白、胆红素或蛋白量异常增高引起。黄色脑脊液常见的病因见表5-2。

表5-2 黄色脑脊液常见的病因

常见病因	脑脊液变化
出血	出血后5～6天即可出现黄色，出血停止后，黄色仍然可以持续3周左右。见于陈旧性蛛网膜下腔出血或脑室出血
梗阻	脑脊液蛋白质含量增高达到1.5 g/L时，即可出现黄色改变。常见于椎间盘突出、髓外肿瘤、脊柱外伤等导致的蛛网膜梗阻
黄疸	脑脊液中胆红素含量达到8.6 μmol/L时即可使脑脊液出现黄染。如肝硬化、甲型肝炎、胆道梗阻、新生儿溶血病等
色素含量增高	脑脊液中黄色素、胡萝卜素、脂色素、黑色素含量增高出现黄变症

③乳白色：常因白细胞增多所致，可见于肺炎链球菌、脑膜炎奈瑟菌等各种化脓菌引起的化脓性脑膜炎。

④微绿色：常因脓性分泌物增多所致，可见于铜绿假单胞菌、甲型链球菌、肺炎链球菌引起的脑膜炎等。

⑤褐色或黑色：常因色素增多导致，主要见于脑膜黑色素瘤等。

⑥无色：可见于病毒性脑炎、脑梅毒、脊髓灰质炎等。

2. 透明度

（1）参考区间：清澈透明。

（2）临床意义：脑脊液中细菌、真菌或细胞数增多，蛋白质含量增高等都会导致脑脊液浑浊。脑脊液透明度变化见表5-3。

3. 凝固性

（1）参考区间：脑脊液于试管内静置12～24 h，无凝块、薄膜形成。

（2）临床意义：当脑脊液内纤维蛋白原及细胞数量增加或脑脊液内蛋白质含量增加至10 g/L以上

时，可出现凝块或薄膜。怀疑为结核性脑膜炎时，应将标本在 2～4℃环境中放置 12～24 h，再观察脑脊液表面有无薄膜形成。脑脊液凝块或薄膜的临床意义见表 5-4。

表 5-3　脑脊液透明度变化

脑脊液透明度	常见病因
清晰透明	正常脑脊液、病毒性脑膜炎、中枢神经系统梅毒
米汤样或脓样浑浊	化脓性脑膜炎
毛玻璃样浑浊	结核性脑膜炎
轻度浑浊	穿刺损伤

表 5-4　脑脊液凝块或薄膜的临床意义

脑脊液凝固性	临床意义
无凝块或薄膜	正常脑脊液
1~2 h 内形成凝块或薄膜	化脓性脑膜炎
12～24 h 表面形成纤细薄膜	结核性脑膜炎
小絮状凝块无薄膜	脊髓灰质炎、神经梅毒
黄色胶冻状	蛛网膜下腔梗阻

4. 压力

（1）参考区间：成人 0.78～1.76 kPa；儿童 0.4～1.0 kPa；婴儿 0.29～0.78 kPa。

（2）临床意义：中枢神经系统感染、出血等均可引起脑脊液压力的改变。脑脊液压力检测临床意义见表 5-5。

表 5-5　脑脊液压力检测临床意义

脑脊液压力	临床意义
压力增高	中枢神经系统炎症性病变：化脓性脑膜炎、结核性脑膜炎等 中枢神经系统非炎症性病变：脑出血、脑肿瘤、脑积水等 颅外因素：咳嗽、哭泣、静脉输注低渗溶液、高血压、动脉粥样硬化等
压力降低	脑脊液分泌减少、脑脊液流失过多、脑脊液循环受阻

5. 比密

（1）参考区间：1.006～1.008（腰椎穿刺）；1.002～0.004（脑室穿刺）；1.004～1.008（小脑延髓池穿刺）。

（2）临床意义：脑脊液中细胞数量和蛋白质含量影响其比密。脑脊液比密检测的临床意义见表 5-6。

表 5-6　脑脊液比密检测的临床意义

脑脊液比密	临床意义
比密增高	中枢神经系统感染、脑出血、脑肿瘤、脑血管病、神经梅毒、脑退行性变等
比密降低	脑脊液分泌增多

（二）化学检查

1. 蛋白质测定

在生理状态下，脑脊液中蛋白不到血浆蛋白含量的 1%，主要为清蛋白。脑脊液中蛋白质的测定有助于神经系统疾病的诊断和鉴别诊断。脑脊液蛋白质测定分为定性检查和定量检查。

（1）蛋白质定性试验：主要包括潘氏试验（Pandy test）、李文生试验（Lee-Vinson test）和硫酸铵试验。其中硫酸铵试验又包括诺-爱试验（Nonne-Apelt test）和罗-琼试验（Ross-Jonce test）。蛋白质定性试验检测方法及评价见表 5-7。

表 5-7 蛋白质定性试验检测方法及评价

方法	原理	评价
潘氏试验	脑脊液中球蛋白与苯酚结合，生成不溶性蛋白盐，出现浑浊或沉淀	操作简单，标本用量少，结果易于观察，灵敏度高，当总蛋白超过 0.25 g/L 时可呈弱阳性。临床多采用。试验过于灵敏，一部分健康人也可有极弱的假阳性结果
李文生试验	氯化汞和磺基水杨酸能沉淀蛋白质，根据沉淀物的比例不同，可用于鉴别结核性脑膜炎和化脓性脑膜炎	是鉴别脑膜炎的非特异性试验，对清蛋白和球蛋白均能检测，但特异性低且操作烦琐，仅在实验条件较差的环境下使用
硫酸铵试验	正常脑脊液内因球蛋白含量很低，加入饱和硫酸铵溶液后不出现白色反应环，为阴性；若球蛋白增加，则可在两液交界处出现白色反应环，为阳性，此为罗－琼试验。去除球蛋白后，用乙酸煮沸法测定清蛋白，此为诺－爱试验	操作烦琐，不如潘氏试验灵敏。罗－琼试验主要检测球蛋白，灵敏度低、特异性高，如试验阳性，反映球蛋白增多，临床诊断价值较大。诺－爱试验可检测清蛋白和球蛋白，特异性高，但操作烦琐，临床上较少采用

①质量保证：蛋白质定性试验质量保证见表 5-8。

表 5-8 蛋白质定性试验质量保证

项目	质量保证
器材和试剂	器材应干燥清洁，尽量选择小口径试管；苯酚不纯易出现假阳性，苯酚饱和度降低易出现假阴性，当温度降低到 10℃以下时应将苯酚保存在 37℃温箱中
标本采集	标本浑浊或穿刺混有血液，应离心取上清液检查，以避免假阳性，结果报告时注明穿刺出血
结果观察	在黑色背景下观察，做阳性对照

②参考区间：阴性或弱阳性。

（2）蛋白质定量试验：主要有磺基水杨酸－硫酸钠比浊法、双缩脲法、染料结合比色法。目前临床应用最多的是磺基水杨酸－硫酸钠比浊法。

①检测方法及原理：蛋白质定量试验检测原理见表 5-9。

表 5-9 蛋白质定量试验检测原理

定量试验	检测原理
比浊法	脑脊液中蛋白质与生物碱等作用产生蛋白沉淀，引起浊度改变，其浊度与蛋白质含量成正比，用分光光度计或光电比色计进行比浊，得出蛋白质含量
双缩脲法	在碱性溶液中，蛋白质与 Cu^{2+} 形成紫红色配合物，颜色深浅与蛋白质浓度成正比，与蛋白质相对分子质量和氨基酸种类无关
染料结合比色法	蛋白质与染料结合形成蛋白质－染料复合物，该复合物在一定波长下存在最大吸收峰。在一定的蛋白质浓度范围内，蛋白质－染料复合物的吸光度与蛋白质含量成正比，可用于蛋白质含量的测定

②方法学评价：蛋白质定量试验方法学评价见表 5-10。

表 5-10 蛋白质定量试验方法学评价

方法	评价
比浊法	操作简单、快速；灵敏度不如染料结合法，标本用量大
双缩脲法	操作简单，受蛋白质种类影响小，但特异性差，灵敏度低
染料结合比色法	灵敏度高，重复性好，标本用量少，但对试验条件要求高，检测结果的线性范围窄

③质量保证：a. 如脑脊液外观明显浑浊或混有大量细胞，应先离心，取上清液进行检测。b. 如脑脊液蛋白质含量过高，应用生理盐水稀释后再重新测定。

④参考区间：腰椎穿刺 0.20~0.45 g/L；小脑延髓池穿刺 0.10~0.25 g/L；脑室穿刺 0.05~0.15 g/L。

⑤临床意义：中枢神经系统有炎症、出血或循环障碍等均会引起脑脊液蛋白质含量变化。其临床意义见表 5-11。

表 5-11 脑脊液蛋白质含量变化临床意义

蛋白质含量	常见病因	临床意义
含量增加：腰椎穿刺 CSF 中蛋白质 ≥ 0.45 g/L	血脑屏障通透性增加	脑膜炎：化脓性脑膜炎增加最明显，结核性脑膜炎中度增加，病毒性脑膜炎轻度增加
	脑脊液循环障碍	脑出血：脑室和蛛网膜下腔的出血 粘连性蛛网膜炎、脊髓肿瘤、脑肿瘤、脑脓肿等
	鞘内免疫球蛋白合成较多	Guillain-Barre 综合征、慢性炎症性脱髓鞘性多发性神经根神经病、胶原血管疾病等
	药物中毒	苯妥英钠、乙醇和酚噻嗪等
	其他	早产儿、新生儿蛋白质含量增高；2个月后逐渐降低至成人水平
含量减少：腰椎穿刺 CSF 中蛋白质 < 0.15 g/L	CSF 重吸收增加或大量 CSF 漏出	良性颅内压增高症、大量放出 CSF、身体极度虚弱、营养不良等

2. 葡萄糖测定

正常脑脊液中葡萄糖含量约为血糖的 60%，CSF 中葡萄糖含量降低较增高常见，且更具临床意义。

（1）检测方法及原理：测定方法同血糖测定，主要有葡萄糖氧化酶法或己糖激酶法。

（2）方法学评价：①葡萄糖氧化酶法易受脑脊液中还原性物质的影响，造成结果偏低，反应的特异性降低。②己糖激酶法特异性和准确性均高于葡萄糖氧化酶法，且不受溶血、黄疸、尿酸和维生素 C 及药物的干扰。

（3）质量保证：①应在禁食 4 h 后采样。②标本采集后在 30 min 内测定，如果不能及时测定，应加入适量氟化钠，放在冰箱中保存，防止细菌或细胞酶解葡萄糖，造成糖含量假性降低。

（4）参考区间。

腰椎穿刺：2.5~4.4 mmol/L；小脑延髓池穿刺：2.8~4.2 mmol/L；脑室穿刺：3.0~4.4 mmol/L。

（5）临床意义：脑脊液中葡萄糖含量高低主要受血糖浓度、血脑屏障通透性及脑脊液中糖酵解速度的影响。脑脊液中葡萄糖含量变化及临床意义见表 5-12。

表 5-12 脑脊液中葡萄糖含量变化及临床意义

葡萄糖含量	临床意义
降低	中枢神经系统感染：化脓性脑膜炎、结核性脑膜炎、真菌性脑膜炎、梅毒性脑膜炎等 颅内肿瘤：髓母细胞瘤、多形性胶质母细胞瘤、脑膜瘤及脑膜肉瘤等 血糖影响：低血糖 脑寄生虫病：脑囊虫病、肺吸虫病、血吸虫病、弓形虫病等
增高	中枢神经系统疾病：脑出血、病毒性神经系统感染、急性外伤或中毒损伤脑干等 血糖影响：糖尿病 其他：早产儿或新生儿，一般无临床意义

3. 氯化物测定

因脑脊液中的蛋白质含量低，为了维持脑脊液和血液渗透的平衡，脑脊液中氯化物的含量比血浆高 20% 左右，即为 Donnan 平衡。病理情况下脑脊液中氯化物含量可发生变化。

（1）检测方法及原理：检测方法同血氯测定，推荐方法主要有硝酸汞滴定法、离子选择电极法、硫氰酸汞比色法和恒电流库仑法。

（2）方法学评价：氯化物测定的方法学评价见表 5-13。

表 5-13 氯化物测定的方法学评价

方法	评价
硝酸汞滴定法	方法简便，无须特殊仪器，影响因素多，准确性和精密度较差，已被离子选择电极法和电量法取代
离子选择电极法	常规方法，精密度和准确性好，可用于自动化仪器，临床广泛应用
硫氰酸汞比色法	适用于血氯化物测定，不适合于体液标本的测定
恒电流库仑法	又称电量分析法，为参考方法，准确性和精密度都很高，但临床上较少应用

（3）质量保证。

①电极法：如果氯电极膜头上出现黑色 AgCl，应及时擦去或更换。②恒电流库仑法：使用前应该用纯试剂进行空白校正，通过预电解除去杂质，以免因杂质影响电流效率。

（4）参考区间。

成人：120～130 mmol/L。儿童：111～123 mmol/L。

（5）临床意义：脑脊液中的氯化物含量受血脑屏障通透性、血氯浓度、血 pH 值及脑脊液中蛋白质含量等多因素影响。脑脊液中氯化物检测的临床意义见表 5-14。

表 5-14 脑脊液中氯化物检测的临床意义

氯化物含量	临床意义
降低	中枢神经系统疾病：结核性脑膜炎最明显，可小于 102 mmol/L，比葡萄糖降低出现早；其次为化脓性脑膜炎，多为 102～116 mmol/L；真菌性脑膜炎亦可降低
正常	非神经系统疾病：腹泻、呕吐、脱水导致的血氯降低
增高	呼吸性碱中毒、心力衰竭、肾炎、慢性肾功能不全、尿毒症等

（三）显微镜检查

1. 细胞总数计数

检测方法及原理：

（1）仪器自动计数：体液计数仪自动计数。

（2）显微镜手工计数：参照外周血细胞计数用改良牛鲍计数板计数，理学性质不同的标本显微镜计数方法参照表 5-15。

表 5-15 脑脊液细胞总数显微镜手工计数方法

标本外观	计数方法	操作方法
外观清亮或微浑	直接计数法	标本混匀后直接充入血细胞计数板的 2 个计数室内，低倍镜下计数 2 个计数室内 4 角及中央共 10 个大方格内细胞数，换算得每升脑脊液细胞总数
浑浊或带血	稀释计数法	微量吸管准确吸取已充分混匀的脑脊液 20 L，加入 0.38 mL 红细胞稀释液中，充入计数室，按血液白细胞计数法计数 4 角 4 个大方格内的细胞总数，换算得每升脑脊液细胞总数

2. 白细胞计数

检测方法及原理：

（1）仪器自动计数：体液细胞分析仪自动计数。

（2）显微镜手工计数：参照外周血白细胞计数，用改良牛鲍计数板计数，血性标本和非血性标本显微镜计数方法见表 5-16。

3. 有核细胞分类

（1）检测方法及原理。

①仪器自动分类：体液细胞分析仪自动分类。

表 5-16　脑脊液白细胞显微镜计数方法

标本外观	计数方法	操作方法
血性标本	稀释计数法	混匀的脑脊液标本用白细胞稀释液稀释后计数，计数方法同血液白细胞计数
非血性标本	直接计数	小试管内加入冰醋酸 1~2 滴，转动试管使管内壁附着冰醋酸，弃去多余的冰醋酸，加入混匀的脑脊液标本几滴，充分混合后充入计数室，按细胞总数计数方法计数白细胞数

②显微镜手工法。a. 直接分类：在高倍镜下，根据脑脊液有核细胞的形态特点直接分类计数。计数 100 个有核细胞，报告单个核细胞和多个核细胞百分率。b. 染色分类法：将脑脊液离心涂片，Wright 或 Wright-Giemsa 染色后在油镜下分类，报告方式与血液白细胞分类计数相同，如见内皮细胞或其他异常细胞则另做描述并报告。

（2）方法学评价。

①体液细胞分析仪法：操作简单、准确性高、检测速度快、报告及时，出现异常形态仪器将会报警；无法识别异常细胞，需用显微镜法复检。

②显微镜手工法：校正仪器法的参考方法，既可以进行细胞计数又可以进行细胞分类，其方法学评价参见表 5-17。

表 5-17　脑脊液显微镜手工法检测的方法学评价

检测项目	优点	缺点
细胞总数计数	结果准确	费时，效率低
有核细胞直接计数	操作简单	因忽略了冰醋酸的体积，导致结果偏低。如管内壁黏附的冰乙酸太少，红细胞破坏不全，影响计数结果
有核细胞稀释计数	结果准确	操作烦琐
有核细胞直接分类	简便、快速	高倍镜下形态难以准确辨别，分类结果误差较大
有核细胞染色分类	细胞形态清晰，分类结果准确，可发现异常细胞。推荐采用	操作烦琐

（3）质量保证。

①标本采集后应在 1 h 内进行计数和分类计数，如放置太久，细胞可能凝集成团或被破坏，影响计数和分类结果。

②如果标本陈旧，细胞变形，应采用染色分类计数法进行分类。涂片固定时间不能太长，更不能高温固定以免细胞皱缩，导致分类计数发生困难。

③应避免标本凝固，球蛋白标本可用 EDTA 盐抗凝。

④血性脑脊液标本须校正白细胞。校正方法是分别计数血液红细胞、白细胞数和脑脊液细胞总数、白细胞数，按照下列公式进行校正，以剔除因出血而带入的红细胞。

公式：$WBC_{校正} = WBC_{校正} - \dfrac{RBC_{脑脊液} \times WBC_{血液}}{WBC_{血液}}$

⑤应用白细胞计数直接法时，在吸管或试管中的冰乙酸要尽量排除，否则会使结果降低。

⑥白细胞染色分类计数采用离心法收集细胞时，离心速度不能太高，否则细胞形态受影响，有条件的单位可用玻片离心法、细胞沉淀室等方法收集细胞。

（4）参考区间。

红细胞：无。白细胞：成人（0~8）×10^6/L，儿童（0~15）×10^6/L。有核细胞分类：多为淋巴细胞及单核细胞（7：3）。偶见软脑膜细胞、蛛网膜细胞、室管膜细胞及脉络膜细胞。

（5）临床意义。

中枢神经系统病变，脑脊液细胞数可增多，其增多的程度及细胞种类与病变的性质有关。① CSF 红细胞增加：提示中枢神经系统出血，见于脑出血、脑脊髓血管畸形、脑脊髓外伤、动脉瘤破裂、脑卒中或垂体卒中及其他出血性疾病或穿刺损伤等。②CSF白细胞总数增加，按照细胞数量增高程度分为三类。轻度增高：$(10\sim50)\times10^6/L$。中度增高：$(50\sim100)\times10^6/L$。显著增高$>200\times10^6/L$。脑脊液白细胞计数临床意义见表5-18。

表5-18 脑脊液白细胞计数临床意义

有核细胞分类	增高程度	临床意义
以中性粒细胞为主	显著增加	化脓性脑膜炎
早期以中性粒细胞为主，中期中性粒细胞、淋巴细胞和浆细胞并存，恢复期以淋巴细胞为主	中度增加	结核性脑膜炎
以淋巴细胞为主	轻度增加	病毒性脑炎、脑膜炎
以淋巴细胞为主，也可见红细胞，有时可找到肿瘤细胞	轻度或中度增高	中枢神经系统肿瘤
以嗜酸性粒细胞为主，镜检发现寄生虫卵等	轻度增加	脑寄生虫病
以红细胞增加为主，可见各种白细胞，但以中性粒细胞为主，2~3天后可见含有红细胞或含铁血黄素的吞噬细胞	中度或显著增加	脑室和蛛网膜下腔出血

三、特殊检查

（一）酶学测定

正常脑脊液中含有20多种酶，如乳酸脱氢酶（lactate dehydrogenase，LDH）、天冬氨酸氨基转移酶（aspartate amino transferase，AST）、肌酸激酶（creatinekinase，CK）、腺苷脱氨酶（adenosine deaminase，ADA）、溶菌酶（lysozyme，LZM）、神经元特异性烯醇化酶（neuron specific enolase，NSE）等，但是因血-脑屏障的选择性滤过作用，绝大多数酶不能通过血-脑屏障，脑脊液中酶含量及活性低于血清。各种原因引起中枢神经系统疾病时，导致脑组织损伤或血脑屏障通透性增加引起脑脊液中酶活性增高。脑脊液酶学检查方法主要为酶速率法，参考区间与临床意义见表5-19。

表5-19 脑脊液酶学参考区间与临床意义

脑脊液酶	参考区间（U/L）	临床意义
LDH	<40	中枢神经系统感染：细菌性脑膜炎增高明显，病毒性脑膜炎多正常或轻度增高 脑血管病变：脑出血、脑梗死、蛛网膜下腔出血急性期LDH明显增高；颅脑外伤脑脊液LDH正常 脑肿瘤：进展期LDH增高，缓解期LDH明显降低或正常 脱髓鞘病变急性期：LDH增高
AST	<20	脑血管病、中枢神经系统感染、中毒性脑病、中枢神经系统转移癌AST增高
CK	0.5~2	中枢神经系统感染：化脓性脑膜炎增高最明显，其次为结核性脑膜炎，病毒性脑膜炎正常或轻度增高，可用于鉴别细菌性脑膜炎与病毒性脑膜炎 脑血管病变及肿瘤：CK活性增高
ADA	0~8	结核性脑膜炎明显增高，用于结核性脑膜炎诊断和鉴别诊断
LZM	无或含量甚少	结核性脑膜炎增高最显著，其含量变化与病情变化一致，可用于结核性脑膜炎的鉴别诊断和预后观察
NSE	1.1±0.39	脑血管病变、脑外伤、癫痫持续状态、老年痴呆等多种中枢神经系统疾病和损伤时增高，对预后判断具有重要的临床价值

（二）病原学检查

脑脊液病原学包括各种细菌、真菌、寄生虫及病毒等，主要检测方法为涂片染色显微镜检测，细菌培养、免疫学检测等，见表5-20。

1. 参考区间

阴性。

表 5-20 脑脊液病原学检测方法及意义

检测方法	检测意义
革兰氏染色	检测肺炎链球菌、流感嗜血杆菌、葡萄球菌、铜绿假单胞菌、链球菌、大肠埃希菌等
抗酸染色	怀疑为结核性脑膜炎时,检测抗酸杆菌
墨汁染色	主要检测新生隐球菌,若呈假阳性,可采用苯胺墨染色法
碱性亚甲蓝染色	检测脑膜炎球菌,对化脓性脑膜炎诊断的阳性率为60%~90%
细菌培养	主要适用于脑膜炎奈瑟菌、葡萄球菌、链球菌、流感嗜血杆菌、大肠埃希菌等,同时注意真菌和厌氧菌的检测
离心涂片	低倍镜下检查可发现血吸虫卵、肺吸虫卵、弓形虫、阿米巴滋养体等
ELISA结核分枝杆菌抗体检测	抗结核抗体水平高于血清,对结核性脑膜炎的诊断及鉴别诊断有重要价值
脑囊虫补体结合试验	脑囊虫诊断的阳性率可达88%
致敏乳胶颗粒玻片凝集试验	脑囊虫的符合率为90%
螺旋体荧光抗体吸收试验	特异性检查梅毒螺旋体
乙型脑炎病毒抗原检测	主要用于乙型脑炎的早期诊断

2. 临床意义

脑脊液中查找到病原生物,直接为临床提供了病因诊断依据,有确诊价值。①如有细菌,结合临床特征,可诊断为该菌所致的脑膜炎;②如有新生隐球菌,可诊断为新生隐球菌性脑膜炎;③如发现寄生虫虫卵,可诊断为脑寄生虫病。

(三)细胞学检查

细胞学检查主要检测脑脊液白血病细胞和肿瘤细胞(图5-1、图5-2)、腔壁细胞等,常采用玻片离心法、微孔薄膜筛滤法、沉淀室法、纤维蛋白网细胞捕获法等收集细胞,并进行染色。常用的染色方法有PAS染色法、脂类染色法、过氧化物酶染色法、May-Grunwald-Giemsa染色法、吖啶橙荧光染色法和硝基四氮唑蓝染色法等。如果脑脊液中癌细胞形态难以确定或出现假阴性结果时,可用单克隆抗体技术检测脑脊液中的癌细胞,有利于癌性脑病的早期诊断,并可判断癌性细胞的组织来源。脑脊液细胞学检验的临床意义见表5-21。

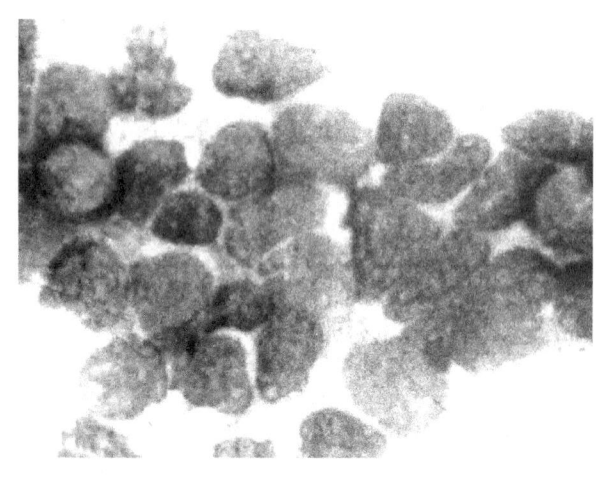

图 5-1 脑脊液白血病细胞

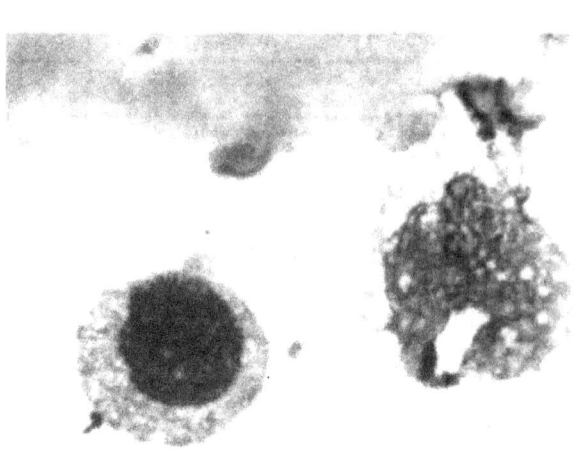

图 5-2 脑脊液肿瘤细胞

表 5-21　脑脊液细胞学检验的临床意义

细胞	临床意义
腔壁细胞	脑室穿刺、气脑、脑积水、脑室造影或椎管内给药
肿瘤细胞	原发性肿瘤、转移性肿瘤、淋巴瘤
原始或幼稚细胞	最易见原始淋巴细胞，见于中枢神经系统白血病
组织细胞	脑脊髓梅毒、结核性脑膜炎、麻痹性痴呆

（四）蛋白电泳

在CSF中蛋白质含量增高、疑为神经系统免疫性疾病或全身免疫性疾病神经系统受累时可选择蛋白电泳。

1. 检测方法及原理

常用乙酸纤维素薄膜电泳、琼脂糖凝胶电泳、等电点聚焦电泳、高效毛细管电泳等。

2. 方法学评价

乙酸纤维素薄膜电泳、琼脂糖凝胶电泳条件与血清蛋白电泳相同，操作相对简单；等电点聚焦电泳图谱分辨率较高；高效毛细管电泳图谱分辨率高，而且标本不需浓缩。

3. 参考区间

前清蛋白：0.03～0.06（3%～6%）。清蛋白：0.50～0.70（50%～70%）。α_1-球蛋白：0.04～0.06（4%～6%）。α_2-球蛋白：0.04～0.09（4%～9%）。β-球蛋白：0.07～0.13（7%～13%）。γ-球蛋白：0.07～0.08（7%～8%）。

4. 临床意义

脑脊液蛋白电泳检测临床意义见表5-22。

表 5-22　脑脊液蛋白电泳检测临床意义

蛋白质类型	临床意义
前清蛋白	减少：中枢神经系统炎症
清蛋白	增加：脑积水、帕金森病、脑萎缩、舞蹈病等中枢神经系统变化；减少：脑外伤急性期
α_1-球蛋白和α_2-球蛋白	增加：脑膜炎、脑脊髓灰质炎、脑肿瘤、胶质瘤、脑转移癌等
β-球蛋白	增加：动脉硬化、脑血栓、小脑萎缩、脊髓变性、外伤后偏瘫等
γ-球蛋白	增加：脑胶质瘤、癫痫、多发性硬化、脑部感染、周围神经炎等

（五）免疫球蛋白测定

正常CSF中免疫球蛋白（immunoglobulin，Ig）含量极低，只有在CSF蛋白含量增高时才测定。CSF中Ig来源主要如下：①中枢神经系统感染时激活免疫细胞局部合成Ig。②血脑屏障的通透性增加导致血中Ig进入CSF。

1. 检测方法及原理

免疫比浊法和凝胶沉淀试验。抗原和抗体在特殊缓冲液中或凝胶中特异性结合，形成抗原-抗体复合物。通过测定特殊缓冲液中抗原-抗体浊度或抗原-抗体复合物沉淀环直径计算出Ig的含量。

2. 方法学评价

免疫比浊法灵敏度高、检测快速可用于自动化测定，临床应用广泛；凝胶沉淀试验灵敏度低，操作烦琐且不能自动化测定。

3. 参考区间

IgG：10～40mg/L。IgM：0～0.22mg/L。IgA：0～6mg/L。IgE：极少量。

4. 临床意义

脑脊液免疫球蛋白检测临床意义见表5-23。

表 5-23 脑脊液免疫球蛋白检测临床意义

Ig 种类	临床意义
IgG	增加：见于神经梅毒、多发性硬化、亚急性硬化性全脑炎、化脓性脑膜炎、结核性脑膜炎、病毒性脑膜炎、舞蹈病和神经系统肿瘤等
IgA	增加：见于各种脑膜炎及脑血管疾病
IgM	正常脑脊液中无 IgM，急性化脓性脑膜炎、急性病毒性脑膜炎、脑肿瘤及多发性硬化症会出现 IgM 增加
IgE	增加：见于脑寄生虫病

（六）tau 蛋白测定

1. 参考区间

(51.1 ± 7.3) ng/L。

2. 临床意义

tau 蛋白是微管相关蛋白，主要用于阿尔茨海默病的诊断。tau 蛋白是阿尔茨海默病最主要的生物学标志物，从早期到晚期阿尔茨海默病患者，脑脊液 tau 蛋白水平均增高，诊断阿尔茨海默病的临界值为 375 ng/L，但是痴呆、急慢性脑损伤、脑膜病变等亦可导致脑脊液 tau 蛋白水平增高，临床应用时需要综合考虑多种因素。

（七）髓鞘碱性蛋白测定

1. 参考区间

$< 4 \mu g/L$。

2. 临床意义

髓鞘碱性蛋白（myelin basic protein，MBP）是神经组织独有的蛋白质，是脑组织和神经细胞实质性损伤的特异性标记和灵敏指标，其水平高低与损伤范围和病情的严重程度有关。①多发性硬化症的辅助诊断：在多发性硬化症中，90% 以上的急性期表现为 MBP 显著增高，50% 的慢性活动者 MBP 可增高，非活动者 MBP 不增高。②神经性梅毒、脑血管病及外伤患者的 CSF 中 MBP 也可增高。

（八）特殊生化成分测定

脑脊液中特殊生化成分检测见表 5-24。

表 5-24 脑脊液特殊生化成分检测

检测项目	检测方法	参考区间（mmol/L）	临床意义
乳酸定量测定	乳酸脱氢酶法	1.00 ~ 2.90	①细菌性脑膜炎增高，病毒性脑膜炎多正常。②脑死亡时增高超过 6.0 mmol/L。③脑积水、脑脓肿、急性脑梗死、癫痫大发作或持续状态，低碳酸血症等增高
谷氨酰胺定量测定	硫酸加热水解法	0.41 ~ 1.10	晚期肝硬化和早期肝性脑病时增高达到 3.4 mmol/L，可用于诊断肝性脑病

四、临床应用

（一）中枢神经系统感染性疾病的诊断与鉴别诊断

1. 化脓性脑膜炎

脑脊液压力显著升高，外观浑浊；蛋白质增加，糖及氯化物降低；细胞总数计数明显增加，通常 $> 1\,000 \times 10^6/L$，分类以中性粒细胞为主；脑脊液沉淀物涂片，革兰氏染色镜检发现阴性双球菌。

2. 结核性脑膜炎

脑脊液呈毛玻璃样浑浊；蛋白质增高不明显，葡萄糖减少，氯化物明显减少；细胞总数中等增加，有核细胞分类出现中性粒细胞、淋巴细胞和浆细胞并存的现象；结核分枝杆菌培养阳性，脑脊液抗结核抗体水平高于自身血清。

3. 病毒性脑膜炎

脑脊液外观清亮或微浑；脑脊液蛋白质轻度增加，葡萄糖和氯化物基本正常；细胞总数轻度增加，分类以淋巴细胞为主；革兰氏染色和细菌培养阴性。

4. 隐球菌性脑膜炎

脑脊液沉淀物涂片，加印度墨汁染色，发现不染色的荚膜。

（二）脑血管疾病的诊断与鉴别诊断

1. 脑出血或蛛网膜下腔出血

头痛、偏瘫或昏迷患者，若腰椎穿刺获得均匀血色脑脊液，提示为脑出血或蛛网膜下腔出血。①三管为均匀一致的红色，则可能为脑室或蛛网膜下腔出血。②第一管红色，以后两管逐渐变淡，则考虑为穿刺损伤出血。

2. 缺血性脑病

脑脊液为无色透明提示为缺血性脑病。

（三）脑部肿瘤的辅助诊断

脑脊液检查发现肿瘤细胞，有助于中枢神经系统肿瘤的诊断。但是，除髓母细胞瘤外，脑部原发肿瘤阳性率较低，脑转移癌和脑膜癌阳性率可达80%左右。如果在白血病患者的脑脊液中找到原始或幼稚白细胞，则可确诊为脑膜白血病。此外出现细胞蛋白分离现象，即脑脊液中蛋白增加，而细胞数正常，亦有助于脑瘤的诊断。

（四）中枢神经系统疾病的治疗及疗效观察

通过检查治疗前后脑脊液特点，观察中枢神经系统疾病的治疗效果。①化脓性脑膜炎脑脊液乳酸脱氢酶明显增高，治疗有效后应下降。②蛛网膜下腔出血患者脑脊液中乳酸明显升高，如果发病5~7天乳酸水平持续增高则提示病情严重。中枢神经系统常见疾病脑脊液特点见表5-25。

表5-25 中枢神经系统常见疾病脑脊液特点

疾病	外观	蛋白质	葡萄糖	氯化物	细胞总数及分类	特殊检测
病毒性脑膜炎	清晰或微浑	↑	正常	正常	↑，以淋巴细胞为主	病毒特异性抗体、病毒DNA阳性，乳酸正常
结核性脑膜炎	毛玻璃样浑浊，薄膜形成	↑	↓	↓↓	↑，早期以中性粒细胞为主，后期以淋巴细胞为主	抗酸杆菌（+）或结核杆菌培养（+），结核杆菌DNA（+）（80%），乳酸增高
化脓性脑膜炎	脓性浑浊，可有凝块	↑↑	↓↓	↓	↑↑，以中性粒细胞为主	涂片或培养有致病菌，溶菌酶和乳酸增高
新生隐球菌脑膜炎	清晰或微浑	↑	↓	↓	↑，以淋巴细胞为主	印度墨汁染色或培养有新生隐球菌
脑肿瘤	清晰	↑	正常	正常	↑，以淋巴细胞为主	脑脊液涂片见肿瘤细胞
神经性梅毒	清晰	↑	正常	正常	↑，以淋巴细胞为主	梅毒抗体（+）
脑室及蛛网膜出血	血性	↑↑	↑	正常	↑，以中性粒细胞为主	

注：↑表示升高或轻度升高；↑↑表示显著升高；↓表示降低或轻度降低；↓↓表示显著降低。

（五）临床应用评价

（1）不同疾病脑脊液特点不一致，应根据不同的病因选择合适的检测项目。

（2）根据CSF中有无红细胞、红细胞皱缩、吞噬红细胞的巨噬细胞、含铁血黄素吞噬细胞等即可判断有无出血及出血时间的长短，并以此鉴别缺血与出血性脑血管病，区分新鲜性出血、陈旧性出血、医源性出血及再次出血等。

（3）临床常将蛋白质、葡萄糖和氯化物三项检验作为CSF生化常规检验。生理状况下，CSF中葡萄糖含量为血糖含量的60%，在具体判断CSF葡萄糖含量是否异常时，应结合血糖含量判断。

（4）CSF常规检验是中枢神经系统疾病最常用的试验，凡疑有颅内炎症或出血等疾病及疑为原因不明的神经系统疾病时，都可借助CSF常规检验进行初步诊断或鉴别诊断。

第二节　浆膜腔积液检查

浆膜腔是指人体的胸膜腔、腹膜腔、心包腔，在生理状态下，浆膜内有少量液体，如正常成人胸腔积液少于20 mL，腹腔积液少于50 mL，心包腔积液为10～50 mL，主要起润滑作用，一般不易采集到。当浆膜有炎症、循环障碍、恶性肿瘤浸润等病变时，浆膜腔液体产生增多并积聚在浆膜腔内，其性质也发生变化，此时称为浆膜腔积液（serous membrane fluidify）。按其发生部位不同分为胸腔积液、腹腔积液和心包腔积液，按照积液形成的原因和性质不同，浆膜腔积液分为漏出液和渗出液两种。

健康人浆膜腔内少量液体主要来自壁层浆膜毛细血管内的血浆滤出，并通过浆膜的淋巴管和小静脉回吸收，浆膜腔内液体不是固定不变的，而是产生与吸收处于动态平衡。当液体的产生和回吸收不平衡时，引起积液。浆膜腔积液的发生与四个因素有关：①毛细血管流体静脉压；②组织间隙胶体渗透压；③毛细血管胶体渗透压；④组织间隙流体静脉压。根据浆膜腔积液的产生原因及性质不同，将其分为漏出液和渗出液两大类，漏出液（transudate）为非炎性积液，多为双侧性；渗出液（exuclate）为炎性积液，多为单侧性。其形成机制及原因见表5-26。

表5-26　浆膜腔积液形成机制及原因

积液性质	形成机制	常见原因
漏出液	血浆胶体渗透压降低	肾病综合征、重度营养不良和重症贫血等
	毛细血管流体静脉压增高	充血性心力衰竭、晚期肝硬化、静脉回流受阻
	淋巴回流受阻	淋巴循环受阻：如丝虫病、肿瘤压迫等
	水钠潴留	肾病综合征、充血性心力衰竭、晚期肝硬化等
渗出液	各种物理、化学和生物因素等导致毛细血管内皮细胞受损，血管壁通透性增加，液体从血管内渗出血管外，在浆膜腔内积聚形成积液	①浆膜炎症：如细菌性腹膜炎、胸膜炎、心包炎等。②实体瘤：肺癌、胃癌、乳腺癌等。③化学刺激：如胆汁、胰液、胃液、血液、尿素等刺激；④缺氧、外伤

一、标本采集与送检

浆膜腔积液标本一般由临床医生通过腹腔穿刺术、胸腔穿刺术、心包腔穿刺术采集。标本采集时应留取中段液体于无菌的容器内，一般性状检查、细胞学检查和化学检查各留取2.0 mL，细菌学检验留取1.0 mL，厌氧菌培养留取0.5 mL，结核菌培养留取10.0 mL。标本留取后应30 min内送检。为防止标本凝块的出现，一般性状检查和细胞学检查的标本应该加入100 g/L EDTA-Na_2抗凝，化学检查宜采用肝素抗凝。另外，还要留取一管不加任何抗凝剂的标本用于观察积液的凝固性。

二、一般检查

浆膜腔积液检查已从一般性状检查发展到生物化学、微生物学、免疫学、遗传学、细胞学等多项优化组合、多学科联合检测。根据临床诊断的需要，将积液检查分为三级，具体分类标准见表5-27。

表 5-27 浆膜腔积液检查三级分类标准

分级	检查项目
一级检查	理学检查、蛋白质检查、细胞计数和分类、微生物学检查
二级检查	酶学检查、纤维蛋白降解产物、C反应蛋白等
三级检查	肿瘤标志物检查、细胞学检查、染色体检查等

（一）一般性状检查

1. 颜色

（1）检测方法及原理：肉眼观察浆膜腔积液颜色，分别以淡黄色、黄色、白色、红色、绿色等描述。

（2）参考区间：淡黄色。

（3）临床意义：漏出液颜色较浅，渗出液因含有大量细胞、细菌、乳糜物质等，出现浑浊，而且颜色随病情变化而改变。渗出液颜色变化及临床意义见表5-28。

表 5-28 浆膜腔积液渗出液颜色变化及临床意义

积液颜色	临床意义
红色	血性积液常见恶性肿瘤、结核性胸膜炎、腹膜炎、风湿性及出血性疾病、外伤或内脏损伤
淡黄色	化脓性感染
乳白色	真性乳糜液：淋巴管或胸导管阻塞引起；假性乳糜液：积液内含有大量变性的脂肪变性细胞；可以通过脂蛋白电泳、乙醚萃取、染色及显微镜检查加以区别
绿色	铜绿假单胞菌感染
黑色	胸膜曲霉菌感染
棕色	阿米巴肝脓肿累及胸膜

2. 透明度

（1）检测方法及原理：肉眼观察后用"清晰透明""微浑""浑浊"描述。

（2）参考区间：清晰透明。

（3）临床意义：漏出液因含有少量细胞和蛋白质而呈透明或微浑；渗出液因含较多细胞、细菌、蛋白质等成分而呈不同程度的浑浊。

3. 比密

（1）检测方法及原理：常用比密计法、折射仪法测定浆膜腔积液的比密。

（2）参考区间：漏出液 < 1.015，渗出液 > 1.018。

（3）临床意义：漏出液比密多小于1.015，渗出液因含有较多的细胞及蛋白，比密多大于1.018。

4. 凝固性

（1）检测方法及原理：标本静置数分钟后观察有无凝块形成。

（2）参考区间：无凝块。

（3）临床意义：漏出液中纤维蛋白原含量少，一般不易凝固，亦无凝块形成。渗出液因含有较多纤维蛋白原、凝血酶等凝血因子、组织裂解产物和细菌，易自行凝固或出现凝块。

（4）一般性状检查的质量保证。

①分析前。

a. 标本采集：浆膜腔积液一般性状检查应留取标本 2 mL，为防止凝固宜加入 100 g/L EDTA-K_2 抗凝；用于观察积液凝固性的标本应不加任何抗凝剂。b. 标本运送：标本采集后应立即送检，及时检查。避免细胞变性、凝块或细菌被破坏溶解等。

②分析中。

a. 最好在自然光下观察标本颜色，应该在黑色背景下观察透明度，混匀后于光线明亮处观察。

b. 为避免蛋白质凝固在比密计上，每次使用比密计后，应用清水冲洗，并将比密计浸泡于饱和酚溶液中消毒洗净再用。c. 渗出液中如果含有大量的纤溶酶，可将纤维蛋白溶解，导致渗出液看不到凝块，应结合其他试验综合分析。

③分析后。

浆膜腔积液内可能含有各种病原生物，应按潜在生物危害物质处理残余标本和所用器械，以免污染环境和感染实验人员。

（二）化学检查

浆膜腔积液的化学检验需将积液离心后取上清液进行，其检验方法与血清化学检验方法相同，且常需要与血清中的某些化学成分同时测定，并对照观察。

1. 酸碱度检测

（1）参考区间：pH 值 7.40 ~ 7.50。

（2）临床意义：漏出液的 pH 值常在 7.40 ~ 7.50；渗出液 pH 值大多数偏低，一般在 7.35 ~ 7.45。不同部位浆膜腔积液酸碱度变化及临床意义见表 5-29。

表 5-29　不同部位浆膜腔积液酸碱度变化及临床意义

积液部位	酸碱度变化及临床意义
腹腔积液	pH 值降低，见于腹腔积液感染。PH < 7.3，见于自发性细菌性腹膜炎
胸腔积液	pH < 7.0，同时伴有葡萄糖含量降低，常见化脓性感染积液 pH < 6.0，见于食管破裂，胃液进入胸腔引起 pH 值降低，PH < 7.3 且伴有葡萄糖含量降低提示恶性积液、类风湿性积液、结核、红斑狼疮性胸膜炎
心包腔积液	pH 值明显降低主要见于恶性积液、结核性积液、风湿性、化脓性、尿毒性心包炎等

2. 蛋白质检查

（1）检测方法及原理。

①蛋白定性试验（Rivalta test）：浆膜上皮细胞受炎症刺激分泌黏蛋白量增加，黏蛋白是一种酸性糖蛋白，其等电点为 pH 3 ~ 5，可在稀乙酸溶液中析出，产生白色沉淀。

②蛋白定量试验：双缩脲法。与血清蛋白含量测定相同。

③蛋白电泳检测：利用蛋白质等电点和相对分子质量差异将蛋白质进行区分。

（2）参考区间。

①蛋白定性试验：漏出液阴性，渗出液阳性。②蛋白定量试验：漏出液 < 25 g/L，渗出液 > 30 g/L。蛋白质含量 25 ~ 30 g/L，积液性质不明。③漏出液球蛋白、γ-球蛋白含量低于血浆，清蛋白含量相对较高；渗出液与血浆相近。

（3）方法学评价：①Rivalta 试验是一种简易的过筛试验，只能测定黏蛋白。②蛋白定量试验可测定清蛋白、球蛋白、纤维蛋白原等蛋白质。③蛋白电泳可对积液蛋白组分进行分析，试验结果与蛋白总量有关：蛋白含量在 30 g/L 以下时全部为阴性反应；蛋白含量为 30 ~ 40 g/L 者约 80% 为阳性；蛋白含量超过 40 g/L 时全部呈阳性反应。

（4）质量保证。

①Rivalta 试验：a. 冰乙酸加入后应充分混匀，加入标本后，应在黑色背景下观察结果，如浑浊不明显、中途消失为阴性。b. 血性积液会出现假阳性，应离心取上清液进行测定。c. 肝硬化腹腔积液标本中球蛋白含量过高，可呈假阳性。鉴别方法是将标本滴入未加冰乙酸的蒸馏水中，球蛋白不溶于水而出现白色雾状沉淀。

②蛋白定量和蛋白电泳试验参见相关资料。

（5）临床意义：浆膜腔积液蛋白质的变化对鉴别渗出液和漏出液及寻找浆膜腔积液的原因有重要意义。

①漏出液：黏蛋白含量少，蛋白定量 < 25 g/L，Rivalta 试验阴性。如充血性心力衰竭、肾脏病变等积液蛋白含量仅为 1 ~ 10 g/L；肝硬化腹腔积液蛋白含量为 5 ~ 20 g/L。但如漏出液经长期吸收蛋白浓

缩后，也可呈阳性反应。

②渗出液：蛋白总量多数在 40 g/L 以上时，以炎性渗出液多见，常见于化脓性积液和结核性积液，Rivalta 试验阳性。而恶性肿瘤所致癌性积液蛋白总量为 20 ~ 40 g/L。

③清蛋白梯度：有主张联合应用蛋白定量、蛋白电泳和清蛋白梯度更有利于积液性质的判断。清蛋白梯度（albumin gradient，AG）是指血清蛋白浓度减去积液内清蛋白浓度。AG 不受利尿剂和穿刺术的影响，用于鉴别漏出液与渗出液，其灵敏度为 87%，特异性为 78%。胸腔积液：AG > 12 g/L，常见于漏出液；AG < 12 g/L，多见于渗出液。腹腔积液：AG > 11 g/L，多见于漏出液；AG < 11 g/L，常见于渗出液。

3. 葡萄糖测定

（1）检测方法及原理：葡萄糖氧化酶法或己糖激酶法。

（2）参考区间：3.6 ~ 5.5 mmol/L。

（3）临床意义：漏出液中葡萄糖含量与血糖相似。渗出液因细菌或细胞酶的分解葡萄糖常减少甚至无糖。化脓性感染或风湿性积液的葡萄糖含量降低最显著，积液中葡萄糖含量低于 3.33 mmol/L 或其含量与血中含量的比值小于 0.5。其次为结核性积液、狼疮性积液和恶性积液。

（三）显微镜检查

1. 细胞计数

（1）检测方法及原理：根据积液的性质不同，分别采用直接计数法和稀释计数法，方法同脑脊液检测。

（2）质量保证：①标本应在 1 h 内计数完毕，避免浆膜腔积液久置细胞被破坏或凝固影响细胞计数。②计数前标本须充分混匀。计数 2 个计数室四角和中央共 10 个大方格内的细胞总数。③细胞总数和有核细胞计数时应计数包括间皮细胞在内的所有细胞。④因穿刺损伤引起的血性浆膜腔积液，白细胞计数结果必须校正。校正公式：

公式：$WBC_{校正} = WBC_{未校正} - \dfrac{RBC_{浆膜腔积液} \times WBC_{血液}}{RBC_{血液}}$

（3）参考区间。

红细胞：无。漏出液：白细胞数常小于 $100 \times 10^6/L$。渗出液：白细胞数常大于 $500 \times 10^6/L$。

（4）临床意义。

①红细胞：积液内少量红细胞对鉴别漏出液与渗出液意义不大。如积液中红细胞数量大于 $100 \times 10^6/L$，最常见的为恶性肿瘤，其次为结核病、创伤、肺栓塞等。②白细胞：漏出液中白细胞数 $< 100 \times 10^6/L$；渗出液中白细胞数 $> 500 \times 10^6/L$，两者无绝对界限，应结合其他检查。

2. 细胞分类

（1）检测方法及原理。

①直接分类法：细胞计数后在高倍镜下根据有核细胞形态特征计数 100 个有核细胞，分别计数单个核细胞和多核细胞数，并计算出每类细胞的百分比。

②染色分类：如果直接分类不易准确辨别细胞，可将浆膜腔积液 1 000 r/min 离心 5 min，取沉淀物制成均匀薄片，于室温下或 37℃ 恒温箱内干燥，用 Wright 染液或 Wright-Giemsa 染液染色，油镜下进行分类计数，结果以百分数表示。

（2）质量保证。

①对于陈旧性、细胞变形的标本，推荐采用染色分类计数，提高分类的准确性。

②标本离心速度不能过快，以免影响细胞形态。

③细胞涂片时，为使细胞容易黏在玻片上，可取沉淀的细胞悬液和适量血清混合，一般 2 滴细胞悬液加 1 滴血清混匀后制备涂片。

④涂片固定时间不宜太长，更不能高温固定，以免细胞皱缩。

⑤分类时如果遇见分类不明或可疑细胞，应该另行报告，或进行脱落细胞检查寻找癌细胞。

(3)临床意义：漏出液中细胞较少，以淋巴细胞和间皮细胞（mesothelial cell）为主。渗出液中因病因不同细胞种类较多。渗出液中不同种类细胞临床意义见表5-30。

表5-30 渗出液中不同种类细胞临床意义

细胞类型	临床意义
以中性粒细胞为主	化脓性积液或结核性积液早期
以淋巴细胞为主	结核性积液、肿瘤性、结缔组织病及梅毒等慢性炎症性积液
浆细胞	少量无意义，大量可能见于多发性骨髓瘤浆膜浸润
嗜酸性粒细胞增高	见于寄生虫病或变态反应、血胸和气胸所致积液
间皮细胞增多	浆膜受损或受刺激，见于瘀血、恶性肿瘤等
含铁血黄素细胞	陈旧性出血
狼疮细胞	狼疮性浆膜炎

（四）病原生物学检查

1. 细菌学检查

若为漏出液，不必做细菌学检查；如疑为渗出液，应将积液离心沉淀，取沉淀物涂片做革兰氏染色查找病原菌，怀疑为结核性积液则应做抗酸染色找抗酸杆菌。进一步可以做细菌培养和药物敏感试验，为临床治疗提供参考。

2. 寄生虫检测

乳糜积液离心沉淀后进行微丝蚴检测，阿米巴积液检测阿米巴滋养体，包虫病患者胸膜腔积液检查棘球蚴头节和小钩。

（五）酶学检查

1. 乳酸脱氢酶

浆膜腔穿刺液中乳酸脱氢酶测定应与血清乳酸脱氢酶测定同时进行，便于比较。

（1）检测方法及原理：酶速率法。

（2）参考区间。

漏出液：LDH 接近血清。渗出液：LDH > 200 U/L，积液 LDH 与血清 LDH 含量比值大于0.6。

（3）临床意义：LDH 测定有助于漏出液与渗出液的鉴别。①化脓性胸膜炎 LDH 活性显著升高，可达正常血清的30倍，且 LDH 增高程度与感染程度呈正相关。②恶性积液中度增高，LDH 约为自身血清的3.5倍。③结核性积液略高于正常。

2. 溶菌酶

溶菌酶（lysozyme，LZM）存在于中性粒细胞、单核细胞、吞噬细胞及类上皮细胞的溶酶体中。淋巴细胞、肿瘤细胞中不含溶菌酶。测定积液中溶菌酶主要用于鉴别良性与恶性积液、结核性与其他性质积液。

（1）检测方法及原理：采用 ELISA 法测定。

（2）参考区间：0～5 mg/L，胸膜腔积液 LZM 与血清 LZM 含量比值小于1.0。

（3）临床意义：恶性积液溶菌酶与血清溶菌酶含量比值小于1.0；94%结核性积液的溶菌酶含量大于30 mg/L，且积液与血清溶菌酶含量比值大于1.0，明显高于恶性积液。

3. 腺苷脱氨酶

核酸代谢的重要酶类，在 T 淋巴细胞和红细胞内含量最多，人体其他组织和细胞中亦广泛分布。ADA 增高是 T 淋巴细胞对某些特殊病变局部刺激产生的一种反应，与淋巴细胞的增殖、分化和数量变化密切相关，对结核性积液诊断和疗效观察有重要价值。

（1）检测方法及原理：紫外分光光度法和比色法。

（2）方法学评价。

①紫外分光光度法：灵敏度高，但仪器设备要求高，不易普及。②比色法：适用于胸膜腔积液标本

和血标本的检查。

（3）参考区间：0~45 U/L。

（4）临床意义：ADA活性增高的程度依次为结核性积液>癌性积液>非炎症性积液。①结核性胸膜炎时显著增高，在40 U/L以上，甚至超过100 U/L时，对结核性积液诊断的阳性率可达99%，当抗结核药物治疗有效时，ADA下降。②97.9%恶性积液ADA低于40 U/L。③肝炎、肝硬化、肝癌则低于20 U/L。

4. 淀粉酶

（1）检测方法及原理：与尿液及血清淀粉酶（amylase，AMY）检测方法相同。

（2）参考区间：0~300 U/L。

（3）临床意义

主要用于辅助诊断胰源性腹腔积液和食管穿孔导致的胸腔积液。①胸腔积液AMY升高：见于食管穿孔，胰腺外伤合并胸腔积液。食管穿孔时，AMY经穿孔部位进入胸膜腔，引起胸腔积液内AMY升高。因此AMY检测对食管穿孔早期诊断具有重要价值。②腹腔积液AMY升高：见于胰腺炎、胰腺肿瘤及损伤，升高可超过血清数倍至数十倍。另外，胃穿孔、十二指肠穿孔AMY也可升高。

5. 其他酶学检查

浆膜腔积液酶种类较多，包括碱性磷酸酶（alkaline phosphatase，ALP）、β-葡萄糖苷酶（β-glucosaminidase，β-G）、血管紧张素转换酶（angiotensin-eonvertion enzyme，ACE）、透明质酸酶（hyaluronidase，HA）等。不同种类酶临床意义各异（表5-31）。

表5-31 浆膜腔积液其他酶学检查及临床意义

酶种类	临床意义
ALP	增高：恶性积液，小肠狭窄或穿孔腹腔积液；降低：非恶性积液
β-G	结核性积液明显高于非结核性积液，用于结核性积液辅助诊断
ACE	主要用于鉴别恶性胸腔积液和结核性胸腔积液 恶性积液：ACE < 25 U/L，积液ACE与血清ACE含量比值小于1.0 结核性积液：ACE > 30 U/L，积液ACE与血清ACE含量比值大于1.0
HA	增高提示胸膜间皮瘤

（六）脂类

1. 检测方法及原理

采用酶法测定浆膜腔积液中胆固醇、三酰甘油。

2. 临床意义

腹腔恶性积液胆固醇含量大于1.6 mmol/L。肝硬化性积液胆固醇含量小于1.6 mmol/L。胸腔积液三酰甘油含量大于1.26 mmol/L，提示乳糜性积液，可见于胸导管破裂；如果胸腔积液三酰甘油含量小于0.57 mmol/L可排除乳糜性积液；三酰甘油正常，胆固醇含量大于2.59 mmol/L，多为胆固醇性胸腔积液，见于陈旧性结核性胸膜炎、恶性胸腔积液、类风湿病等。浆膜腔积液中脂类物质检测对真性乳糜性积液与假性乳糜性积液的鉴别有重要价值。两种乳糜性积液鉴别见表5-32。

表5-32 真性乳糜性积液与假性乳糜性积液鉴别

鉴别要点	真性乳糜性积液	假性乳糜性积液
外观	乳糜性	乳糜性
蛋白质含量（g/L）	> 30	< 30
乙醚试验	变清	变化不明显
脂肪	大量脂肪球，苏丹Ⅲ染色阳性	少量脂肪滴，有较多脂肪变性细胞
脂肪含量（%）	> 4	< 2
脂蛋白电泳	乳糜微粒区带明显	乳糜微粒区带不明显或缺如

续表

鉴别要点	真性乳糜性积液	假性乳糜性积液
胆固醇	低于血清	高于血清
胆固醇结晶	无	有
三酰甘油（mmol/L）	>1.26	<0.57
细菌	无细菌生长	有细菌生长
细胞	淋巴细胞增高	混合性细胞
病因	胸导管阻塞或梗阻	慢性胸膜炎症所致积液

（七）肿瘤标志物检查

浆膜腔积液内肿瘤标志物检测项目有多种，包括癌胚抗原（carcinoembryonic antigen，CEA）、甲胎蛋白（alpha-fetoprotein，AFP）、糖类抗原125（CA125）、鳞状细胞癌抗原（squamous cell carcinoma antigen，SCCA）、血清糖链抗原（CA50）、组织多肽抗原（tissue polypeptide antigen，TPA）等，但缺乏既特异又灵敏的检测指标，导致部分恶性积液病因难以明确诊断，多项肿瘤标志物联合检测可以提高恶性积液的诊断灵敏度。常见浆膜腔积液肿瘤标志物检测及临床意义见表5-33。

表5-33　浆膜腔积液肿瘤标志物检测及临床意义

肿瘤标志物	临床意义
CEA	当CEA含量大于20μg/L，且积液与血清CEA的比值大于1.0时，高度怀疑为恶性积液，特别是腺癌所致积液
AFP	主要用于原发性肝癌所致的腹腔积液诊断。积液中AFP含量与血清AFP含量呈正相关，当积液AFP含量大于300μg/L时，对诊断原发性肝癌所致的腹腔积液有重要价值
CA125	腹腔积液中CA125增高常提示卵巢癌转移，其特异性可达95%，灵敏度为85%
SCCA	SCCA检测对诊断鳞状上皮细胞癌有参考价值，其浓度增高与宫颈癌侵犯及转移程度有关
CA50	CA50与CEA等指标联合使用，对胃癌、直肠癌和结肠癌的特异性相对较高
TPA	TPA对良、恶性积液鉴别具有一定的价值。积液TPA的浓度明显高于血清浓度提示恶性积液，而良性积液TPA无此改变

（八）脱落细胞检查与染色体检查

1. 细胞学检查

如有核细胞分类时遇到可疑细胞，或高度怀疑为恶性积液时，应将积液离心，取沉淀细胞制备涂片，然后进行Wright-Giemsa染色或HE染色、巴氏染色查找癌细胞。可见散在或成堆分布的恶性肿瘤细胞。恶性积液肿瘤约95%是转移的，而原发性恶性间皮瘤（malignant mesothelioma）比较少见。积液中找到癌细胞是诊断恶性肿瘤的最直接证据，但恶性肿瘤细胞的来源难以确定。

2. 染色体检查

染色体检查是诊断恶性肿瘤的有效方法之一，其阳性率可达75%左右。人体正常细胞染色体为二倍体。恶性积液细胞染色体变化主要有染色体数量异常、染色体形态异常。染色体常伴有微小染色体、巨大染色体等特殊形态，有时可出现染色体断裂、镶嵌和移位等，染色体分析以超二倍体及多倍体等非整数倍体为主。

（九）其他检测指标

积液其他检测项目有乳酸、C-反应蛋白（C-reactive protein，CRP）、γ-干扰素（γ-interferon，γ-INF）、肿瘤坏死因子（tumor necrosis factor，TNF）、纯化蛋白质衍生的结核菌素（purified protein derivatives tuberculin，PPD）特异性IgG抗体、铁蛋白（Ferritin，Ft）、类风湿因子（rheumatoid factor，RF）、纤维连接蛋白（fibronectin，FN）、纤维蛋白（原）降解产物［fibrin（ogen）degradation products，FDP］与淋巴细胞亚群等，临床意义见表5-34。

表 5-34 积液其他检测指标的临床意义

检测项目	临床意义
乳酸	渗出液与漏出液的鉴别诊断。细菌感染，乳酸含量大于 10 mmol/L，特别对抗生素治疗后的胸腔积液，细菌检查阴性时更有价值。乳酸含量轻度增高可见于风湿性、心功能不全及恶性肿瘤引起的积液
CRP	漏出液及渗出液的鉴别诊断。漏出液 CRP 含量小于 10 mg/L，渗出液 CRP 含量大于 10 mg/L。特异性、敏感性约为 80%
γ-INF	结核性积液和类风湿性积液的鉴别诊断。结核性积液的 γ-INF 含量较高，类风湿性积液 γ-INF 含量则相对较低
PPD 特异性 IgG 抗体	特异性诊断结核杆菌感染的指标。结核性积液其含量明显升高，其敏感性、特异性和准确率在 80%～90%
TNF	增高见于结核性积液、风湿性积液和子宫内膜异位等
Ft	联合检测铁蛋白和溶菌酶对于癌性积液和结核性积液的鉴别具有重要价值。癌性积液：积液铁蛋白含量大于 600 μg/L，积液与血清 Ft 含量比值大于 1.0，溶菌酶不增高。结核性积液：铁蛋白增高，溶菌酶含量极度增高
RF	风湿性积液 RF 效价大于 1：320，或积液 RF 效价高于血清
FDP	FDP 增高程度：恶性积液≥结核性积液≥肝硬化积液
FN	用于鉴别恶性积液和非恶性积液
淋巴细胞亚群	鉴别结核性和恶性胸腔积液。T 淋巴细胞增加明显，以 $CD4^+$ 为主，$[CD4^+]/[CD8^+]$ 增高，提示结核性积液。T 淋巴细胞轻度增加，$[CD4^+]/[CD8^+]$ 明显降低，提示恶性积液

三、漏出液与渗出液鉴别诊断

区别积液性质对某些疾病的诊断和治疗均有重要意义，两者鉴别要点见表 5-35。

表 5-35 漏出液及渗出液鉴别要点

鉴别要点	漏出液	渗出液
原因	非炎症所致	炎症、肿瘤、化学或物理性刺激
外观	淡黄色，浆液性	不定，可为血性、脓性、乳糜性等
透明度	透明或微浑	多浑浊
比密	< 1.015	> 1.018
凝固	不自凝	能自凝
黏蛋白定性	阴性	阳性
蛋白定量	< 25 g/L	> 30 g/L
积液总蛋白与血清总蛋白含量比值	< 0.5	> 0.5
LDH	< 200 U	> 200 U
积液 LDH 与血清 LDH 含量比值	< 0.6	> 0.6
葡萄糖定量	与血糖相近	常低于血糖水平
细胞计数	$< 100 \times 10^5/L$	$> 500 \times 10^6/L$
细胞分类	以淋巴细胞、间皮细胞为主	根据不同病因分别以中性粒细胞或淋巴细胞为主
细菌学检测	阴性	可找到病原菌

四、临床应用

1. 鉴别积液性质

传统检测认为，积液的比密和蛋白量测定是最有价值的标准，但最近研究表明，应用积液与血清总蛋白含量比值，乳酸脱氢酶（LDH）含量、积液与血清LDH含量比值三项检测，对积液性质可做出正确的分类。

2. 寻找积液病因

可通过酶学检查、肿瘤标志物检查、肿瘤细胞检查和病原微生物检查等判断化脓性积液、结核性积液、肿瘤性积液等，寻找渗出液病因。

3. 用于临床治疗

通过穿刺抽液配合浆膜腔药物注射，可缓解浆膜腔积液引起的临床症状，并可起到临床治疗作用。

第三节　精液检查

精液（semen）是男性生殖系统的分泌物，由精子（sperm）和精浆（seminal plasma）组成。在脑垂体前叶促性腺激素的刺激下，睾丸曲细精管内的生精细胞经精原细胞、初级精母细胞、次级精母细胞及精子细胞的发育演变，发育成为成熟的精子。精子是男性的生殖细胞。精子的生成过程约需70天。精子主要储存于附睾内，也可储存于输精管内和输精管的壶腹部。精浆是男性副性腺分泌的混合液，主要包括前列腺液、精囊液、尿道球腺液和尿道旁腺液，精浆内含有供精子生存的营养和使精子运动的能量物质，是精子生存的介质和能量来源，精浆的组成成分及作用见表5-36。

表5-36　精浆的组成成分及作用

精浆	含量（%）	性状	成分	作用
精囊液	50～80	胶冻样	蛋白质、果糖凝固酶	供给精子能量，使精液呈胶冻样
前列腺液	15～30	乳白色	纤溶酶、酸性磷酸酶	纤溶酶促使精液液化
尿道球腺液	2～3	清亮	-	润滑和清洁尿道的作用
尿道旁腺液	2～3	清亮	-	润滑和清洁尿道的作用

精液检查的目的主要在于：①评价男性生育能力，寻找男性不育症的原因及其疗效观察。②辅助诊断男性生殖系统疾病，如炎症、肿瘤、结核、先天性性腺发育不全等。③为人类精子库（sperm bank）和人工授精（artificial insemination）筛选优质精子。④计划生育输精管结扎术后的疗效观察；⑤法医学鉴定。⑥婚前检查（premarital checkups）。

一、标本采集和运送

1. 精液采集前

①应禁欲4～5天。若怀疑精子生成能力低下时，需禁欲7天。如果需要多次采集标本，每次禁欲时间应尽可能保持一致，减少精液检查结果的波动。②应排净尿液，洗净双手和生殖器。

2. 精液采集

①用清洁干燥的广口塑料小瓶或玻璃小瓶收集精液，不宜采用避孕套内的精液。②选择合适的采集方法。精液标本采集方法有多种，其方法学评价见表5-37。

表5-37　精液标本采集方法及评价

方法	评价
手淫法	最妥善的方法，手淫后将精液收集于洁净、干燥的容器内。刚开始射出的精液内精子数量较多，注意不要丢失
电按摩法	通过电振动法或前列腺按摩法采集标本
安全套法	方法简单易行，但一般不用，因其含有对精子有害的物质，可杀死精子和影响精子的活动力，影响检测结果的准确性
体外射精法	如果手淫法采集不到标本，可采用此法，但因为最初射出的精液容易丢失，一般不用

3. 精液运送

①容器必须注明患者姓名和（或）识别号（标本号或条码），标本采集日期和时间，并立即送检，最好在 30 ~ 60 min 内检测完毕。②应将射精精液全部送检，送检温度应在 20 ~ 40℃，冬季采集和运送标本时应注意保温。

4. 检查报告

每次精液检查报告都应该注明：受检者姓名，禁欲天数，标本采集的日期和时间，标本采集是否完整及标本从采集到分析的时间间隔等。

5. 分次分析

精子生成的日间变化较大，不能单凭 1 次检测结果做出诊断，应在 3 个月内检查两次至数次，两次检测时间间隔应大于 7 天，但不超过 3 周。如果两次精液分析的结果有明显差异，应再采集标本进行第 3 次分析。

二、一般检查

精液一般检验包括性状检验和显微镜检验精子的形态、数量和一般功能等，对男性不育症和男性生殖系统疾病的诊断及疗效观察有重要意义，也常用于男性绝育术后疗效观察。

（一）理学检查

1. 精液体积

精液体积的检测方法及评价见表 5-38。

表 5-38 精液体积的检测方法及评价

检测方法	原理	方法学评价
称重法	预先测定空容器的质量，采集后再次称重，减去原始质量的差值为精液的质量，再除以精液比密算出精液体积	WHO《人类精液检查与处理实验手册》（第 5 版）推荐方法。较准确，但操作稍烦琐
直接测量法	将标本收集在广口带刻度的量筒中直接读取精液体积	WHO《人类精液检查与处理实验手册》（第 5 版）推荐方法。较准确
液化后测量法	精液完全液化后用 10 mL 刻度吸管或小量筒测量一次射精全部精液体积	不推荐使用。可能会导致精液测量体积减小

（1）参考区间：每次射精 1.5 ~ 6.0 mL。

（2）临床意义：精液是精子活动的介质，可中和阴道的酸性分泌物，保持精子的活动力，以利于精子顺利通过宫颈口而致孕。1 次射精量与射精频度呈负相关。1 次排精液量小于 1 mL 和大于 6 mL 可视为异常。精液体积检查的临床意义见表 5-39。

表 5-39 精液体积检查的临床意义

精液量	常见原因	临床意义
数日未射精，精液量少于 1.5 mL	输精管阻塞、雄激素分泌不足、前列腺炎、精囊炎、逆行射精、先天性精锻缺乏	精液减少，占男性不育 20%
禁欲 3 天仅有数滴精液排出或不射精	常见于生殖系统的特异性感染，如结核、淋病和非特异性炎症	无精子症
1 次射精的精液量超过 8 mL	精子密度减少，常见于禁欲时间过长者或雄激素水平增高	精液过多

2. 颜色和透明度

射精后立即用肉眼观察新鲜精液的颜色与透明度。

（1）参考区间：灰白色或乳白色，液化后为半透明样。

(2)临床意义：久未射精者可呈现淡黄色，精囊炎或前列腺炎时精液可呈黄色；生殖系统炎症、结石、结核或肿瘤精液可呈暗红酱油色或鲜红色。

3. 黏稠度

精液在纤溶酶作用下液化后的黏稠度。

(1)检测原理及方法：用玻棒法或滴管法检测液化精液黏稠度。

(2)方法学评价：玻棒法和滴管法两者都无须特殊设备，方法简单，便于临床开展。

(3)参考区间：拉丝长度小于2 cm，呈水样，形成不连续小滴。

(4)临床意义。

精液黏稠度检测的临床意义见表5-40。

表5-40 精液黏稠度检测的临床意义

精液黏稠度	常见原因	临床意义
刚射出的精液黏稠度低，似米汤	先天性精囊缺如、精囊液流出受阻或生殖系统炎症所致的精子数量减少或无精子症	精液黏稠度降低
黏液丝长超过2 cm	多见于附属腺功能异常，如前列腺炎、附睾炎等。精液的黏稠度太大，对精子的运动有严重的制动作用，致使精子穿透障碍	精液黏稠度增高

4. 液化时间

精液的液化时间（liquefied time）是指精液由胶冻状转变为流动状所需的时间。

(1)检测方法及原理：将采集的新鲜精液全部放置在容器内记录采集时间，立即观察其凝固性，然后将其放在37℃恒温箱中，每隔5 min观察一次，记录精液由胶冻状变为流动液体状所需时间（液化时间）。

(2)参考区间：射精后精液立即凝固，液化时间小于60 min。

(3)临床意义：精液液化过程极其复杂，与前列腺、精囊的分泌物和室温高低有关。前列腺炎时精液液化时间延长或不液化，可抑制精子的活动力而影响生育。

5. 酸碱度

(1)检测方法及原理：用精密pH试纸（测试范围6.0～10.0）或pH计检测液化精液pH值。

(2)方法学评价：pH试纸使用简单但准确度低，pH计操作复杂但准确性高。

(3)参考区间：pH 7.2～8.0。

(4)临床意义

① pH < 7.0：多见于少精症或无精症，常见原因有输精管阻塞、先天性精囊缺如、慢性附睾炎等。

② pH > 8.0：常见于急性感染，如前列腺、精囊腺、附睾和尿道球腺的炎症。

6. 气味

正常精液中的精氨酸被氧化后使新鲜精液具有栗花或石楠花的特殊气味。

(二)显微镜检查

精液显微镜检查主要包括精子活动力、精子活动率、精子密度、精子凝集、精子形态学检查，建议使用相差显微镜进行新鲜精液未染色制片的所有检查。精液液化后，取一滴于洁净的载玻片上，在显微镜下先观察有无精子。若无精子，将精液在相对离心力600 g下离心15 min后再检查，若仍无精子，则称为无精子症，不必再做其他检查；若仅见少量精子，称为精子缺乏（spermacrasia）。无精子症和精子缺乏是男性不育的主要原因，也可见于输精管结扎术6周后。精液中有精子继续进行其他检查。

1. 精子活动力（sperm motility）

精子向前运动的能力，它反映活精子的质量。精子活动力检测方法及评价见表5-41。

(1)参考区间：PR ≥ 32%，（PR + NP）≥ 40%。

(2)临床意义：精子活力与受孕关系密切，WHO不再采用以往精子活力a、b、c、d的分类方法（WHO《人类精液检查与处理实验手册》，第5版）对精子活力进行重新分类，具体见表5-42。

表 5-41 精子活动力检测方法及评价

检测方法	原理	评价
显微镜法	取完全液化精液 1 滴于载玻片上，加盖玻片，高倍镜下根据精子的运动情况对 200 个精子进行分级，计算各级精子的比例	WHO 推荐的方法，无须复杂设备，操作简便；主观性比较强，只能用于初筛
计算机辅助精液分析	利用图像和计算机视屏技术，通过录像或摄像机与显微镜相接，确定和跟踪单个精子的活动，并将所获得的信号输入计算机，计算机操作软件根据设定的精子大小和灰度、精子运动的位移等有关参数，对采集到的图像进行动态分析处理、打印结果	省时、省力、客观、准确和重复性好
精子质量分析仪	利用光电原理，让光束通过具有一定厚度的微量体积的精液标本，将精子活动强弱和精子密度高低以光信号形式接收并处理，通过精子活动指数反映精子质量	省时、省力、客观、准确和重复性好

表 5-42 精子活力分类标准及特点

分级	评价	特点
PR	前向运动	精子运动活跃，表现为快速直线运动或大圈运动
NP	非前向运动	精子运动不活跃，表现为小圈运动，鞭毛力量很难推动头部运动，或只有鞭毛抖动
IM	不活动	精子不运动

精子活动力与受精关系密切。活动力低下的精子难以抵达输卵管与卵子结合而完成受精过程，精子活动力减弱为男性不育症的主要因素之一，常见原因主要有毒物影响、附属性腺感染、精子结构（精子鞭毛缺乏）异常所致，如生殖系统的感染、精索静脉曲张及某些抗代谢药、抗疟疾药、氧氮芥、雌激素等药物影响。

2. 精子活动率和精子存活率

精子活动率（sperm activate rate）是检测活动精子占精子总数的百分率；精子存活率是指存活精子占精子总数的百分比。

（1）检测方法及原理。

①精子活动率：取液化精液 1 滴在载玻片上，加盖片后，直接在高倍镜下观察 100 个精子，计算活动精子所占的比例。

②精子存活率：当精子活动率小于 50% 时，应采用染色法检查精子存活率。常用伊红 Y 或台盼蓝等染料对液化精液进行染色。死的精子易于着色，活的精子则不容易着色，高倍镜下计数 200 个精子，以未染色精子的百分率报告精子存活率。

（2）方法学评价：①精子活动率检查操作简单、方便，但主观性强、误差大，只能做初筛检查。②染色法精子存活率检查结果准确、重复性好，适合临床应用。

（3）参考区间。

精子活动率：排精后 60 min 内，精子活动率为 80%～90%（至少大于 60%）。精子存活率：存活率不小于 58%（伊红 Y 染色法）。

（4）临床意义：精子活动率减少是男性不育的主要原因之一。精子活动率小于 70% 可以引起男性生育力下降；精子活动率小于 40%，可以导致男性不育。如果经伊红 Y 染色确定死精子比率超过 50%，则可以诊断为死精症。

引起精子活动率下降的因素主要如下：①生殖系统感染，如淋病、梅毒等。②精索静脉曲张。③物理因素，如放射线、高温环境（热水浴）等。④免疫因素，如存在抗精子抗体等。⑤化学因素，如某些药物（抗代谢药、抗疟药、雌激素）、乙醇等。

3. 精子计数（sperm count）

精子计数是指每单位体积内精液中的精子数目，也称精子浓度（sperm concentration）。

(1) 检测方法及原理。

①显微镜法：推荐采用改良牛鲍计数板法计算精子浓度。液化精液标本经精液稀释液稀释一定倍数，稀释液中碳酸氢钠破坏精液黏稠度，甲醛杀死和固定精子。充入细胞计数池，显微镜下计数一定范围的精子数量，再换算为每升精液中的精子数。精子密度乘以精液量即为精子数量。如果用精子计数板计数则不必对标本进行稀释。

②计算机辅助精液分析：同精子活力检测。

(2) 方法学评价。

①显微镜法：按照计数的器材不同，分为改良牛鲍计数板法和Makler精子计数板法。

a. 改良牛鲍计数板法：推荐采用，计数准确，但检测速度慢，不能同时计数精子活力和精子活率等参数。b. Makler精子计数板法：标本不需要稀释，能够同时检测精子密度、精子活力和精子活动率等参数，而且还能分析精子运动轨迹等参数，但价格昂贵。

②计算机辅助精液分析：分析快速、简便、准确，多参数同时分析，但是仪器价格昂贵，易受精液中细胞等成分影响。

(3) 参考区间：精子计数 $\geq 15 \times 10^9/L$；1次射精精子总数不少于 $39 \times 10^6/L$ 个。

(4) 临床意义：健康人的精子数量存在着显著的个体差异，即使同一个体在不同的时间内的精子数量也有很大的变化。精子数量异常是男性不育症的主要病因之一，主要有少精子症和无精子症，见表5-43。

表5-43 精子数量检测临床意义

精子数量	临床意义	常见病因
连续3次精子计数的结果均低于 $20 \times 10^9/L$，精液中无精子	少精子症	①理化因素损伤；②精索静脉曲张；③先天性或后天性睾丸疾病；④输精管、精囊缺陷；⑤长期食用棉酚等；⑥内分泌疾病；⑦50岁以上的老年人
	无精子症	见于严重的输精管疾病和睾丸损伤，也可见于原因不明无精子症和男性绝育手术后

4. 精子凝集

指活动的精子相互黏附在一起，如头-头、尾-尾或头-尾等方式的凝集。这些精子常呈摇动式的旺盛运动，但有时也因黏附而使精子运动受到限制。按照凝集的程度WHO将精子凝集分为4级，见表5-44。WHO按照凝集的部位不同又将精子凝集分为A～E级，具体分类标准见表5-45。

表5-44 精子凝集分级标准（一）

WHO分级	评价标准
1级	多数精子游离，低于10%精子凝集
2级	10%～50%精子凝集
3级	大于50%精子凝集
4级	所有的精子发生凝集

表5-45 精子凝集分类标准（二）

分级	评价标准
A级	头对头
B级	尾对尾
C级	尾尖对尾尖
D级	混合型，能够清晰地看到头-头、尾-尾的凝集
E级	头和尾的凝集，无法清晰地看到头部的凝集

(1) 参考区间：无凝集。

(2) 临床意义：精子凝集提示抗精子抗体的存在，辅助诊断不孕不育。

5. 精子形态

精子形态检测方法及评价见表5-46。

表 5-46 精子形态检测方法及评价

检测方法	原理	评价
湿片法	精子计数后于高倍镜或相差显微镜下直接观察精子形态	普通显微镜法：操作简单方便，但检测结果受工作人员经验影响，误差大，重复性差。相差显微镜法：临床不易广泛开展
染色法	将液化精液涂片后进行巴氏染色，Shorr 染色或 Diff-Quik 染色，油镜下观察计数 200 个精子，计算正常或异常精子的百分率	WHO 推荐方法。形态清晰，易于辨认，结果准确，重复性好，缺点是操作烦琐、费时

（1）参考区间：正常形态精子 ≥ 30%。

（2）精子形态。

①正常精子形态：正常精子呈蝌蚪状，由头、体、尾三部分构成。长 50～60μm。头部略扁，呈卵圆形，侧面呈扁平梨形，精子头部长 4.0～5.0μm，宽 2.5～3.5μm，长、宽之比应在 1.50～1.75，顶体的界限清晰，占头部的 40%～70%。中段细，宽度小于 1μm，约为头部长度的 1.5 倍，且在轴线上紧贴头部，胞质小滴（cytoplasm droplet）是精子的残存体，应小于正常头部大小的一半。尾部应是直的、均一的，比中段细，非卷曲，其长约为 45μm。

②异常精子形态：凡是精子头部、体部和尾部任何部位出现变化，都认为是异常精子，见表 5-47。畸形精子可能同时存在多种缺陷，仅需记录其中一种，应优先记录头部缺陷精子，其次为中段缺陷精子，最后为尾部缺陷精子。正常及异常精子见图 5-3。

表 5-47 异常精子形态

精子异常	异常精子类型
头部缺陷	大头、小头、圆头、梨形头、锥形头、无定形头、有空泡头、顶体过小头、双头等
颈段和中段缺陷	颈部弯曲，粗的或不规则中段、中段非对称地接在头部、异常细中段等
尾部缺陷	短尾、多尾、尾部断裂、发卡形尾，尾部宽度不规则、尾部弯曲等
过量残留胞质	胞质大小超过精子头部的 1/3

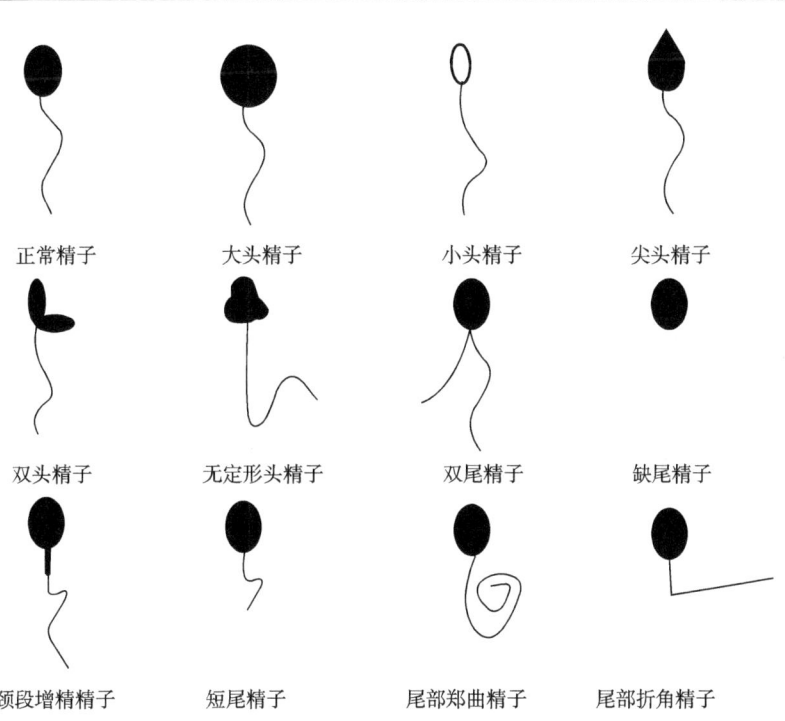

图 5-3 正常及异常精子模式图

（3）临床意义：精子形态分析最主要的是评估正常形态的精子，计算其百分比，只有正常的精子才有临床意义。

精液中异常形态精子大于20%为异常，如畸形率超过40%则会影响到精液质量，超过50%者常可导致男性不育。如果正常形态精子低于30%，称为畸形精子症（teratospermia）。

异常形态精子增多常见于：①生殖系统感染；②精索静脉曲张；③睾丸、附睾功能异常；④放射线损伤；⑤应用某些化学药物，如卤素、重金属、乙二醇、雌激素等。

6. 细胞成分

精液中含有非精子细胞成分，主要包括泌尿系统上皮细胞、生精细胞和白细胞，后两者又称为"圆细胞"。

（1）未成熟生殖细胞，即生精细胞（spermatogenic cell），包括精原细胞、初级精母细胞、次级精母细胞和未成熟精子细胞。

①参考区间：<1%。

②临床意义：当睾丸曲细精管受到某些药物或其他因素影响或损害时，精液中可出现较多的未成熟生殖细胞，精子细胞变态后形成精子。生精细胞有时和中性粒细胞混淆，可通过过氧化物酶染色和全白细胞单克隆抗体法鉴别。

（2）上皮细胞、白细胞和红细胞。

①参考区间：<5/HP。

②临床意义。

a. 精液红细胞增多，提示有出血，常见于尿路结石、结核、炎症、肿瘤等。b. 当白细胞>5/HP即为异常，多见于生殖系统的感染，如前列腺炎、精囊炎和附睾炎等；白细胞>1×10^9/L，称为脓精症或白细胞精子症（leukocytospermia）。白细胞可以直接吞噬精子，或释放和分泌细胞因子、蛋白酶或自由基等破坏精子，引起精子活动率和活动力降低，导致男性不育。白细胞不高，也不能排除副性腺感染的可能性。③精液中还可见到结晶体、卵磷脂小体、淀粉样小体、脂滴等。

7. 病原生物学检查

男性生殖系统任何部位的感染均可从精液中检测到病原生物。迄今为止，精液中检出的微生物种类已达30余种，如细菌、病毒、支原体、衣原体和原虫等。精液中细菌毒素可严重影响精子的生成和精子活动力，导致男性不育，在男性不育患者中细菌检出率约为33%。男性生殖器官感染性炎症精液检查常见病原体见表5-48。

表5-48 男性生殖器官感染性炎症精液检查常见病原体

临床疾病	主要感染病原体
尿道炎	淋病奈瑟菌、大肠埃希菌、解脲支原体、沙眼衣原体、链球菌和葡萄球
前列腺炎与精囊炎	葡萄球菌、大肠埃希菌、解脲支原体和沙眼衣原体、链球菌、类白喉杆菌

（三）精液特殊检测

精液化学成分、免疫学指标检测和精子功能变化可以了解睾丸及附属性腺分泌功能，对男性不育症的诊断、治疗均有重要意义。

1. 精浆果糖测定

精浆果糖检测方法及评价见表5-49。

（1）参考区间。

间苯二酚比色法：9.11~17.67 mmol/L。吲哚比色法：1次射精≥13 μmol。

（2）临床意义。

精液中的果糖主要来自精囊腺，其功能是为精子活动提供能量，故精液果糖检测是评价精囊腺功能的良好指标。①果糖降低：常见于精囊炎或雄性激素分泌不足。②果糖为零：可见于输精管发育不良、先天性精囊缺如、逆行射精等。③无精症的鉴别诊断：果糖含量正常，可能为单纯性输精管阻塞性无精症；果糖含量降低或缺失为其他原因所致无精症，如射精管阻塞等。精浆果糖浓度降低将使精子活动力减弱，影响受精率。

表 5-49　精浆果糖检测方法及评价

检测方法	原理	评价
间苯二酚比色法	强酸、90℃环境下精浆果糖，与间苯二酚发生反应生成红色化合物，其颜色深浅与果糖含量成正比，通过比色法可测出含量	国内临床上较为常用。操作简单，但测定结果较真实值高
吲哚比色法	果糖与溶于浓盐酸中的吲哚作用，生成黄色化合物，其颜色深浅与果糖浓度成正比	WHO 推荐的方法。结果准确，但试剂中吲哚不易购置，配制较烦琐

2. 抗精子抗体检测

正常情况下，因血-睾屏障的存在，精子表面吸附有精浆中的免疫抑制物质，使男性和女性都不会对精子抗原发生免疫反应。但是当生殖系统炎症、外伤、阻塞等多种原因打破了机体免疫平衡，即可导致自身或同种抗精子抗体（antisperm antibody，AsAb）的产生。抗精子抗体检测方法及评价见表 5-50。

表 5-50　抗精子抗体检测方法及评价

检测方法	原理	评价
精子凝集试验（sperm agglutination test，SAT）	血清或生殖道分泌物中的 AsAb 与精子膜固有抗原发生抗原-抗体结合，使精子出现头-头、头-尾、尾-尾凝集的现象，显微镜下观察精子凝集情况检测是否存在 AsAb	判断 AsAb 的过筛试验。操作简单、快速，可检测 IgG、IgM 型抗体，是检测抗精子抗体最经典的方法
免疫珠试验（immunobead test，IBT）直接法：直接检测精子表面的 AsAb；间接法：检测待测血清、精浆或宫颈黏液中的 AsAb	免疫珠（聚丙烯酰胺珠）与兔（或羊）抗人 Ig 共价结合。通过观察精子表面 AsAb 与免疫珠吸附现象，可检测与精子表面结合的 AsAb 及血清或宫颈黏液中的 AsAb	WHO 推荐方法。具有检测精子表面抗体定性、定量、定位特点，敏感、特异性强，被认为是 AsAb 检测的标准方法，但操作复杂，人为因素多
酶联免疫吸附试验（ELISA）	以特异性精子可溶性膜抗原包被反应板微孔，待测标本中如存在 AsAb 可与之结合，形成抗原-抗体复合物；加入酶标记抗人 IgG 抗体，与抗原-抗体复合物中的抗体发生反应，形成抗原-抗体-酶结合物免疫复合物；加入酶底物后，结合在免疫复合物上的酶，催化酶底物发生水解、氧化-还原反应，使生成有色产物，出现呈色反应。呈色强度可反映 AsAb 的水平	方法简便易行，敏感性好，能检出各种 Ig 亚类抗体，可用于大量标本的筛查，是目前国内临床上使用最多的 AsAb 检测试验，但有假阳性出现

（1）参考区间：阴性。

（2）临床意义：AsAb 有 IgG、IgA、IgM、IgE 四种类型，血清中以 IgG、IgM 为主，精浆中以 IgA、IgG 为主。AsAb 是免疫性不育的主要因素。AsAb 可存在于血清、精浆、精子的表面或宫颈黏液中。AsAb 与精子结合后可以影响精子的运动，使精子难于通过子宫颈管，同时抑制精子与卵细胞膜的融合，干扰精卵的结合，也能与受精时转移到卵膜的精子抗原发生反应，影响受精卵、胚胎发育。

3. 体内穿透试验（in vivo penetration test）

体内穿透试验又称性交后试验（post coital test，PCT）。

（1）检测方法及原理：在排卵期或接近排卵期，于性交后 2~8 h 内检测女性宫颈内口黏液中精子数量、精子活动率和精子活动力情况。

（2）参考区间：4~6 h 后，可见有正常活力的精子 > 25/HP；6~8 h 后 > 70/HP。

（3）临床意义：体内穿透试验取决于精子与宫颈黏液之间的相互关系，任何一方异常均会影响试验结果。精子出现凝集提示宫颈黏液或精子表面存在抗精子抗体。精子有代谢或遗传病变，精子不能穿透宫颈黏液。宫颈本身病变如炎症、囊肿、粘连等或宫颈黏液黏度大，脓性尿液或酸性黏液等均可导致试验异常。

4. 体外穿透试验（in vitro penetration test）

（1）精子－宫颈黏液玻片穿透试验。

①检测方法及原理：在玻片上观察精子穿入宫颈黏液的能力。

②参考区间：精子穿透黏液，且90%以上精子呈直线运动。

③临床意义：如有抗精子抗体或宫颈黏液异常时，精子体外穿透能力减弱或丧失。但本试验尚未有统一的标准化方法，试验结果有一定的主观性，应结合精液其他检查综合分析。

（2）精子－宫颈黏液接触试验（sperm-cervical mucus contact，SCMC）。

①检测方法及原理：精子与宫颈黏液接触后，通过观察并计数摆动精子出现的频率，提示精子运动功能是否受损及损害程度。

②参考区间：阴性（精子摆动出现率0～25%）。

③临床意义：阳性提示宫颈黏液或精液中有抗精子抗体存在。

5. 精子低渗膨胀试验（hypoosrnotic swelling test，HOS）

（1）检测方法及原理：在低渗溶液中，精子为了维持内、外体液间的平衡，水分通过精子膜进入精子，导致正常精子尾部发生整体膨胀，当尾膜损伤或不完整时，精子尾部仅出现局部膨胀。用相差显微镜观察100～200个精子中出现肿胀的百分率。根据精子尾部肿胀程度不同分为a～g型。a型，未出现肿胀；b型，尾尖肿胀；c型，尾尖弯曲肿胀；d型，尾尖肿胀伴弯曲肿胀；e型，尾弯曲肿胀；f型，尾粗短肿胀；g型，全尾部肿胀。

（2）参考区间：g型肿胀精子率大于50%。

（3）临床意义：用于预测精子膜是否有损害，评价精液中有无抗精子抗体存在，与精子其他功能试验有良好的相关性。

6. 精子穿透去透明带金黄地鼠卵试验（sperm penetration of zone-free hamster egg testassay，SPA）

（1）检测方法及原理：将人精子与去透明带的仓鼠卵细胞一起孵育，用相差显微镜观察精子穿透卵细胞的能力。

（2）参考区间：受精率≥10%；受精指数≥5。

（3）临床意义：评价精子功能最常用的检测项目，主要反映精子获能、顶体反应和结合卵子的能力。受精指数＜5，提示生育能力下降，对不育症诊断的准确率达90%。

（四）一般检查质量保证

1. 分析前

至少禁欲3～7d；盛器应干燥、洁净、不吸水、不渗漏、对精子无损伤，推荐采用专门的一次性商品盛器；要有明确的标记。按照医嘱正确采集标本，收集全部精液，记录采集时间。标本采集后立即送检，送检温度在20～40℃。

2. 分析中

要建立SOP文件，严格按规范化程序操作。①对于液化不良的标本，用机械混匀或用10 U/L的菠萝蛋白酶消化进行处理，也可在标本中加入等体积的培养液用加样器反复吹打，但这些操作可能会影响精子活力、精子形态学和精浆生化检测结果。②精液显微镜检查湿片制备：精液取样体积和盖玻片的尺寸应标准化，使精液在20 mm左右的厚度下分析。精液量一般取10μL滴在洁净的载玻片上，盖上22 mm×22 mm的盖玻片，玻片上的精液不再移动即进行检查。③精子活动率及活动力检查：只有完全液化的标本才能用于检测；检查前要将标本混匀，避免抽样误差；检测过程中注意保持温度在37℃，最好在有温度调控的显微镜下观察。④精子计数：取样前混匀标本；以精子头部为准计数头和尾完整的精子数；为保证结果的准确性，要对精液进行重复检查，两个重复取样检查结果之间的差异应在95%可信区间内，取其平均值报告；精子数量变化差异较大，出现1次结果异常，应间隔1周后复查，反复检查2～3次后才能得出较准确的结果。⑤精子形态检查：应按照严格标准评价精子的正常形态，只有头、颈、中段和尾部都正常的精子才正常；观察精子形态时，应同时注意视野内生精细胞、上皮细胞、红细胞、白细胞情况，应注意生精细胞和白细胞的区别；精子有多种缺陷并存时，应该优先记录头部缺陷精子，其次是颈部缺陷和尾部缺陷精子。⑥用于精液培养、人工授精或体外受精的标本，需严格使用无菌材料和无菌操作。⑦化学检查：新鲜配制试剂，各种标准溶液浓度要准确；注意反应温度和时间；最好设置阴性和阳性对照。⑧免疫学检查：抗原、抗体的比例适宜；注意各种试剂的有效保质期和试剂盒检测灵敏度；注意交叉反应导致的假阳性等现象。

3. 分析后

精液内可能含有人类免疫缺陷病毒、肝炎病毒和疱疹病毒等，应视为生物危险品，需按照潜在生物危害物质处理检测后精液标本。

三、精液分析仪检查

精液检查项目较多，传统的手工检测由于检测手段、实验室条件、检验人员的经验水平的不同，使分析结果带有很大的主观性，导致不同检验人员结果分析相差很大，实验室之间缺乏可比性。20世纪80年代后出现了用于精液分析的自动化仪器，一定程度上提高了精液检查的准确性。

（一）计算机辅助精液分析系统

计算机辅助精液分析（computer-aided semen analysis，CASA）系统是20世纪80年代开发的新技术，CASA系统主要由硬件系统和软件系统两部分组成，硬件系统包括显微摄像系统、温控系统、微机处理系统和图像采集系统等。软件系统是专用的精子质量分析软件。

1. 检测原理

精液标本通过显微镜放大后，显微摄像系统采集精子动、静态图像并输入计算机，计算机根据系统设定的相关参数，分析处理采集到的各种图像，报告并打印结果。CASA所有参数均按WHD规定标准设定，尤其在精子运动能力分析方面显示出独特的优越性。既可定量分析精子活力、活动率，又可分析精子运动速度和运动轨迹特征。

2. 检测参数

CASA系统检测项目有轨迹速度（curvilinear velocity，VCL）、平均路径速度（average path velocity，VAP）、前向运动速度（straight-line velocity，VSL）、鞭打频率（beat crossfrequency，BCF）、前向性（straightness，STR）、直线性（linearity，LIN）、摆动性（wobble，WOB）、平均移动角度（mean angle of deviation，MAD）、精子侧摆幅度（amplitude of lateral head displacement，JALH）等。按照其反映的精子性质不同分为三大类，各类参数及意义见表5-51。

表5-51 CASA系统主要参数

参数分类	主要参数
精子活力参数	VCL 精子头部沿其实际行走曲线的运动速度 VSL 精子头部从开始检测位置到最后所处位置之间直线运动的时间平均速度 VAP 精子头部沿其空间轨迹移动的时间平均速度 BCF 精子曲线轨迹越过其平均路径轨迹的时间平均速度
精子运动方式/速度	STR 空间平均路径的直线性，即VSL/VAP LIN 曲线轨迹的直线性，即VSL/VCL ALH 精子头部沿其空间平均轨迹侧摆的幅度，以侧摆的最大值或平均值表示 MAD 精子头部沿其运动轨迹瞬间转折角度的时间平均绝对值 WOB 精子头部沿其实际轨迹的空间平均路径摆动的尺度
运动精子密度	每毫升精液中VAP > 0μm/s的精子数

（二）精子质量分析仪

精子质量分析仪（sperm quality analyzer，SQA）是20世纪90年代发展起来的一种便携式、操作简便且价格低廉的新型仪器,通过显示精子活动指数来反映精子的质量。

1. 检测原理

光电检测原理:当光束通过液化的精液时,因精子的运动引起精液光密度的变化,SQA将光信号转变为电信号,根据特定的数学模型计算精子密度、精子活力和精子活率等参数,转换成可定量分析精子质量的SMI值。SMT值是SQA检测系统的特色精液参数,以SMI值的高低对精子质量进行综合评价,在定量评价精液质量方面具有重要的临床价值。

2. 检测参数

SQA有S项量化检测指标:功能性精子浓度(functional sperm concentration,FCS)、精子活动指数(sperm motility index,SMI)、活动精子浓度(motile sperm concentration,MSC)、总功能精子浓度(total functional sperm concentration,TFSC)和总活动精子浓度(total motile sperm concentration,TMSC),其意义见表5-52。

表5-52 SQA的检测参数及意义

参数名称	参数意义
功能性精子浓度(FCS)	同时具有快速前向运动能力和正常形态的精子数量
精子活动指数(SM1)	在1 s内,由于精子运动在毛细管载样池中所产生的在光源路径上的偏移数目与振幅,主要反映浓度与平均前向运动速度相乘的精液参数
活动精子浓度(MSC)	快速前向运动的精子数量,以10^6/mL表示
总活动精子浓度(TMSC)	以MSC与精液量的乘积表示,反映精液中活动精子总数
总功能精子浓度(TFSC)	以FSC与精液量的乘积表示,反映精液中功能性精子总数

3. 方法学评价

(1)与传统手工法相比的方法学评价:与传统手工法相比,精液分析仪检测具有操作简单、快速,检测项目多,结果准确等优势,克服了手工法费时、费力、分析结果主观性较大等不足。由于精子个体的异质性,无法建立自动化检测的标准,手工检测依然是当今医学检验的"标准方法"。

(2)CASA系统和SQA方法学评价:CASA系统和SQA两种精液分析方法都具有快速、简便、准确和多参数分析等优势。

①CASA:设备昂贵;识别精子的准确性受精液中细胞成分和非细胞颗粒的影响;分析结果受系统参数阈值设定的影响,导致精子活率实测值低于真实值;仅将可产生一定位移的精子记为活动精子;不能进行精子形态检测系统设置;不同厂商和型号的CASA系统分析结果间缺乏可比性。

②SQA:克服了CASA的不足,在判断精子活率时优于CASA。可通过参数SMI直接反映精子质量,其变异系数更小,结果更加准确,重复性更好。价格低廉,实用性强,可在短时间内获得精液各主要参数分析结果,有利于提高实验室诊断水平,值得推广应用。

4. 质量保证

①合格的检验人员,严格按照操作程序进行,注意仪器检测和传统手工检测的相关性分析。②其他参见精液一般检查。

精液分析的自动化是今后发展的趋势和方向,随着硬件系统和软件系统的不断更新与改进,系统设置不断完善,其应用前景广阔,并将逐步替代人工精液检查手段。

第六章

糖类及其代谢产物检验

第一节 概述

糖是人体能量的主要来源,人体每日摄入的糖一般要比蛋白质和脂肪都要多,通常占到食入量的一半以上。在某些病理情况下,可能会引起糖代谢障碍,使血糖浓度过高或过低,从而引起患者一系列相应的临床表现,严重的甚至危及生命。因此,进行糖类及糖代谢的检查可满足临床诊断及治疗的需要。

一、糖类的主要功能

糖的主要生理功能是氧化功能。1 g 葡萄糖在体内完全氧化可产生 $1.715\ 4\times10^4$ J 热能,人体所需能量的 70% 左右要靠糖氧化分解供给,所以糖是人体的主要供能物质。糖也是组织细胞的组成成分。例如:糖与脂类形成的糖脂是组成神经组织与细胞膜的成分;核糖与脱氧核糖是细胞内核酸的组成成分;黏多糖与蛋白质结合成的黏蛋白是细胞间质和结缔组织的基质;糖与蛋白质组成的糖蛋白是体内一些具有重要生理功能的物质,如抗体、某些酶、激素等。此外,糖在体内还可以转变成脂肪和某些氨基酸及糖的衍生物。因此,当机体糖代谢紊乱时,会引起一系列的代谢变化,对机体造成严重的危害。

二、糖在体内的一般动态

血糖的根本来源是食物中糖类经消化成单糖后自肠腔吸收而来。被小肠黏膜吸收的单糖主要是葡萄糖,少量的果糖和半乳糖被吸收后,在肝脏和肠黏膜上皮细胞内也几乎全部转变为葡萄糖,所以在体内的糖代谢中,葡萄糖占据中心地位,测定血糖的方法也主要是检测葡萄糖,故血糖一般指血液中的葡萄糖。

葡萄糖的化学分类为糖类,分子式为 $C_6H_{12}O_6$(MW 为 180)。葡萄糖是一种己醛糖,醛基形式的葡萄糖与吡喃葡萄糖处于平衡状态。吡喃葡萄糖是在生理 pH 条件下常见的结构式。醛/烯二醇的平衡,使葡萄糖易于氧化和还原。

由小肠黏膜吸收入血的葡萄糖经门静脉入肝脏。一部分在肝脏参与代谢,另一部分则经肝静脉进入血循环,输送到全身各组织中进行代谢。进入肝细胞的葡萄糖大部分在肝中合成糖原暂时贮存,即肝糖原。贮存的糖原可再分解为葡萄糖进入血液中,一部分氧化分解释放供肝脏活动之需,此外,还可转变为脂肪及某些氨基酸等物质。经由肝静脉入血循环输送到全身各组织去的葡萄糖,在各组织细胞内,一部分被直接氧化利用,另一部分转变成肌糖原。肌糖原不能分解成葡萄糖,但可氧化给肌肉收缩提供能量,肌肉剧烈活动时,肌糖原经无氧酵解产生大量乳酸。大部分乳酸又回到肝脏转变成肝糖原或血糖。

因此肌糖原对血糖浓度恒定也起间接的调节作用。肝糖原不仅可以由葡萄糖、半乳糖及果糖生成，还可由乳酸、甘油及生糖氨基酸等非糖物质生成。肝糖原是体内贮存糖的主要形式，不仅提供肝脏本身活动所需能量，当血糖浓度下降过低时，肝糖原可分解成血糖。所以肝糖原对维持血糖水平的相对恒定十分重要。当糖原贮存达到饱和时，多余的葡萄糖通过一系列酶反应转变成脂肪。当机体能量不足时，脂肪又通过脂解作用分解成脂肪酸和甘油，后者分解后为机体提供能量。

通过糖原生成与分解、糖异生与酵解、脂肪形成与脂解作用之间的相互调节和平衡，使血糖的浓度保持相对恒定。血糖的相对恒定对维持机体，尤其是脑、神经的正常生理功能有重要意义。

三、血糖浓度的调节

（一）器官的调节

1. 肝脏的调节

在神经及激素的控制下，肝脏是调节血糖浓度的主要器官。当血糖浓度低于正常时，肝糖原的分解及糖异生作用加强，使血糖浓度升高；当血糖浓度高于正常时，肝糖原的合成作用加强，糖异生作用减弱，使血糖浓度降低。可见肝脏是通过糖原合成、糖的异生和糖原分解来调节血糖浓度的。

2. 肾脏的调节

肾脏主要靠肾小管细胞对原尿中的葡萄糖重吸收能力来调节血糖浓度。当血糖浓度低于肾糖阈时，肾小管细胞可将滤入原尿中的葡萄糖几乎全部重吸收入血；当血糖浓度超过肾糖阈时，从肾小球滤出的糖过多，肾小管细胞不能将原尿中的葡萄糖全部重吸收，糖即随尿排出。

（二）激素的调节

参与调节血糖的激素主要有胰岛素、肾上腺素、胰高血糖素、肾上腺皮质激素、生长激素和甲状腺素。其中胰岛素是唯一降低血糖的激素，其他激素都使血糖升高。它们对血糖浓度的调节主要是通过对糖代谢主要途径中某些关键酶的诱导、激活或抑制等方式来实现的。

1. 降低血糖的激素

（1）胰岛素。

胰岛素是由胰腺的胰岛 β 细胞所产生并且第一个被测序的蛋白质激素，也是首次通过重组 DNA 技术生产的蛋白质。胰岛素是一种同化激素，它作用的主要靶器官是肝、骨骼肌和脂肪组织，促进这些组织细胞摄取葡萄糖，促进葡萄糖转换成糖原或脂肪贮存，抑制肝脏的糖异生，刺激蛋白质合成并抑制蛋白质分解，总效应是降低血糖。

（2）胰岛素样生长因子。

胰岛素样生长因子（IGF）的化学本质是一种多肽，在结构上与胰岛素相似，具有类似于胰岛素的代谢作用和促生长作用，主要有 IGF Ⅰ 和 IGF Ⅱ。血液中的 IGF 浓度约比胰岛素高 1 000 倍，在血液中绝大部分与特异的蛋白质结合，只有少量以游离形式存在，因此血液中 IGF 的活性很低。IGF 通过特异的 IGF 受体或胰岛素受体而发挥作用。

IGF 在正常糖代谢中的作用尚不清楚，外源性注入可导致低血糖，而 IGF Ⅰ 缺乏可引起生长迟缓。胰腺外肿瘤可致 IGF 的生成过量，患者可出现饥饿性低血糖。测定 IGF Ⅰ 浓度可评价生长激素的缺乏和过量，监测机体营养状况。

2. 升高血糖的激素

肾上腺素、胰高血糖素、肾上腺皮质激素、生长激素和甲状腺素的生理作用与胰岛素相反，它们通过促进肝糖原分解和糖异生，抑制葡萄糖的利用而升高血糖，低血糖时，胰高血糖素和肾上腺素刺激葡萄糖的释放首先增加，随后释放生长激素和皮质醇，增加葡萄糖的动员并减少血糖的利用。其中胰高血糖素最为重要。

（1）胰高血糖素：胰高血糖素是由胰岛 α 细胞分泌的一种含 29 个氨基酸残基的多肽。目前认为，胰高血糖素是使血糖浓度升高的最重要的激素。它可促进肝糖原分解和糖异生，促进肝脏生成酮体，还可促进脂肪动员。胰高血糖素的分泌主要受血糖浓度的调节，血糖降低刺激其分泌，血糖升高则起相反作用。

（2）肾上腺素：肾上腺素为肾上腺髓质分泌的儿茶酚胺类激素，可促进肝糖原分解而升高血糖，并降低血糖的利用。肾上腺素还可刺激胰高血糖素的分泌，抑制胰岛素分泌。

（3）生长激素：生长激素是由垂体分泌的一种多肽，它促进糖异生和脂肪分解，并且拮抗胰岛素的促组织细胞摄取葡萄糖的作用。

（4）皮质醇：皮质醇是在促肾上腺皮质激素的刺激下由肾上腺皮质分泌，可促进糖异生和糖原分解，也促进蛋白质和脂肪分解。

3. 其他一些影响糖代谢的激素

（1）甲状腺激素：甲状腺激素并不直接参与糖代谢的调节，但可刺激糖原分解，促进小肠吸收葡萄糖。因此甲状腺功能亢进的患者葡萄糖耐量降低，但空腹血糖水平仍然正常。

（2）生长激素释放抑制激素：生长激素释放抑制激素又称生长抑素，由胃肠道和胰岛 δ 细胞分泌，它对糖代谢并没有直接作用，它可以抑制生长激素释放，调节高血糖素和胰岛素的分泌。

（三）神经的调节

中枢神经通过自主神经系统对激素分泌的控制来调节血糖浓度。如当交感神经兴奋时，肾上腺素及去甲肾上腺素分泌增加，使血糖升高；同时又可直接抑制胰岛 β-细胞分泌胰岛素，减少血糖的利用，使血糖浓度增高。当迷走神经兴奋时，胰岛素的分泌增加，使血糖浓度降低。

综上所述，机体在正常情况下，通过中枢神经系统的调节，这两类不同作用的激素相互对抗、相互制约，使血糖的来源与去路维持动态平衡，从而使血糖能恒定在一定范围内。

第二节　葡萄糖测定

葡萄糖分子质量 180 kD，糖是组成人体的重要成分之一，也是能量的重要来源，血中的葡萄糖称为血糖。血糖是糖在体内的运输形式，其主要来源是食物及糖原分解，去路是组织器官氧化分解供能，合成糖原，转化为脂肪或其他糖类物质。肝脏是体内调节血糖浓度的主要器官，此外，血糖浓度还受神经、内分泌激素的调节。

一、原理

葡萄糖氧化酶（GOD）催化葡萄糖氧化生成葡萄糖酸并释放过氧化氢。在过氧化物酶（POD）及色素原性受体（4-氨基安替比林）的存在下，过氧化氢释放氧，使色素原氧化成红色醌类化合物。在 505 nm 处，生成量与葡萄糖量成正比。

二、参考值

3.89～6.11 mmol/L（氧化酶法或己糖激酶法）。

三、临床意义

1. 生理性或暂时性血糖增高

饭后 1～2 h、注射葡萄糖后、情绪紧张时肾上腺素分泌增加或注射肾上腺素后，但不应超过 10 mmol/L。

2. 病理性高血糖

胰岛素分泌不足，胰岛素相对不足或绝对不足，临床表现为糖尿病。青年型的糖尿病患者常为胰岛素的绝对不足（分泌量低于正常），成年型的糖尿病患者常为胰岛素相对不足（分泌量不低于正常，甚至超过正常，但仍不能满足机体的需要量）。血糖升高的激素分泌增加：如垂体前叶功能亢进、肾上腺皮质功能亢进、甲状腺功能亢进、嗜铬细胞瘤、胰岛 A 细胞瘤等；颅内出血、脑膜炎等；由于脱水引起的高血糖，如呕吐、腹泻、高热等，此时血糖轻度增高；麻醉、窒息、肺炎等急性传染病、癫痫、子痫等疾病由于加速肝糖原分解，也可使血糖升高。

3. 生理性或暂时性低血糖

常见于饥饿、剧烈运动、注射胰岛素后、妊娠、哺乳和服用降糖药后。

4. 病理性低血糖

①各种原因导致胰岛素分泌过多，如：胰岛 B 细胞瘤。②血糖升高激素分泌减少，如：垂体功能减退，肾上腺功能减退和甲状腺功能减退。③血糖来源减少，肝糖原贮存不足，如：长期营养不良，肝硬化、肝坏死、肝癌、急性黄色肝萎缩等。④组织对糖利用增加，如：注射胰岛素过量、甲状腺切除术后、胸腺淋巴体质进行性萎缩。⑤血糖损失过多，如：根皮苷引起的肾小管中毒性糖尿。

第三节 葡萄糖耐量试验

葡萄糖耐量试验（GTT）是一种葡萄糖负荷试验，用以了解机体对葡萄糖的调节能力。胰岛 β 细胞反应正常时，升高的葡萄糖浓度可在 2～3 h 调整到正常范围。当空腹血浆葡萄糖浓度在 6～7 mmol/L 而怀疑为糖尿病时，需以此试验明确诊断。葡萄糖耐量试验可分为口服或静脉给予葡萄糖两种途径。WHO 推荐使用口服葡萄糖耐量试验（OGTT），葡萄糖服用量一般以 75 g 为宜，于口服后不同时间分别取血测定血糖水平。也可用 100 g 面粉的馒头来代替葡萄糖，其结果与 75 g 葡萄糖相仿。美国糖尿病学会（ADA）建议按体表面积计算口服葡萄糖量，每平方体表面积口服葡萄糖 40 g。为简便起见，也可按年龄给服葡萄糖量。1～2 岁 15 g，≤ 4 岁 20 g，≤ 6 岁 25 g，≤ 10 岁 30 g，≤ 14 岁 40 g。

对某些不宜做 OGTT 的患者，如不能承受大剂量口服葡萄糖、胃切除后及其他可致口服葡萄糖吸收不良的患者，可采用静脉葡萄糖耐量试验（IGIT），它有两种试验方法：①一般试验方法：于 0.5 h 内缓慢静脉滴注每千克体重 20% 葡萄糖 0.5 g，或用 50% 葡萄糖静脉注射 50 mL（5 min 内注射完毕）。测定方法及结果判断同 OGTT。② Lundbaek 法：静脉注射 50 mL 无菌的 50% 葡萄糖，4 min 内注射完毕（或剂量 = 0.33 g/kg）。然后在 1 h 内每 10 min 取一次静脉血，测定各次的血糖水平。将结果在半对数纸作图，可找到血糖下降一半所需时间（血糖的半衰期 $t_{1/2}$），算出葡萄糖的消失系数（K）。公式为 $K = \times \frac{69}{t_{1/2}} 100$。健康正常人 K ≥ 1.3，糖尿病患者 K < 0.9。但 IGTT 的缺点有两点：一是非生理性应答现象，二是高浓度的葡萄糖刺激易致血栓性静脉炎。故临床上很少使用，目前多采用口服葡萄糖耐量试验（OGTT）。

一、原理

受检者口服一定量的葡萄糖后，定时测定血中葡萄糖含量，服后若血糖略有升高，2 h 内恢复正常则为耐糖正常。若服后血糖浓度急剧升高，2～3 h 内不能恢复服糖前浓度则为耐量异常，临床上常对症状不明显的患者采用该试验来诊断有无糖耐量异常。

二、方法

（1）检测前 3 d 患者可正常饮食（每天进食糖类量不得少于 250～300 g），停用胰岛素治疗。试验前 1 d 晚餐后即不再进食。

（2）次晨空腹抽静脉血 2 mL，抗凝，并同时收集尿液标本，测定血液与尿液中的葡萄糖含量。

（3）以每千克体重口服葡萄糖 1.75 g，每克溶于 2.5 mL 水内（或将 100 g 葡萄糖溶于 300 mL 温开水中）。令受检者 1 次服下，服后 0.5 h、1 h、2 h、3 h 各抽血 1 次，并在相同时间收集尿液标本，测定血糖及尿糖。

（4）将各次测得的血糖和尿糖数值，以数字或曲线报告。

三、附注

为减少一些人为因素对试验的影响，受试者在试验前应进行如下准备：

（1）受试者在试验前的饮食应有适当比例的糖类。在受试前 3 d，每日最少摄入糖类 150 g。如患者有明显食欲缺乏或影响胃肠吸收的其他因素将会影响试验结果。

（2）试验前 12 h 内，受试者应严格空腹，亦不能吸烟。

（3）试验前应充分休息，避免体力活动。

（4）在评价试验结果时应充分考虑内分泌失调的影响，最好经纠正后再做试验。

（5）某些药物，如抑酸制剂、利尿剂及抗惊厥药物能降低胰岛素的分泌，影响试验结果，故在试验前 3 d 应停药。

（6）凡有消化道疾病或做过胃肠道手术者，不宜采用口服法，以防因吸收率改变而影响结果，可改用静脉注射法做耐量试验。

四、参考值

正常人葡萄糖耐量在口服葡萄糖后 0.5 ~ 1 h 血清葡萄糖水平升高达峰值，在 7.78 ~ 8.89 mmol/L（140 ~ 160 mg/dL）。2 h 后，恢复至空腹血糖值，每次尿液标本中尿糖检测阴性。正常的葡萄糖耐量曲线如图 6-1。

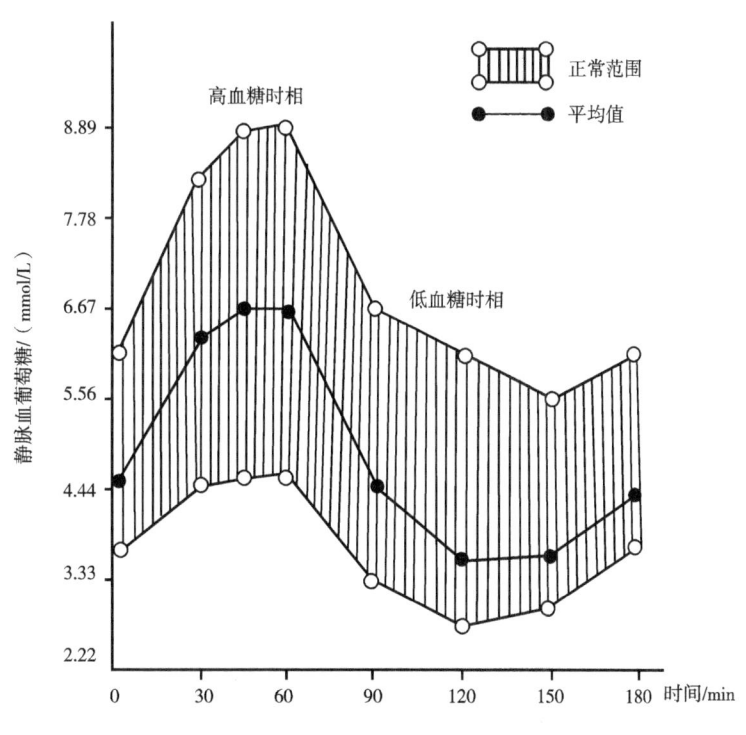

图 6-1　口服 100 g 葡萄糖后正常的糖耐量曲线

五、临床意义

（一）葡萄糖耐量试验曲线的判断（见图 6-2）

1. 正常型曲线

空腹静脉血糖 < 6.1 mmol/L，口服葡萄糖后 0.5 ~ 1 h 达高峰，峰值不超过 10 mmol/L，2 h 恢复到空腹水平。老年人糖耐量有下降趋势。

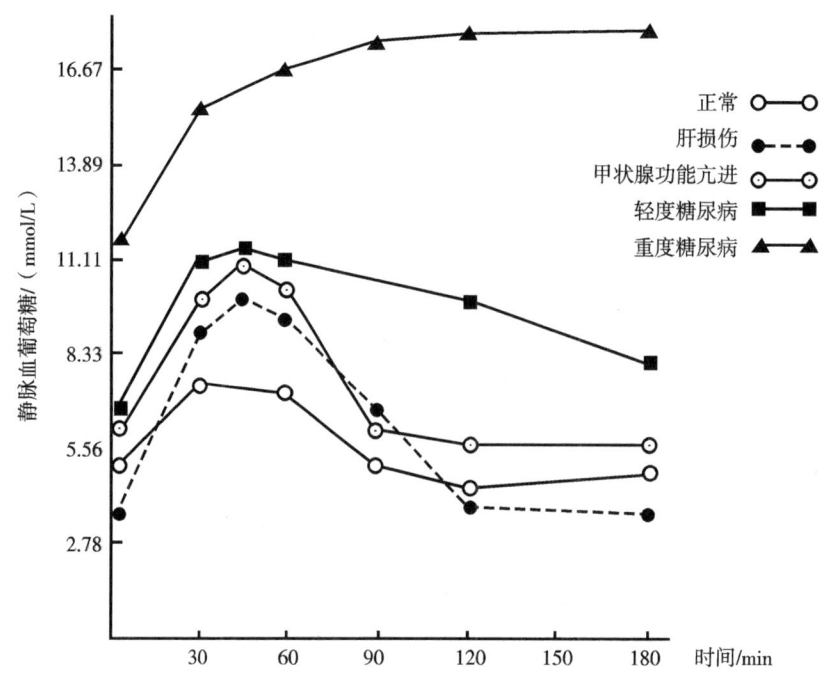

图 6-2 糖耐量降低时的葡萄糖耐量曲线（口服 100 g 法）

2. 糖尿病型曲线

与正常型相比，空腹血糖水平高，上升曲线峰值超过 10 mmol/L，下降缓慢且峰时后移，不同时间血糖值均高于正常，同时出现糖尿。重要的判断指标是口服葡萄糖后 2 h 血糖仍高于 7.8 mmol/L。若空腹血糖正常而 OGTT 2 h 血糖 > 11.1 mmol/L 可诊断为糖尿病。若空腹血糖 > 7.8 mmol/L，而 OGTT 2 h 血糖水平在 8.0 ~ 10.9 mmol/L，也诊断为糖尿病。

3. 平坦型曲线

特点是口服葡萄糖后血糖不以正常形式升高，其不同时间血糖值均低于正常。这种现象见于小肠吸收不良、垂体功能或肾上腺分泌低下。亦可见于患者姿势不正确而使胃排空延迟所致。

4. 储存延迟型曲线

特点为血糖水平急剧升高，峰值出现早且超过 10 mmol/L，而 2 h 血糖又低于正常型曲线水平。这是由于肠道迅速吸收葡萄糖，而肝脏又不能相应快速摄取所致，故和胰岛素作用异常无关。其 2 h 血糖低值乃由于反应性胰岛素分泌增多，肝外组织利用葡萄糖加快所致。此种曲线可见于胃切除手术或严重肝病患者等。

（二）糖尿病

糖尿病患者空腹时血糖值往往超过正常，常在 6.66 mmol/L 以上，服糖后更高，服糖 1 h 后往往可超过 10.0 mmol/L 以上，维持高血糖时间很长，服糖 2 ~ 3 h 仍不能恢复正常。每次尿液标本中均检出糖。

（三）肾性糖尿

由于肾小管重吸收功能减低，肾糖阈下降，以致肾小球滤液中正常浓度的葡萄糖也不能完全重吸收，此时出现的糖尿称为肾性糖尿。

（四）其他内分泌疾病

如腺垂体功能亢进时，生长激素或促肾上腺皮质激素分泌过多或患肾上腺皮质、肾上腺髓质肿瘤时，肾上腺皮质激素或肾上腺髓质激素分泌过多等，都会导致高血糖或糖尿。

（五）急性肝炎

患者服用葡萄糖后 0.5 ~ 1.5 h 内血糖急剧增高，超过正常。

（六）其他

如临床上排除了腺垂体、肾上腺或甲状腺功能亢进、肝病与肥胖，此时糖耐量减低不明显时为可疑病例，需进一步检查。

第四节 糖化血红蛋白

葡萄糖可以和体内多种蛋白质的氨基不可逆地以共价键结合，这个过程不需要酶的参与，反应速度主要取决于葡萄糖的浓度。这种被葡萄糖糖化的蛋白主要存在于糖尿病或其他高血糖患者中，糖化过程经常缓慢地进行，一旦形成，不再解离。故对血糖或尿糖波动较大的患者来说，采用糖化蛋白来诊断或追踪病情的发展有其独特的临床意义，它可以反映较长时期以来的平均血糖浓度。临床上测定的糖化蛋白主要有糖化血红蛋白（GHb）和糖化血清蛋白（GSP）。测定糖化蛋白的方法有比色法、电泳法、等电聚焦法、离子交换层析法、高效液相层析法、亲和层析法、免疫化学法、毛细管电泳法等。国内以比色法、离子交换层析法及电泳法较常用。

典型的成人血红蛋白（Hb）是由 HbA（占 Hb 总量的 97%）、HbA2（占 Hb 总量的 2.5%）和 HbF（占 Hb 总量的 0.5%）组成。1968 年 Rahbar 首先证实糖尿病患者的红细胞中存在有一种异常的血红蛋白，后来证实此种血红蛋白即为糖化血红蛋白。层析分析 HbA 显示它含有数种微量的血红蛋白成分，即 HbA1a、HbA1b、HbA1c（统称为 HbA1），其中 HbA1c 是其主要成分快速血红蛋白（因它在电泳时迁移比 HbA1 快得多，故称 HbA0）。HbA1 和 HbA0 总称为糖化血红蛋白。GHb 的合成速率与红细胞所处环境中糖的浓度成正比，因此 GHb 所占比例能反映测定前 1～2 个月内平均血糖水平，不能提供治疗的近期效果，但可作为糖尿病长期控制的良好指标。由于 HbA1 同糖尿病时血液葡萄糖控制程度相关，故现在大多用测定 HbA1 作为糖尿病控制的指征。

一、离子交换层析法

（一）原理

用偏酸缓冲剂处理 Bio-Rex70 阳离子交换树脂，使之带负电荷。它与带正电荷的 Hb 有亲和力。HbA 及 HbA1 均带正电荷，由于 HbA1 的两个 β-链 N-末端正电荷被糖基清除，正电荷较 HbA 少，二者对树脂的附着力不同。用 pH 6.7 磷酸盐缓冲液可首先将带正电荷较少、吸附力较弱的 HbA1 洗脱下来，用分光光度计测定洗脱液中 HbA1 占总 Hb 的百分数。

（二）试剂

（1）0.2 mol/L 磷酸氢二钠溶液：称取无水 Na_2HPO_4 28.396 g，溶于蒸馏水中，并加蒸馏水至 1 L（即试剂 1）。

（2）0.2 mol/L 磷酸二氢钠溶液：称取 $NaH_2PO_4 \cdot 2H_2O$ 31.206 g，溶于蒸馏水中，并加蒸馏水至 1 L（即试剂 2）。

（3）溶血剂：pH 4.62，取 25 mL 试剂 2，加 0.2 mL TritonX-100，加蒸馏水至 100 mL。

（4）洗脱剂 I（磷酸盐缓冲液，pH 6.7）：取 100 mL 试剂 1 及 150 mL 试剂 2 于 1 000 mL 容量瓶内，加蒸馏水至 1 L。

（5）洗脱剂 II（磷酸盐缓冲液，pH 6.4）：取 300 mL 试剂 1 及 700 mL 试剂 2，加蒸馏水 300 mL，混匀即成。

（6）Bio-Rex70 阳离子交换树脂，200～400 目，钠型，分析纯级。

（三）操作

1. 树脂处理

称取 Bio-Rex70 阳离子交换树脂 10 g，加 0.1 mol/L NaOH 溶液 30 mL，搅匀，置室温 30 min，期间搅拌 2～3 次。然后，加浓盐酸数滴，调至 pH 6.7，弃去上清液，用约 50 mL 蒸馏水洗 1 次，用洗脱剂 II 洗 2 次，再用洗脱剂 I 洗 4 次即可。

2. 装柱

将上述处理过的树脂加洗脱剂Ⅰ，搅匀，用毛细滴管吸取树脂，加入塑料微柱内，使树脂床高度达 30～40 mm，树脂床填充应均匀，无气泡无断层。

3. 溶血液的制备

将 EDTA 抗凝血或毛细管血 20 μL，加于 2.0 mL 生理盐水中，摇匀并离心，弃去上清液，仅留下红细胞，加溶血剂 0.3 mL，摇匀，置 37℃水浴中 15 min，以除去不稳定的 HbA1。

4. 柱的准备

将微柱颠倒摇动，使树脂混悬，然后去掉上下盖，将柱插入 15 mm×150 mm 的大试管中，让柱内缓冲液完全流出。

5. 上样

用微量加样器取 100 μL 溶血液，加于微柱内树脂床上，待溶血液完全进入树脂床后，将柱移入另一支 15 mm×150 mm 洁净的空试管中。

6. 层析洗脱

取 3.0 mL 洗脱剂Ⅰ，缓缓加于树脂床上，注意勿冲动树脂，收集流出物，此即为 HbA1（测定管）。

7. 对照管

取上述溶血液 50 μL，加蒸馏水 7.5 mL 摇匀，此即为总 Hb 管。

8. 比色

用分光光度计，波长 415 nm，比色杯光径 10 mm，以蒸馏水作空白，测定各管吸光度。

9. 微柱的清洗和保存

用过的柱先加洗脱剂Ⅱ 3.0 mL，使 Hb 全部洗下，再用洗脱剂Ⅰ洗 3 次，每次 3.0 mL，最后加洗脱剂Ⅰ 3.0 mL，加上下盖，保存备用。

（四）计算

$$HbA1（\%）=\frac{测定管 A}{对照管 A \times 5} \times 100\%$$

（五）参考值

成人 HbA1（%）：均值 6.5%；范围 5.0%～8.0%。

（六）附注

（1）环境温度对该法测定结果有较大的影响，需要严格控制温度（标准温度为 22℃）。冬天室温较低时，应置于 22℃温箱内操作，测定前微柱和洗脱液都应平衡到 22℃。

（2）抗凝剂肝素对结果有一定的影响，可使结果偏高，EDTA 和氟化物对测定结果则影响不大。

（3）溶血性贫血患者由于红细胞生命期短，HbA1 可较低，伴有此病的糖尿病患者不能以正常人的 HbA1 范围来衡量。

（4）HbF、HbH 及 Hb Bart's 可与 HbA1 一起洗脱下来，使结果假性升高；有 HbC 和 HbS 的患者，HbA1 可偏低。

（5）标本在 4℃冰箱可稳定 5 d，在室温最长不可超过 24 h。

（七）临床意义

（1）本试验可用于评定糖尿病的控制程度。当糖尿病控制不佳时，糖化血红蛋白浓度可升高至正常 2 倍以上。因糖化血红蛋白是血红蛋白生成后与糖类经非酶促结合而成的，它的合成过程是缓慢且相对不可逆的，且持续存在于红细胞 120 d 生命期中，其合成速率与红细胞所处环境中糖的浓度成正比。因此，糖化血红蛋白所占比率能反映测定前 1～2 个月内平均血糖水平。本试验已成为反映糖尿病较长时间血糖控制水平的良好指标。

（2）HbA1c 水平低于确定的参考值，可能表明最近有低血糖发作、Hb 变异体存在或红细胞寿命短。

（3）任何原因引起的红细胞生存期缩短，均可减少红细胞暴露到葡萄糖中的时间，HbA1c 就会降低,即使这一时间平均血液葡萄糖水平可能是升高的。造成红细胞寿命缩短的原因可能有溶血性贫血或其他溶血性疾病、镰状细胞特征、妊娠、最近显著的血液丧失或慢性血液丧失等,故对这些患者的HbA1c结果的解释应当注意。

二、HbA1c 免疫法

(一)原理

本法利用 TTAB(四癸基三甲铵溴化物,是一种去污剂)作为溶血试剂,用来消除白细胞物质的干扰(TTAB 不溶解白细胞)。血液样品不需要除去不稳定 HbA1c 的预处理。全血溶血液中的 HbA1c 浓度,用浊度抑制免疫学方法测定。

先加入抗体缓冲液,样本中的糖化血红蛋白(HbA1c)和 HbA1c 抗体反应形成可溶性的抗原–抗体复合物,因为在 HbA1c 分子上只有一个特异性的 HbA1c 抗体结合位点,不能够形成凝集反应。然后,加入多聚半抗原缓冲液,多聚半抗原和反应液中过剩的抗 HbA1c 抗体结合,生成不溶性的抗体–多聚半抗原复合物,可用比浊法进行测定。

同时在另一个通道上测定 Hb 浓度。在该通道中,溶血液中的血红蛋白转变成具有特征吸收光谱的血红蛋白衍生物,用重铬酸盐作标准参照物,进行比色法测定 Hb 浓度。

根据 Hb 含量及 HbA1c 含量,计算出 HbA1c(%)。

(二)试剂

1. HbA1c 测定试剂

(1)R1 试剂:0.025 mol/L MES(2-吗啉乙基磺酸)缓冲液,0.015 mol/L Tris 缓冲液(pH 6.2),HbA1c 抗体(绵羊血清,≥ 0.5 mg/mL)和稳定剂。

(2)R2 试剂:0.025 mol/L MES 缓冲液,0.015 mol/L Tris 缓冲液(pH 6.2),HbA1c 聚半抗原(≥ 8 μg/mL)和稳定剂。

(3)定标液:人血和绵羊血制备的溶血液,9 g/L TTAB 和稳定剂。

2. Hb 测定试剂

0.02 mol/L 磷酸盐缓冲液(pH 7.4)和稳定剂。

3. 溶血试剂

9 g/L TTAB 溶液。

4. 质控物

正常值或异常值两种。

5. 其他

0.9% NaCl。

(三)操作

(1)于小试管中,加溶血试剂 1.0 mL,加入 EDTA 或肝素抗凝血 10 μL,轻轻漩涡混匀,避免形成气泡,待溶血液的颜色由红色变为棕绿色后(在 1~2 min)即可使用。此溶血液于 15~25℃可稳定 4 h,2~8℃可稳定 24 h。

(2)根据不同型号系列化分析仪及配套试剂设定参数,测定 HbA1c 浓度和测定 Hb 浓度。

详细操作程序,必须根据仪器和配套试剂盒的说明书。

(四)计算

1. IFCC 计算方案

$$HbA1c(\%) = \frac{HbA1c(g/dL)}{Hb(g/dL)} + 2.27$$

2. DCCT/NGSP 计算方案(糖尿病控制和并发症试验/美国糖化 Hb 标准化方案)

$$HbA1c(\%) = 87.6 \times \frac{HbA1c(g/dL)}{Hb(g/dL)} + 2.27$$

(五)参考值

(1) IFCC 计算方案,参考值为 2.8%~3.8%。DCCT/NGSP 计算方案,参考值为 4.8%~6.0%。
(2) 建议各实验室最好建立本实验室参考值。

(六)附注

(1) 人血来源的定标液和质控物,为防止感染的危险性不能绝对排除,因此必须像处理患者标本那样小心处理本产品。
(2) TTAB 有刺激性,注意不要接触眼睛和皮肤。
(3) 校正频度推荐如下:①试剂批号改变后。②更换比色皿后。③质控结果逾限。
(4) 正常 HbA1c 质控物及病理 HbA1c 质控物,不需用溶血试剂预处理。
(5) 每周应用 0.1 mol/L NaOH 溶液清洗比色皿一次。
(6) 特异性:本试剂盒中的抗 HbA1c 抗体与 HbA0、HbA1a、HbA1b、乙酰 Hb、氨基甲酰 Hb、糖化白蛋白和不稳定 HbA1c 无交叉反应。

(七)临床意义

同离子交换层析法。

三、亲和层析法

(一)原理

用于分离糖化与非糖化 Hb 的亲和层析凝胶柱,是交联间 – 氨基苯硼酸的琼脂糖珠。硼酸与结合在 Hb 分子上葡萄糖的顺位二醇基反应,形成可逆的五环化合物,致使样品中的糖化 Hb 选择性地结合于柱上,而非糖化 Hb 则被洗脱。然后用山梨醇解离五环化合物以洗脱糖化 Hb,在 415 nm 分别测定解析液的吸光度,计算糖化 Hb 的百分率。

(二)试剂

(1) 洗涤缓冲剂(WB):含 250 mmol/L 醋酸铵,50 mmol/L 氯化镁,200 mg/L 叠氮钠,调节至 pH 8.0 贮于室温。
(2) 洗脱缓冲剂(EB):含 200 mmol/L 山梨醇,100 mmol/L Tris,200 mg/L 叠氮钠,调节至 pH 8.5,贮于室温。
(3) 0.1 mol/L 及 1 mol/L 盐酸溶液。

(三)操作

1. 标本采集

EDTA 或肝素抗凝,静脉采血,充分混匀后置 4℃ 可保存 1 周。

2. 溶血液的制备

将抗凝全血离心,吸去血浆、白细胞及血小板层,吸 100 μL 压积红细胞至小试管中,加 2 mL 蒸馏水充分混匀,静置 5 min 后,重新混匀后离心,上清液应清亮。

3. 层析柱准备

层析柱装 0.5 mL 固相凝胶,保存于 4℃,防止直射阳光。如凝胶变为紫红色应弃去,测定前取出置室温,拔去顶塞,倾去柱中液体,再除去底帽,将层析柱插入试管中,加 2 mL 洗涤缓冲剂(WB),让洗涤液自然流出并弃去,当液体水面在凝胶面上成盘状时即停止。

4. 非结合部分(NB)的洗脱

将上述经平衡洗涤过的层析柱插入 15 mm×150 mm 标为"NB"的试管中。加 50 μL 清亮的溶血液至盘状液面的顶部,让其流出。加 0.5 mL WB 液,让其流出。此步应确保样品完全进入凝胶。加 5 mL WB 液,让其流出。以上洗脱总体积应为 5.55 mL,混合。

5. 结合或糖化(B)的洗脱

将上述层析柱转入"B"的试管中。加 3 mL EB 液,让其流出,混匀。用分光光度计,波长 415 nm 以蒸馏水调"0"点,分别测定 NB 及 B 管的吸光度。详细操作应严格按照试剂盒说明书要求。

(四）计算

$$HbA1(\%) = 87.6 \times \frac{3.0 AB}{5.55 A_{NB} + 3.0 AB} \times 100\%$$

层析柱的再生：用过的层析柱应尽快再生。加 0.1 mol/L HCl 5 mL，让其流出并弃去。再加 1 mol/L HCl 3 mL，让其流出并弃去。最后加 1 mol/L HCl 3 mL，塞上顶塞，并盖上层析柱尖端的底帽。在层析柱上标上用过的次数，放置冰箱暗处保存。一般用 5 次后即弃去。

（五）参考值

健康成年人 HbA1 平均 6.5%，范围 5.0% ~ 8.0%。

（六）附注

（1）环境温度对本法影响很小。
（2）不受异常 Hb 的干扰。
（3）不稳定的 HbA1 的干扰可以忽略不计。

第七章

血脂类检验

高脂血症是血浆中某一类或某几类脂蛋白水平升高的表现，严格说来应称为高脂蛋白血症。近年来，已逐渐认识到血浆中高密度脂蛋白胆固醇降低也是一种血脂代谢紊乱。因而，有人建议采用脂质异常血症，并认为这一名称能更为全面准确地反映血脂代谢紊乱状态。

临床脂质检测的主要目的是：①对动脉粥样硬化和高脂血症等血脂代谢异常性疾病进行诊断、病情观察和指导治疗。②作为健康普查指标，以期对动脉粥样硬化和高脂血症等血脂异常性疾病早期发现和诊断，并起到监控作用，纠正正常人的不良饮食和生活习惯。③对少见的遗传性脂蛋白异常性疾病进行诊断。

脂质除三酰甘油以营养作用为主外，其他的生理功能很多，有的虽含量较低，但生理功能却很强。细胞内脂质储量比较稳定，而血浆脂质常随生理和病理变化而变动。脂质不溶于水，只有与血浆蛋白形成一定形式的脂蛋白，具有水溶性，才能在血液中运行。血清脂质及其代谢产物的检测和分析已成为动脉粥样硬化和心、脑血管等疾病诊断、治疗、预防的重要实验诊断指标。

第一节 胆固醇

一、概述

（一）生化特性及病理生理

胆固醇（CHO）是人体的主要固醇，是非饱和固醇，基本结构为环戊烷多氢体（甾体）。正常人体含胆固醇量约为 29/kg 体重，外源性 CHO（约占 1/3）来自食物经小肠吸收，内源性 CHO（约占 2/3）由自体细胞合成。人体胆固醇除来自食物以外，90% 的内源性胆固醇在肝内由乙酰辅酶 A 合成，且受食物中胆固醇多少的制约。CHO 是身体组织细胞的基本成分，除特殊情况外（如先天性 β 脂蛋白缺乏症等），人体不会缺乏 CHO。除脑组织外，所有组织都能合成 CHO。在正常情况下，机体的 CHO 几乎全部由肝脏和远端小肠合成，因此临床和预防医学较少重视研究低胆固醇血症。一般情况下，血清 CHO 降低临床表现常不明显，但长期低 CHO 也是不正常的，能影响生理功能，如记忆力和反应能力降低等。

胆固醇的生理功能：主要用于合成细胞质膜、类固醇激素和胆汁酸。

血浆胆固醇主要存在于低密度脂蛋白（LDL）中，其次存在于高密度脂蛋白胆固醇（HDL）和极低密度脂蛋白（VLDL）中，而乳糜微粒（CM）中含量最少。胆固醇主要是以两种脂蛋白形式（LDL 和 HDL）进行转运的，它们在脂类疾病发病机制中作用相反。

个体内胆固醇平均变异系数（CV）为 8%。总胆固醇浓度提供一个基值，它提示是否应该进一步进行脂蛋白代谢的实验室检查。一般认为在胆固醇水平 < 4.1 mmol/L（160 mg/dL）时冠心病不太常见；同时将 5.2 mmol/L（200 mg/dL）作为阈值，超过该值时冠心病发生的危险性首先适度地增加，当胆固醇水平高于 5.4 mmol/L（200 mg/dL）时其危险性将大大增加。Fram-ingham 的研究结果表明，与冠心病危险性相关的总胆固醇浓度其个体预期值则较低。总胆固醇浓度只有在极值范围内才有预测意义，即 < 4.1 mmol/L（160 mg/dL）和 > 8.3 mmol/L（320 mg/dL）。临床对高胆固醇血症极为重视，将其视为发生动脉粥样硬化最重要的原因和危险因素之一。

（二）总胆固醇检测

1. 测定方法

采用胆固醇氧化酶——过氧化物酶耦联的 CHOD-PAP 法：

（1）检测原理：胆固醇酯被胆固醇酯酶分解成游离胆固醇和脂肪酸。游离胆固醇在胆固醇氧化酶的辅助下消耗氧，然后被氧化，导致 H_2O_2 增加。应用 Trinder 反应，即由酚和 4- 氨基安替比林形成的过氧化物酶的催化剂形式的红色染料，通过比色反应检验胆固醇浓度。

（2）稳定性：血浆或血清样本在 4℃时可保存 4 d。长期保存应置于 - 20℃。

2. 参考范围

我国"血脂异常防治对策专题组"提出的《血脂异常防治建议》规定：

理想范围：< 5.2 mmol/L；边缘性增高：5.23 ~ 5.69 mmol/L。

增高：> 5.72 mmol/L。

美国胆固醇教育计划（NCEP）成人治疗组（ATP）1994 年提出的医学决定水平：

理想范围：< 5.1 mmol/L；边缘性增高：5.2 ~ 6.2 mmol/L；增高：> 6.21 mmol/L。

据欧洲动脉粥样硬化协会的建议，血浆 CHO > 5.2 mmol/L 时与冠心病发生的危险性增高具有相关性。CHO 越高，这种危险增加得越大，它还可因其他危险因素如抽烟、高血压等而增强。

3. 检查指征

以下疾病应检测血清胆固醇：①动脉粥样硬化危险性的早期确诊；②使用降脂药治疗后的监测反应；③高脂蛋白血症的分型和诊断。

二、血清胆固醇异常常见原因

见表 7-1。

表 7-1　胆固醇增高与减低的常见原因

增高	减低
原发性	原发性
家族性高胆固醇血症 [低密度脂蛋白受体（LDL-R）缺陷]	无 β 脂蛋白血症
低 β 脂蛋白血症	
混合型高脂蛋白血症	α 脂蛋白缺乏症
家族性Ⅲ型高脂蛋白血症	家族性卵磷脂 - 胆固醇酯酰基转移酶（LCAT）缺乏病
继发性	继发性
内分泌疾病	严重肝脏疾病
甲状腺功能减退	急性重型肝炎
糖尿病（尤其昏迷时）	肝硬化
库欣综合征	内分泌疾病
肝脏疾病	甲状腺功能亢进
阻塞性黄疸	艾迪生病
肝癌	严重营养不良

续表

增高	减低
肾脏疾病	吸收不良综合征
肾病综合征	严重贫血
慢性肾炎肾病期	白血病
类脂性肾病	癌症晚期
药物性	
应用固醇类制剂	

三、临床思路

见图 7-1。

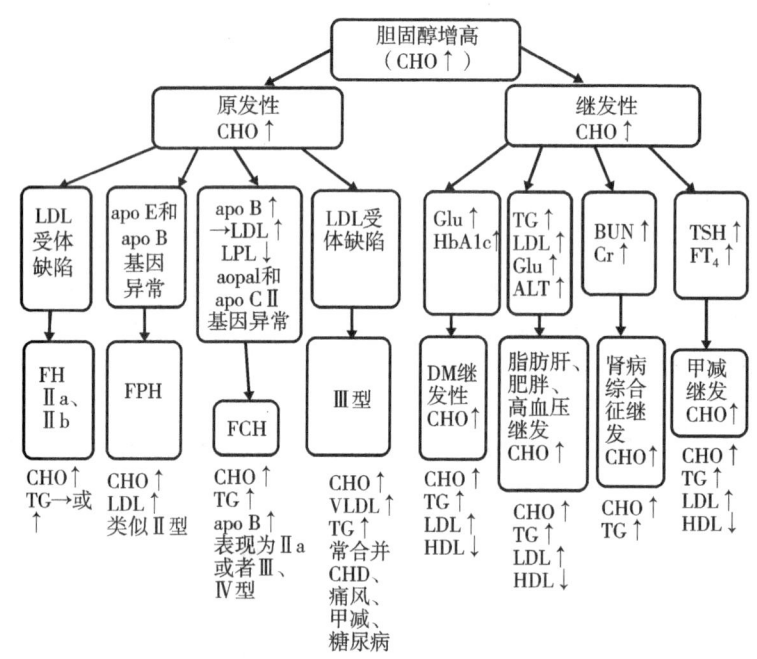

图 7-1 血清胆固醇分析临床思路图

(一) 除外非疾病因素

血清 CHO 水平受年龄、家族、民族、性别、遗传、饮食、工作性质、劳动方式、精神因素、饮酒、吸烟和职业的影响。

1. 性别和年龄

血浆胆固醇水平，男性较女性高，两性的 CHO 水平都随年龄增加而上升，但 70 岁后下降，中青年女性低于男性。女性在绝经后 CHO 可升高，这与妇女绝经后雌激素减少有关。美国妇女绝经后，血浆 CHO 可增高大约 0.52 mmol/L（20 mg/dL）。

2. 妊娠

女性妊娠中、后期可见生理性升高，产后恢复原有水平。

3. 体重

有研究提示：血浆 CHO 增高可因体重增加所致，并且证明肥胖是血浆 CHO 升高的一个重要因素。一般认为体重增加，可使人体血浆 CHO 升高 0.65 mmol/L（25 mg/dL）。

4. 运动

体力劳动较脑力劳动为低。血浆 CHO 高的人可通过体力劳动使其下降。

5. 种族

白种人较黄种人高。正常水平较高的人群往往有家族倾向。

6. 饮食

临界 CHO 升高的一个主要原因是较高的饱和脂肪酸的饮食摄入，一般认为，饱和脂肪酸摄入量占总热卡的 14%，可使血浆 CHO 增高大约 0.52 mmol/L（20 mg/dL），其中多数为 LDL-C。但是 CHO 含量不像 TG 易受短期食物中脂肪含量的影响而上升，一般讲，短期食用高胆固醇食物对血中 CHO 水平影响不大，但长期高 CHO、高饱和脂肪酸和高热量饮食习惯可使血浆 CHO 上升。素食者低于非素食者。

7. 药物

应用某些药物可使血清胆固醇水平升高，如：环孢霉素、糖皮质激素、苯妥英钠、阿司匹林、某些口服避孕药、肾上腺素能阻滞剂等。

8. 血液的采集

静脉压迫 3 min 可以使胆固醇值升高 10%。在受试者站立体位测得的值相对于卧位也出现了相似的增加。在进行血浆检测时推荐使用肝素或 EDTA 作为抗凝剂。

9. 干扰因素

血红素 > 2 g/L 和胆红素 70 mol/L（42 mg/dL）时，会干扰全酶终点法测定。抗坏血酸和 α-甲基多巴或 Metamizol 等类还原剂会引起胆固醇值假性降低，因为它们能和过氧化氢反应，阻断显色反应（即阻断 Trinder 反应过程）。

（二）血清胆固醇病理性增高

临界高胆固醇血症的原因：除了其基础值偏高外，主要是饮食因素即高胆固醇和高饱和脂肪酸摄入及热量过多引起的超重，其次包括年龄效应和女性的更年期影响。

轻度高胆固醇血症的原因：轻度高胆固醇血症是指血浆胆固醇的浓度为 6.21～7.49 mmol/L（240～289 mg/dL），大多数轻度高胆固醇血症，可能是由于上述临界高胆固醇血症的原因所致，同时合并有基因的异常。已知有几种异常原因能引起轻度高胆固醇血症：①LDL-C 清除低下和 LDL-C 输出增高；②LDL-C 颗粒富含胆固醇酯，这种情况会伴有 LDL-C 与 apo B 比值（LDL-C/apo B）增高。

重度高胆固醇血症原因：重度高胆固醇血症原因是指 CHO > 7.51 mmol/L（290 mg/dL）。许多重度高胆固醇血症是由于基因异常所致，绝大多数情况下，重度高胆固醇血症是下列多种因素共同所致：①LDL-C 分解代谢减低，LDL-C 产生增加；②LDL-apo B 代谢缺陷，LDL-C 颗粒富含胆固醇酯；③上述引起临界高胆固醇血症的原因。大多数重度高胆固醇血症很可能是多基因缺陷与环境因素相互作用所致。

1. 成人胆固醇增高与冠心病

血清胆固醇的水平和发生心血管疾病危险性间的关系，在年轻男性和老年女性有相关性，女性出现冠心病的临床表现和由冠心病导致死亡的年龄一般比男性晚 15 年。因此，区分未绝经和已绝经的妇女尤为重要。对成人高脂血症的筛选是针对心血管危险因素的常规检查程序的一部分。

2. 儿童期胆固醇增高与冠心病

成人血清胆固醇水平升高和冠心病死亡率增加间的密切关系已经明确，儿童时期还不确定，因为儿童期胆固醇增高不会维持到成人期，相反，儿童期的低水平到成人期以后可能变为较高的水平。

儿童期的研究有助于识别和治疗那些很有可能发展成为高脂血症和冠心病高危因素的人群。欧洲动脉粥样硬化协会提出了以下建议来识别儿童的脂质紊乱。

以下情况需测定血清胆固醇水平：

（1）父母或近亲中有人 60 岁以前就患有心血管疾病的儿童和青少年。

（2）父母中的一方有高胆固醇血症，胆固醇水平 > 7.8 mmol/L（300 mg/dL）的家族史的儿童。胆固醇水平 > 5.2 mmol/L（200 mg/dL），年龄在 2 到 19 岁之间的儿童和青少年则考虑为高水平且将来需要复查。

3. 高胆固醇血症病理状态

高胆固醇血症有原发性与继发性两类。原发性见于家族性高胆固醇血症、多基因家族性高胆固醇血症、家族性 apo B 缺陷症、混合性高脂蛋白血症等基因遗传性疾病。继发性见于如动脉粥样硬化、冠心病、糖尿病、肾病综合征、甲状腺功能减退和阻塞性黄疸等疾病在病理改变过程中引发脂质代谢紊乱时所形成的异常脂蛋白血症。

(1) 家族性高胆固醇血症：原发性高胆固醇血症主要见于家族性高胆固醇血症（FH）。家族性高胆固醇血症是单基因常染色体显性遗传性疾病，由于 LDL-C 受体先天缺陷造成体内 LDL-C 清除延缓而引起血浆胆固醇水平升高，患者常有肌腱黄色瘤。在心肌梗死存活的患者中占 5%。家族性高胆固醇血症患者发生动脉粥样硬化的危险性与其血浆胆固醇水平升高的程度和时间有着密切关系。

家族性高胆固醇血症的临床特征可分为四方面：高胆固醇血症、黄色瘤及角膜环、早发的动脉粥样硬化和阳性家族史。

①高胆固醇血症：高胆固醇血症是该病最突出的血液表现，即在婴幼儿时期即已明显。杂合子患者血浆胆固醇水平为正常人的 2～3 倍，多超过 7.76 mmol/L（300 mg/dL）；纯合子患者为正常人的 4～6 倍，多超过 15.5 mmol/L（600 mg/dL）。血浆 TG 多正常，少数可有轻度升高。因此患者多属 Ⅱa 型高脂蛋白血症，少数可为 Ⅱb 型高脂蛋白血症。②黄色瘤和角膜环：黄色瘤是家族性高胆固醇血症常见而又重要的体征。依其好发部位、形态特征可分为腱黄瘤、扁平黄瘤和结节性黄瘤。其中以腱黄瘤对本病的诊断意义最大。杂合子型患者黄色瘤多在 30 岁以后出现，纯合子型患者常在出生后前 4 年出现，有的出生时就有黄色瘤。角膜环合并黄色瘤常明显提示本病的存在。③早发的动脉粥样硬化：由于血浆胆固醇异常升高，患者易早发动脉粥样硬化。杂合子型患者冠心病平均发病年龄提前 10 岁以上，纯合子型患者多在 30 岁前死于冠心病，文献报告曾有年仅 18 个月幼儿患心肌梗死的报告。④阳性家族史：家族性高胆固醇血症是单基因常染色体显性遗传性疾病。因此杂合子患者的父母至少有一个是该病的患者，而家族性高胆固醇血症仅占高胆固醇血症的大约 1/20，并且不是所有的病例均有特征性的黄色瘤，故家系分析对该病的诊断是十分重要和必不可少的，对年轻的杂合子患者的诊断尤其是如此。

(2) 多基因家族性高胆固醇血症：在临床上这类高胆固醇血症相对来说较为常见，其患病率可能是家族性高胆固醇血症的 3 倍。

该病是由多种基因异常所致，研究提示可能相关的异常基因包括 apo E 和 apo B。更为重要的是这些异常基因与环境因素相互作用，引起血浆胆固醇（CHO）升高。环境因素中以饮食的影响最明显，经常进食高饱和脂肪酸、高 CHO 和高热量饮食者是血浆 CHO 升高的主要原因。由于是多基因缺陷所致，其遗传方式也较为复杂，有关的基因缺陷尚不清楚。这类患者的 apo E 基因型多为 E4 杂合子或 E4 纯合子。其主要的代谢缺陷是 LDL-C 过度产生或 LDL-C 降解障碍。多基因家族性高胆固醇血症的临床表现类似于 Ⅱ 型高脂蛋白血症，主要表现为：血浆胆固醇水平轻度升高，偶可中度升高。患者常无黄色瘤。

诊断：在家族调查中，发现有两名或两名以上的成员血浆胆固醇水平升高，而家庭成员中均无黄色瘤。

(3) 家族性混合型高脂蛋白血症（FCH）：为常染色体遗传，在 60 岁以下患有冠心病者中，这种类型的血脂异常最常见（占 11.3%），在一般人群中 FCH 的发生率为 1%～2%。另有研究表明：在 40 岁以上原因不明的缺血性脑卒中患者中，FCH 为最多见的血脂异常类型。

病因：有关 FCH 的发病机制尚不十分清楚，目前认为可能与以下几方面有关：①apo B 产生过多，因而 VLDL 的合成是增加的，这可能是 FCH 的主要发病机制之一。②小而密颗粒的 LDL-C 增加，LDL-C 颗粒中含 apo B 相对较多，因而产生小颗粒致密的 LDL-C。这种 LDL-C 颗粒的大小是与空腹血浆 TG 浓度呈负相关，而与 HDL-C 水平呈正相关。③酯酶活性异常和脂质交换障碍，脂蛋白酯酶（LPL）是脂蛋白代谢过程中一个关键酶。LPL 活性下降引起血浆 VLDL 清除延迟，导致餐后高脂血症。④apoAⅠ和 apoCⅢ基因异常。⑤脂肪细胞脂解障碍。

临床表现与诊断：FCH 的血脂异常特点是血浆 CHO 和 TG 均有升高，其生化异常类似于 Ⅱb 型高脂蛋白血症，临床上 FCH 患者很少见到各种类型的黄色瘤，但合并有早发性冠心病者却相当常见。FCH 的临床和生化特征及提示诊断要点如下。①第一代亲属中有多种类型高脂蛋白血症的患者；②早发性冠心病的阳性家族史；③血浆 TG、CHO 和 apo B 水平升高；④第一代亲属中无黄色瘤检出；⑤家族成员中 20 岁以下者无高脂血症患者；⑥表现为 Ⅱa、Ⅱb、Ⅳ 或 Ⅴ 型高脂蛋白血症；⑦LDL-C/apo B 比例降低。一般认为，只要存在第①、②和③点就足以诊断 FCH。

4. 继发性高胆固醇血症

（1）血浆胆固醇增高与动脉粥样硬化：CHO 高者发生动脉硬化、冠心病的频率高，但冠心病患者并非都有 CHO 增高。高血与动脉粥样硬化是两种不同又可互为因果、相互促进的疾病，高血压病时，血浆 CHO 不一定升高，升高可能伴有动脉粥样硬化。因此高胆固醇作为诊断指标来说，它不够特异，也不够敏感，只能作为一种危险因素。因此血浆 CHO 测定最常用作动脉粥样硬化的预防、发病估计、疗效观察的参考指标。

（2）血浆胆固醇增高与糖尿病：胰岛素的生理功能是多方面的，它可以促进脂蛋白酯酶（LPL）的活性，抑制激素敏感脂肪酶的活性，此外它还能促进肝脏极低密度脂蛋白胆固醇（VLDL）的合成与分泌，促进 LDL-C 受体介导的 LDL-C 降解等。由于胰岛素可通过多种方式和途径影响和调节脂质和脂蛋白代谢，据统计大约 40% 的糖尿病患者并发有异常脂蛋白血症，其中 80% 左右表现为高三酰甘油血症即Ⅳ型高脂蛋白血症。患者血脂的主要改变是 TG、CHO 和 LDL-C 的升高及 HDL-C 的降低，WHO 分型多为Ⅳ型，也可为Ⅱb 型，少数还可表现为Ⅰ或Ⅴ型。流行病学调查研究发现，糖尿病伴有继发性异常脂蛋白血症的患者比不并发的患者冠心病的发病率高 3 倍，因此有效地防治糖尿病并发异常脂蛋白血症是降低糖尿病并发冠心病的关键之一。值得注意的是，并非发生于糖尿病患者的异常脂蛋白血症均是继发性的，其中一部分可能是糖尿病并发原发性异常脂蛋白血症。单纯的血脂化验很难完成对两者的鉴别，主要的鉴别还是观察对糖尿病治疗的反应。

（3）血浆胆固醇增高与甲状腺功能减退：甲状腺素对脂类代谢的影响是多方面的，它既能促进脂类的合成，又能促进脂质的降解，但综合效果是对分解的作用强于对合成的作用。该病患者的血脂改变主要表现为 TG、CHO 和 LDL-C 水平的提高。血脂变化的严重程度主要与甲状腺素的缺乏程度平行而不依赖于这种缺乏的病理原因。甲状腺素能激活胆固醇合成的限速酶 -HMG-CoA 还原酶，也可促进 LDL 受体介导的 LDL-C 的降解，还能促进肝脏胆固醇向胆汁酸的转化。这些作用的综合是降解和转化强于合成，故甲亢患者多表现为 CHO 和 LDL-C 降低，而甲状腺功能减退者表现为二者升高。

（4）血浆胆固醇增高与肾病综合征：肾病综合征血脂的主要改变为胆固醇和三酰甘油（TG）显著升高。血浆胆固醇与血浆白蛋白的浓度呈负相关。如果蛋白尿被纠正，肾病的高脂蛋白血症是可逆的。肾病综合征并发脂蛋白异常的机制尚不完全清楚，多数学者认为是由于肝脏在增加白蛋白合成的同时，也刺激了脂蛋白尤其是 VLDL 的合成。VLDL 是富含 TG 的脂蛋白，它又是 LDL-C 的前体，另一可能原因是 VLDL 和 LDL-C 降解减慢。由于 VLDL 和 LDL-C 合成增加，降解减慢，故表现为 CHO 和 TG 的明显升高。

（5）血浆胆固醇增高与肝脏疾病：肝脏是机体 LDL-C 受体最丰富的器官，也是机体合成胆固醇最主要的场所，它还能将胆固醇转化为胆汁酸。由于肝脏在脂质和脂蛋白的代谢中发挥有多方面的重要作用，因此许多肝病并发有异常脂蛋白血症。

（三）血浆胆固醇病理性降低

低胆固醇血症较高胆固醇血症为少，低胆固醇血症也有原发与继发，前者如：家族性 α 和 β 脂蛋白缺乏症，后者如：消耗性疾病、恶性肿瘤的晚期、甲状腺功能亢进、消化和吸收不良、严重肝损伤、巨幼细胞性贫血等。低胆固醇血症易发生脑出血，可能易患癌症（未证实）。雌激素、甲状腺激素、钙离子通道拮抗剂等药物使血浆胆固醇降低。此外，女性月经期可降低。

第二节　三酰甘油

一、概述

（一）生化特征及病理生理

和胆固醇一样，由于三酰甘油低溶解度，它们和载脂蛋白结合在血浆中运送。富含三酰甘油的脂蛋白是乳糜微粒（来源于饮食的外源性三酰甘油）和极低密度脂蛋白（内源性三酰甘油）。

血 TG 来源有二：一为外源性 TG，来自食物，二是内源性 TG，是在肝脏和脂肪等组织中合成。主要途径有：①摄入的高热量食物中的葡萄糖代谢提供多余的甘油和脂肪酸，身体将其以脂肪形式贮存。②外源性 TG 超过机体能量需要，过剩的甘油和脂肪酸在组织（主要是脂肪组织）中再酯化为甘油三酯。肝脏合成 TG 的能力最强，但不能贮存脂肪，合成的 TG 与 apo B100、apo C 等及磷脂、胆固醇结合为 VLDL，由细胞分泌入血而至其他组织。如有营养不良，中毒，缺乏必需脂肪酸、胆碱与蛋白时，肝脏合成的 TG 不能组成 VLDL，而聚集在胞质，形成脂肪肝。

三酰甘油是一种冠心病危险因素，当 TG 升高时，应该给予饮食控制或药物治疗。另一方面，TG 具有促血栓形成作用和抑制纤维蛋白溶解系统，TG 的促凝作用使体内血液凝固性增加与冠心病（CHD）的发生有一定的关系，TG 可能通过影响血液凝固性而成为 CHD 的危险因素。

血浆 TG 升高一般没有 CHO 升高那么重要，对于 TG 是否是 CHD 的危险因子还有不同意见，TG 浓度和 HDL-C 浓度关系呈负相关。其显著增加（11.3 mmol/L）时易发生间歇性腹痛、皮肤脂质沉积和胰腺炎。大多数 TG 增高是由饮食引起。许多器官的疾病如肝病、肾脏病变、甲状腺功能减退、胰腺炎可并发继发性高三酰甘油血症。

（二）三酰甘油的检测

1. 测定方法

TG 测定方法主要分化学法和酶法两大类，目前酶法测定为推荐方法。

TG 酶法的测定原理：TG 的测定首先用酯酶将 TG 水解为脂肪酸和甘油，再用甘油激酶催化甘油磷酸化为甘油-3-磷酸，后者可耦联甘油磷酸氧化酶-过氧化物酶的 GPOPAP 比色法或丙酮酸激酶-乳酸脱氢酶的动力学紫外测定法检测。

稳定性：血清置密闭瓶内 4~8℃可贮存一周，如加入抗生素和叠氮钠混合物保存，可存放 1~2 周，-20℃可稳定数月。脂血症血清混浊时可用生理盐水稀释后测定。

2. 参考范围

正常人 TG 水平受生活条件的影响，个体间 TG 水平差异比 CHO 大，呈明显正偏态分布。我国关于《血脂异常防治建议》中提出：

理想范围：≤ 1.7 mmol/L（150 mg/dL）；

边缘增高：1.7~2.25 mmol/L（150~200 mg/dL）；

增高：2.26~5.64 mmol/L（200~499 mg/dL）；

很高：≥ 5.65 mmol/L（500 mg/dL）。

3. 检查指征

（1）早期识别动脉粥样硬化的危险性和高脂蛋白血症的分类。

（2）对使用降脂药物治疗的监测。

二、引起 TG 病理性异常的常见疾病

（一）引起 TG 病理性增高的常见疾病

（1）饮食性：高脂肪高热量饮食、低脂肪高糖饮食、饮酒等。

（2）代谢异常：糖尿病、肥胖症、动脉粥样硬化、痛风等。

（3）家族性高三酰甘油血症。

（4）内分泌疾病：甲状腺功能减退症、Cushing 综合征、肢端肥大症等。

（5）肝胆道疾病：梗阻性黄疸，脂肪肝，Zieve 综合征。

（6）胰腺疾病：急性、慢性胰腺炎。

（7）肾疾病：肾病综合征。

（8）药物影响：ACTH、可的松、睾酮、利尿剂等。

（二）引起 TG 病理性降低的常见疾病

（1）内分泌疾病：甲状腺功能亢进症、Addison 病、垂体功能减退症。

（2）肝胆道疾病：重症肝实质性损害（肝硬化等）。

（3）肠疾病：吸收不良综合征。

（4）恶病质：晚期肿瘤，晚期肝硬化，慢性心功能不全终末期。

（5）先天性 β- 脂蛋白缺乏症。

三、临床思路

见图 7-2。

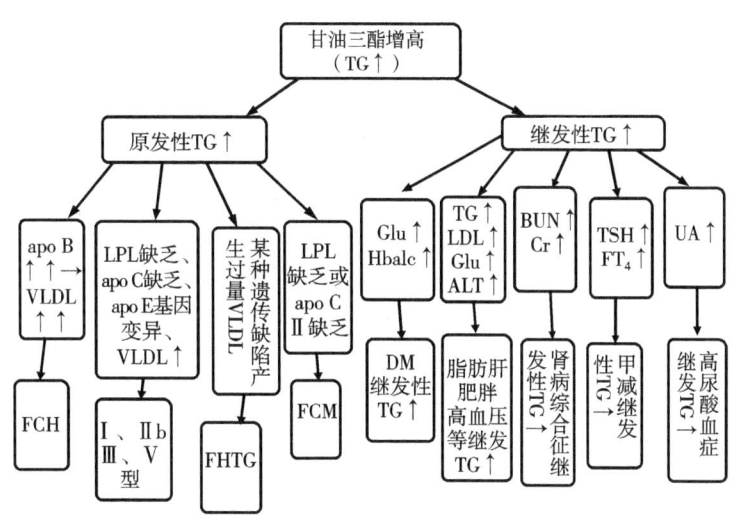

图 7-2 血清三酰甘油分析临床思路图

（一）除外非疾病因素

健康人群 TG 水平受生活习惯、饮食条件、年龄等影响，TG 水平在个体内和个体间的波动均较大。

1. 营养因素

许多营养因素均可引起血浆三酰甘油水平升高，大量摄入单糖亦可引起血浆三酰甘油水平升高，这可能与伴发的胰岛素抵抗有关；也可能是由于单糖可改变 VLDL 的结构，从而影响其清除速度。因我国人群的饮食脂肪量较西方国家为低，所以血清 TG 水平较欧美为低，与日本较接近。饭后血浆 TG 升高，并以 CM 的形式存在，可使血浆混浊，甚至呈乳糜样，称为饮食性脂血。因此，TG 测定标本必须在空腹 12～16 h 后静脉采集。进食高脂肪后，外源性 TG 可明显上升，一般在餐后 2～4 h 达高峰，8 h 后基本恢复至空腹水平，有的甚至在 2～3 d 后仍有影响；进高糖和高热量饮食，因其可转化为 TG，也可使 TG 升高，故在检查时要排除饮食的干扰，一定要空腹采集标本。较久不进食者也可因体脂被动员而使内源性 TG 上升。

2. 年龄与性别

儿童 TG 水平低于成人。30 岁以后，TG 可随年龄增长稍有上升。成年男性稍高于女性，60 岁以后可有下降，更年期后女性高于男性。

3. 血液的采集

静脉压迫时间过长和将带有血凝块的血清保存时间太长都会造成 TG 升高。

4. 干扰因素

血红蛋白 > 2 g/L 时会刺激三酰甘油增高。抗坏血酸 > 30 mg/L 和胆红素 > 342 μmol/L（20 mg/dL）时会引起三酰甘油假性降低，因为它们能和过氧化氢反应，阻断显色反应。

5. 药物

某些药物会导致某些个体的异常脂蛋白血症。如果怀疑有这些影响，应考虑暂时停止使用相关药物并且要监测它对脂类的作用。常见有 β 肾上腺素能受体阻断剂、利尿药、糖皮质激素及口服避孕药等可对异常脂蛋白血症形成影响。

6. 酒精

过度饮酒是造成高三酰甘油血症的最常见的原因之一，常伴酒精性脂肪肝，均呈现Ⅳ型和Ⅴ型高脂蛋白血症，有时还并发胰腺炎和暴发性黄色瘤。在少数病例发生高脂血症的同时还伴发黄疸和溶血性贫血（Zieve综合征）。即使是适度持续饮酒也会导致三酰甘油有明显升高；高三酰甘油血症的影响在Ⅳ型出现前最明显，且由于同时摄入了饮食中脂肪而进一步加重。肝脏中的乙醇代谢抑制了脂肪酸的氧化，还导致了三酰甘油合成中游离脂肪酸的有效利用。特异的病征是脂质和GGT同时升高。戒酒会造成三酰甘油快速下降。

7. 生活方式

习惯于静坐的人血浆三酰甘油浓度比坚持体育锻炼者要高。无论是长期或短期体育锻炼均可降低血浆三酰甘油水平。锻炼尚可增高脂蛋白酯酶活性，升高HDL水平特别是HDL的水平，并降低肝酯酶活性。长期坚持锻炼，还可使外源性三酰甘油从血浆中清除增加。

8. 吸烟

吸烟可增加血浆三酰甘油水平。流行病学研究证实，与正常平均值相比较，吸烟可使血浆三酰甘油水平升高9.1%。然而戒烟后多数人有暂时性体重增加，这可能与脂肪组织中脂蛋白酯酶活性短暂上升有关，此时应注意控制体重，以防体重增加而造成三酰甘油浓度的升高。

（二）血清TG病理性增高

血浆中乳糜微粒（CM）的三酰甘油含量达90%~95%，极低密度脂蛋白（VLDL）中三酰甘油含量也达60%~65%，因而这两类脂蛋白统称为富含三酰甘油的脂蛋白。血浆三酰甘油浓度升高实际上是反映了CM和（或）VLDL浓度升高。凡引起血浆中CM和（或）VLDL升高的原因均可导致高三酰甘油血症。病理性因素所致的TG升高称为病理性高脂血症。通常将血脂高于2.2 mmol/L（200 mg/dL）称为高脂血症，我国关于《血脂异常防治建议》中提出，TG升高是指TG大于1.65 mmol/L。研究证实：富含TG的脂蛋白是CHD独立的危险因素，TG增高表明患者存在代谢综合征，需进行治疗。

高三酰甘油血症有原发性和继发性两类，前者多有遗传因素，包括：家族性高三酰甘油血症与家族性混合型高脂蛋白血症等。继发性见于肾病综合征、甲状腺功能减退、失控的糖尿病。但往往不易分辨原发或继发。高血压、脑血管病、冠心病、糖尿病、肥胖与高脂蛋白血症等往往有家族性积聚现象。例如，糖尿病患者胰岛素抵抗和糖代谢异常，可继发TG（或同时有胆固醇）升高，但也可能同时有糖尿病和高TG两种遗传因素。

1. 原发性高三酰甘油血症

通常将高脂蛋白血症分为Ⅰ、Ⅱa、Ⅱb、Ⅲ、Ⅳ、Ⅴ六型，除Ⅱa型外，都有高TG血症。原发性高脂蛋白血症Ⅰ和Ⅲ型，TG明显升高；原发性高脂蛋白血症Ⅳ和Ⅴ型，TG中度升高。这些患者多有遗传因素。

（1）Ⅰ型高脂蛋白血症：是极为罕见的高乳糜微粒（CM）血症，为常染色体隐性遗传。正常人禁食12 h后，血浆中已几乎检测不到CM。但是，当有脂蛋白酯酶和（或）apo CⅡ缺陷时，将引起富含三酰甘油的脂蛋白分解代谢障碍，且主要以CM代谢为主，造成空腹血浆中出现CM。

病因：①脂蛋白酯酶（LPL）缺乏，影响了外源性TG的分解代谢，血浆TG水平通常在11.3 mmol/L（1 000 mg/dL）以上。由于绝大多数的TG都存在于CM中，因而血浆VLDL水平可正常或稍有增高，但是LDL-C和HDL-C水平是低下的。CM中所含CHO很少，所以血浆CHO并不升高或偏低。②apoCⅡ缺乏，apo CⅡ是LPL的激活剂，LPL在TG的分解代谢中起重要作用，需要apo CⅡ的同时存在。

临床特征：外源性脂蛋白代谢障碍，血浆中CM浓度显著升高。乳糜微粒（CM）血症患者常诉有腹痛发作，多在进食高脂或饱餐后发生。严重的高乳糜微粒（CM）血症时常伴有急性胰腺炎的反复发作。

（2）Ⅱb型高脂蛋白血症：此型同时有CHO和TG增高，即混合型高脂蛋白血症。

（3）Ⅲ型高脂蛋白血症：亦称为家族性异常β脂蛋白血症，是由于apo E的基因变异，apo E分型多为E2/E2纯合子，造成含apo E的脂蛋白如CM、VLDL和LDL-C与受体结合障碍，因而引起这些脂蛋白在血浆中聚积，使血浆TG和CHO水平明显升高，但无乳糜微粒血症。

（4）Ⅳ型高脂蛋白血症：此型只有 TG 增高，反映 VLDL 增高。但是 VLDL 很高时也会有 CHO 轻度升高，所以Ⅳ型与Ⅱb 型有时难以区分，主要是根据 LDL-C 水平做出判断。家族性高 TG 血症属于Ⅳ型。

（5）Ⅴ型高脂蛋白血症：与Ⅰ型高脂蛋白血症相比较，TG 和 CHO 均升高，但以 TG 增高为主，Ⅰ型高脂蛋白血症患者的空腹血浆中乳糜微粒升高的同时伴有 VLDL 浓度升高。鉴别Ⅰ型和Ⅴ型高脂蛋白血症很困难，最大的区别是Ⅴ型高脂蛋白血症发生年龄较晚，且伴有糖耐量异常。此型可发生在原有的家族性高 TG 血症或混合型高脂血症的基础上，继发因素有糖尿病、妊娠、肾病综合征、巨球蛋白血症等，易于引发胰腺炎。

（6）家族性高三酰甘油血症（FHTG）：该病是常染色体显性遗传。原发性高三酰甘油血症是因过量产生 VLDL 引起。

原因：由于某种独特遗传缺陷，干扰体内 TG 的代谢。

临床表现：①FHTG 易发生出血性胰腺炎，这与血浆中乳糜微粒浓度有直接的关系，推测是由于乳糜微粒栓子急性阻塞了胰腺的微血管的血流所致。②FHTG 患者常同时合并有肥胖、高尿酸血症和糖耐量异常。③高 TG，若血浆三酰甘油浓度达到 11.3 mmol/（1 000 mg/dL）或更高时，常可发现脾大，伴有巨噬细胞和肝细胞中脂肪堆积。④严重的高三酰甘油血症患者，空腹血浆中亦可存在乳糜微粒血症，而血浆 TG 浓度可高达 56 mmol/L（5 000 mg/dL）；中度高三酰甘油血症患者合并糖尿病时，常引起血浆中 VLDL 明显增加，并会出现空腹乳糜微粒血症；轻到中度高三酰甘油血症患者常无特别的症状和体征。⑤在躯干和四肢近端的皮肤可出现疹状黄色瘤。

（7）家族性混合型高脂血症：这是一种最常见的高脂血症类型，主要表现为血浆胆固醇和三酰甘油浓度同时升高，其家族成员中常有多种不同的高脂蛋白血症表型存在。该症的主要生化特征是血浆 apo B 水平异常升高。

（8）HDL 缺乏综合征：见于一组疾病如鱼眼病、apo AⅠ缺乏或 Tangier 病。大多数受累患者中，血浆三酰甘油仅轻度升高［2.26～4.52 mmol/L（200～400 mg/dL）］，而血浆 HDL-C 浓度则显著降低。患者都有不同程度的角膜混浊，其他临床表现包括黄色瘤（apo AⅠ缺乏症）、肾功能不全、贫血、肝脾大、神经病变。

（9）家族性脂质异常性高血压：这是近年来提出的一个新的综合病症，主要表现为过早发生家族性高血压、高血压伴富含三酰甘油的脂蛋白代谢异常。

（10）家族性脂蛋白酯酶缺乏病：家族性 LPL 缺乏病是一种较罕见的常染色体隐性遗传性疾病。儿童期间发病，显著的特征为空腹血存在明显的乳糜微粒，TG 极度升高，表现为Ⅰ型高脂蛋白血症；临床特点为经常的腹痛和反复的胰腺炎发作，皮疹性黄色瘤及肝脾肿大等；特异性检查显示肝素后血 LPL 活性极度降低，不足正常人的 10%，而 apo CⅡ正常。

2. 基因异常所致血浆 TG 水平升高

（1）CM 和 VLDL 装配的基因异常：人类血浆 apo B 包括两种，即 apo B48 和 apo B100，这两种 apo B 异构蛋白是通过 apo B mRNA 的单一剪接机制合成。apo B100 通过肝脏以 VLDL 形式分泌，而 apo B48 则在肠道中合成，并以 CM 的形式分泌。由于 apo B 在剪接过程中有基因缺陷，造成 CM 和 VLDL 的装配异常，由此而引起这两种脂蛋白的代谢异常，引起高 TG 血症。

（2）脂蛋白酯酶和 apo CⅡ基因异常：血浆 CM 和 VLDL 中的三酰甘油有效地水解需要脂蛋白酯酶（LPL）和它的复合因子 apo CⅡ参与。脂蛋白酯酶和 apo CⅡ的基因缺陷将导致甘油三酯水解障碍，因而引起严重的高三酰甘油血症。部分 apo CⅡ缺陷的患者可通过分析肝素化后脂蛋白酯酶活性来证实。

（3）apo E 基因异常：apo E 基因异常，可使含有 apo E 的脂蛋白代谢障碍，这主要是指 CM 和 VLDL。CM 的残粒是通过 apo E 与 LDL 受体相关蛋白结合而进行分解代谢，而 VLDL 则是通过 apo E 与 LDL 受体结合而进行代谢。apo E 基因有三个常见的等位基因即 E2、E3 和 E1。apo E2 是一种少见的变异，由于 E2 与上述两种受体的结合力都差，因而造成 CM 和 VLDL 残粒的分解代谢障碍。所以 apo E2 等位基因携带者血浆中 CM 和 VLDL 残粒浓度增加，因而常有高三酰甘油血症。

3. 继发性高三酰甘油血症

许多代谢性疾病，某些疾病状态，激素和药物等都可引起高三酰甘油血症，这种情况一般称为继发性高三酰甘油血症。继发性高TG血症见于肾病综合征、甲状腺功能减退、失控的糖尿病、饥饿等。

（1）高三酰甘油血症与糖尿病：糖尿病患者胰岛素抵抗和糖代谢异常，可继发TG（或同时有胆固醇）升高，这主要决定于血糖控制情况。由于病程及胰岛素缺乏程度不同，有较多的研究观察到高TG血症与胰岛素抵抗（IR）综合征之间存在非常密切的关系。青少年的1型糖尿病、重度胰岛素缺乏常伴有显著的高TG血症，这是由于胰岛素不足和来自脂肪组织的脂肪酸增加引起脂蛋白酯酶（LPL）缺乏，使CM在血浆中聚积的结果。这促进了TG的合成。HDL-C通常降低，LDL-C升高。胰岛素治疗后很快回复到正常水平。在2型糖尿病患者（T2DM）的高胰岛素血症常引起内源性胰岛素过度分泌以补偿原有的胰岛素抵抗，大多数胰岛素抵抗综合征患者合并TG水平升高。同样部分高TG血症患者同时有肥胖及血浆胰岛素水平升高，更重要的是，胰岛素抵抗综合征也可引起LDL-C结构异常，与高TG血症同时存在时，具有很强的致动脉粥样硬化作用。2型糖尿病时TG和VLDL（50%～100%）会出现中度增高，特别在肥胖患者尤为明显，可能是由于VLDL和apo B100合成得多，血浆LDL-C水平通常正常，但LDL-C富含三酰甘油。HDL-C通常会减少且富含三酰甘油。

（2）高三酰甘油血症与冠心病：冠心病患者血浆TG偏高者比一般人群多见，但这种患者LDL-C偏高与HDL-C偏低也多见，一般认为单独的高三酰甘油血症不是冠心病的独立危险因素，只有伴以高胆固醇、高LDL-C、低HDL-C等情况时，才有意义。

（3）高三酰甘油血症与肥胖：在肥胖患者中，由于肝脏过量合成apo B，因而使VLDL的产生明显增加。此外肥胖常与其他代谢性疾病共存，如肥胖常伴有高三酰甘油血症，葡萄糖耐量受损，胰岛素抵抗和血管疾病，这些和2型糖尿病类似。腹部肥胖者比臀部肥胖者TG升高更为明显。

（4）高三酰甘油血症与肾脏疾病：高脂血症是肾病综合征主要临床特征之一。肾脏疾病时的血脂异常发生机制，主要是因VLDL和LDL-C合成增加，但也有人认为：可能与这些脂蛋白分解代谢减慢有关。低白蛋白血症的其他原因也会产生相同的结果。中度病例通常会出现低水平的高胆固醇血症（Ⅱa型），严重病例会出现高三酰甘油血症（Ⅱb型）。如果蛋白尿被纠正，肾病的高脂蛋白血症是可逆的。

高脂蛋白血症在慢性肾衰包括血液透析中常见，但和肾病综合征不同的是，它以高甘油三酯血症为主。其原因是脂肪分解障碍，推测可能是由于尿毒症患者血浆中的脂蛋白酯酶被一种仍然未知的因子所抑制，血液透析后患者会表现出CM浓度升高和HDL-C水平下降。接受过慢性流动腹膜透析（CAPD）治疗的患者也常出现高脂蛋白血症。肾移植以后接受血液透析更容易出现LDL-C和VLDL的升高。此时免疫抑制药物起主要作用。

（5）高三酰甘油血症与甲状腺功能减退症：此症常合并有血浆TG浓度升高，这主要是因为肝脏三酰甘油酶减少而使VLDL清除延缓所致。

（6）高三酰甘油血症与高尿酸血症：大约有80%的痛风患者有高TG血症，反之，高TG血症患者也有高尿酸血症。这种关系也受环境因素影响，如过量摄入单糖、大量饮酒和使用噻嗪类药物。

（7）异型蛋白血症：这种情况可见于系统性红斑狼疮或多发性骨髓瘤的患者，由于异型蛋白抑制血浆中CM和VLDL的清除，因而引起高三酰甘油血症。

（四）TG的病理性降低

低TC血症是指TG低于0.55 mmol/L（50 mg/dL）。见于遗传性原发性无或低β脂蛋白血症；继发性TG降低常见于代谢异常、吸收不良综合征、慢性消耗、严重肝病、甲状腺功能亢进、恶性肿瘤晚期和肝素应用等。

第三节 高密度脂蛋白

一、概述

（一）生化特征和病理生理

高密度脂蛋白胆固醇（HDL-C）是血清中颗粒最小、密度最大的一组脂蛋白。HDL-C 的主要蛋白质是 apo A-Ⅰ。血清总胆固醇中大约有 25% 是以 HDL-C 的形式运送的。

HDL-C 的合成有三条途径：①直接由肝和小肠合成，由小肠合成分泌的 HDL-C 颗粒中主要含 apo AⅠ，而肝脏合成分泌的 HDL-C 颗粒则主要含 apo E。②由富含三酰甘油脂蛋白、乳糜微粒和 VLDL 发生脂溶分解时衍生而来。③周围淋巴中亦存在磷脂双层结构，可能是细胞膜分解衍生而来。

HDL-C 生理功能：HDL-C 是把外周组织过剩的胆固醇重新运回肝脏，或者将其转移到其他脂蛋白，如乳糜微粒、VLDL 残粒上，然后这些物质又被肝摄取，进行代谢，因此称为胆固醇的逆向转运。在肝内，胆固醇或者是直接分泌入胆汁，变成胆汁酸；或者在合成脂蛋白时又被利用。HDL-C 可以促进和加速胆固醇从细胞和血管壁的清除及将它们运送到肝脏。因此，它们的功能在很多方面和 LDL-C 相反。一般认为 HDL-C 有抗动脉粥样硬化（AS）形成作用。除上述功能外，HDL-C 的重要功能还包括作为 apo C 和 apo E 的储存库。它们的 apo C 和 apo E 不断地穿梭于 CM、VLDL 和 HDL-C 之间。如前所述，这不仅对 CM 和 VLDL 的三酰甘油水解，而且对这些脂蛋白的代谢、特别是为肝细胞结合和摄取都发挥重要作用。

（二）HDL-C 的检测

近年来关于 HDL-C 测定的方法进展很快，从各种沉淀法已发展到化学修饰、酶修饰、抗体封闭、化学清除等多种方法，目前主要测定方法为匀相测定法，使测定胆固醇的酶只和 HDL-C 反应，使 HDL-C 测定更加方便准确。

1. 测定方法

匀相测定法：

（1）HDL-C 测定反应原理有以下几种：① PEG 修饰酶法（PEG 法）；②选择性抑制法（SPD 法）；③抗体法（AB 法）；④过氧化氢酶法（CAT 法）。

基本原理如下：首先向标本中加入表面活性剂将非 HDL-C 的脂蛋白结构破坏，使其中所含 CHO 与相应的酶反应而消耗，其后加入第二试剂，试剂中的表面活性剂破坏留下的 HDL-C 结构，使其中 CHO 得以和酶及显色剂反应而测得 HDL-C。

（2）稳定性：在存储过程中，由于脂蛋白间的相互作用，血清和血浆中的 HDL-C 会发生改变。因此，血清标本在 2~8℃可稳定 3 d，-20℃可稳定数周，长期保存样本应放在-70℃贮存。

2. 参考范围

我国《血脂异常防治建议》提出的判断标准：

理想范围：> 1.04 mmol/L（> 40 mg/dL）；减低：≤ 0.91 mmol/L（≤ 35 mg/dL）。

美国胆固醇教育计划（NCEP），成人治疗组（ATP），1994 年提出的医学决定水平：

HDL-C < 1.3 mmol/L（40 mg/dL）为降低，CHD 危险增高。

HDL-C ≥ 1.55 mmol/L（≥ 60 mg/dL）为负危险因素。

NCEP、ATP Ⅲ将 HDL-C 从原来的 ≤ 0.91 mmol/L（≤ 35 mg/dL），提高到 < 1.03 mmol/L（40 mg/dL），是为了让更多的人得到预防性治疗。

3. 检查指征

（1）早期识别动脉粥样硬化的危险性（非致动脉粥样硬化胆固醇成分的检测）。

（2）使用降脂药治疗反应的监测（在使用降脂药治疗的过程中应避免 HDL-C 的下降）。

二、HDL-C 异常常见原因

见表 7-2。

表 7-2　HDL-C 减低和增高常见原因

HDL-C 减低	HDL-C 增高
遗传性	原发性
Tanger 病	CETP 缺乏症
LCAT 缺陷症	HTGL 活性低下（角膜混浊）
apo A I 异常	apo A I 合成亢进
家族性高胆固醇血症	HDL-C-R 异常
家族性混合型高脂血症	
急性疾患	继发性
急性心肌梗死	长期大量饮酒
手术	慢性肝炎
烧伤	原发性胆汁性肝硬化
急性炎症	CETP 活性增加
	HTGL 活性降低
低脂肪高糖饮食	药物
吸烟	肾上腺皮质激素
雌激素减少	胰岛素
药物	烟酸及其诱导剂
β 受体阻断剂	雌激素
	还原酶阻断剂
肥胖	β 羟 β 甲戊二酰辅酶 A（HMG-CoA）
运动不足	

三、临床思路

总胆固醇浓度超过 5.2 mmol/L（200 mg/dL）的边缘性增高值时，就必须同时进行 HDL-C 的浓度测定。冠心病的发病和 HDL-C 之间存在负相关。HDL-C ≤ 0.91 mmol/L（≤ 35 mg/dL）是 CHD 的危险因素，HDL-C ≥ 1.55 mmol/L（≥ 60 mg/dL）被认为是负危险因素。HDL-C 降低多见于心、脑血管病，肝炎和肝硬化等患者。因此低 HDL-C 值便构成了一个独立的危险因素。

（一）除外非疾病因素

影响 HDL-C 水平的因素很多，主要有：

1. 年龄

儿童时期，男、女 HDL-C 水平相同；青春期男性开始下降，至 18～20 岁达最低点。

2. 性别

冠心病发病率有性别差异，妇女在绝经期前冠心病的发病率明显低于同年龄组男性，绝经期后这种差别趋于消失。这是由于在雌激素的作用下，妇女比同年龄组男性有较高 HDL-C 的结果。随着雌激素水平的不断降低，男女 HDL-C 水平趋向一致，冠心病发病率的差异也就不复存在。

3. 种族

黑种人比白种人高，中国人比美国人高。

4. 饮食

高脂饮食可刺激肠道 apo A I 的合成，引起血浆 HDL-C 水平升高，尤其是饱和脂肪酸的摄入增加，可使 HDL-C 和 LDL-C 水平均升高，多不饱和脂肪酸（如油酸）并不降低 HDL-C 水平，却能使血浆

LDL-C 水平降低，故有益于减少 CHD 的危险。

5. 肥胖

肥胖者，常有 HDL-C 降低，同时伴 TG 升高。体重每增加 1 kg/m², 血浆 HDL-C 水平即可减少 0.02 mmol/L（0.8 mg/dL）。

6. 饮酒与吸烟

多数资料表明：吸烟者比不吸烟者的血浆 HDL-C 浓度低 0.08～0.13 mmol/L（3～5 mg/dL），即吸烟使 HDL-C 减低。适度饮酒使 HDL-C 和 apo A I 升高，与血浆 HDL-C 水平呈正相关，但取决于正常肝脏合成功能，长期饮酒损害肝脏功能，反而引起 HDL-C 水平下降。而少量长期饮酒因其血浆 HDL-C 和 apo A I 水平相对较高，所以患 CHD 的危险性低于不饮酒者。

7. 运动

长期足够量的运动使 HDL-C 升高。

8. 药物

降脂药中的普罗布考、β 受体阻断剂（普萘洛尔）、噻嗪类利尿药等，使 HDL-C 降低。

9. 外源性雌激素

文献报道：接受雌激素替代疗法的妇女患 CHD 的危险性明显降低，这部分与雌激素能改善血脂代谢紊乱有关。雌激素可刺激体内 apo A I 合成，使其合成增加 25%，分解代谢无变化。孕激素可部分抵消雌激素升高血浆 HDL-C 水平的作用。然而，长期单用雌激素却有可能增加子宫内膜癌和乳腺癌的危险性，因此绝经后雌/孕激素干预试验需权衡到最佳的雌/孕激素配方，以发挥最大保护作用。

（二）血清 HDL-C 病理性降低

1. HDL-C 与动脉粥样硬化

血浆 HDL-C 浓度每降低 1%，可使冠心病（CHD）发生的危险升高 2%～30%，血浆 HDL-C 水平每升高 0.03 mmol/L（1 mg/dL），患 CHD 的危险性即降低 2%～3%，这种关系尤以女性为明显。绝经前女性 HDL-C 水平较高，与男性及绝经后女性相比 CHD 患病率低。

2. HDL-C 与高脂蛋白血症

高脂蛋白血症时，HDL-C 有病理性降低。

I 型高脂蛋白血症，血脂测定 LDL-C、HDL-C 均降低，CHO 多正常，TG 极度升高，可达 11.3～45.2 mmol/L（1 000～4 000 mg/dL）。

3. 家族遗传性低 HDL-C

即家族性低 α-脂蛋白血症，临床很常见，是常染色体显性遗传，其主要特征为血浆 HDL-C 水平低下，通常还合并血浆 TG 升高。

4. 肝脏疾病

近年来特别值得注意的是肝脏疾病中 HDL-C 的改变。连续监测急性肝炎患者血浆中 HDL-C 胆固醇的水平，发现 HDL-C 水平与病程有关：在发病的第一周末，HDL-C 水平极度降低，脂蛋白电泳几乎检不出 α 脂蛋白带，此后随着病程的发展 HDL-C 逐渐升高直至正常。在病毒性肝炎和肝硬化患者，HDL-C 的降低主要表现为 HDL3 的降低，HDL-C 的变化较少。而且 HDL3 越低，预后越差，因此 HDL3 水平可作为一个评估某些肝脏疾病患者功能状态及转归预后的参考指标。

5. 其他

HDL-C 降低还可见于：急性感染、糖尿病、慢性肾衰竭、肾病综合征等。β 阻滞剂、黄体酮等药物也可导致 HDL-C 降低。

（三）血清 HDL-C 病理性增高

HDL-C 增加：可见于慢性肝炎、原发性胆汁性肝硬化。有些药物如雌性激素、苯妥英钠、HMG-CoA 还原酶抑制剂、烟酸等可以使 HDL-C 升高。绝经的妇女常用雌激素做替代疗法有升高 HDL-C、降低 CHD 危险性的作用。

第四节 低密度脂蛋白

一、概述

(一) 生化特性和病理生理

低密度脂蛋白（LDL）是富含胆固醇（CHO）的脂蛋白，其组成中45%为CHO，其蛋白成分为apo B100。血浆中LDL来源有两个途径：一是由VLDL异化代谢转变；二是由肝脏合成、直接分泌入血。LDL是在血液中由VLDL经过中间密度胆固醇（LDL）转化而来的。

LDL的主要生理功能：将内源性CHO从肝脏运向周围组织细胞。在动脉内膜下沉积脂质，促进动脉粥样硬化形成。由于血浆中胆固醇大约75%以LDL的形式存在，所以可代表血浆胆固醇水平。

LDL组成发生变化，形成小而密的LDL（SLDL），易发生氧化修饰，形成氧化型LDL（ox LDL）或称变性LDL。清道夫受体对ox LDD的摄取和降解速度比LDL快3～10倍，与ox LDL的结合不受细胞内CHO浓度的影响，只有使胆固醇浓度升高的单向调节，而没有下调作用，且随着ox LDL氧化修饰程度的升高，动脉内膜和内皮细胞对LDL的摄取和降解也升高，从而形成了大量的泡沫细胞，促进了动脉粥样硬化的发生。LDL经化学修饰（氧化或乙酰化）后，其中apo B100变性，通过清道夫受体被巨噬细胞摄取，形成泡沫细胞停留在血管壁内，导致大量的胆固醇沉积，促使动脉壁形成粥样硬化斑块。

(二) LDL-C的检测

1. 测定方法

匀相测定法：

基本原理有如下几类：①增溶法（SOL）；②表面活性剂法（SUR法）；③保护法（PRO）；④过氧化氢酶法（CAT法）；⑤紫外法（CAL法）。

基本原理如下：首先向标本中加入表面活性剂将非ILDL-C的脂蛋白结构破坏，使其中所含CHO与相应的酶反应而消耗，其后加入第二试剂，试剂中的表面活性剂破坏留下的LDL-C结构，使其中CHO得以和酶及显色剂反应而测得LDL-C。过去常通过Friedewald公式计算法间接推算LDL-C的量，见表7-3。

表7-3 Friedewald公式

LDL - C（mg/dL）- CHO -（HDL - C + TG/5）
LDL - C（mg/dL）- CHO -（HDL - C + TG/2.2）

按此公式计算求得IDL-C含量时，要求CHO、HDL-C和TG测定值必须准确，方法必须标准化，才能得到LDL-C的近似值；也有人在应用上述公式后再减去Lp（a）中胆固醇值予以校正。Friedewald公式只适用于TG小于4.52 mmol/L时。

稳定性：血清样本必须放在密闭容器中，在2～4℃条件下可稳定7 d，-70℃可稳定30 d。

2. 参考范围

LDL-C水平随年龄增高而上升，青年与中年男性高于女性，更年期女性高于男性。中老年为2.73～3.25 mmol/L（105～125 mg/dL）。

我国《血脂异常防治建议》提出的判断标准：

理想范围＜3.12 mmol/L（120 mg/dL）；边缘升高3.15～3.61 mmol/L（121～139 mg/dL）。

升高＞3.64 mmol/L（140 mg/dL）。

美国胆固醇教育计划（NCEP），成人治疗组第1次报告（ATP Ⅲ）提出的医学决定水平：

理想水平：＜2.58 mmol/L（100 mg/dL）；接近理想：2.58～3.33 mmol/L（100～129 mg/dL）。

边缘增高：3.64～4.11 mmol/L（130～159 mg/dL）；增高：4.13～4.88 mmol/L（160～189 mg/dL）。

很高：≥4.91 mmol/L（≥190 mg/dL）。

3. 检查指征

早期识别动脉粥样硬化的危险性；使用降脂药治疗过程中的监测反应。

二、LDL-C 升高常见原因

见表 7-4。

表 7-4 LDL-C 增高与降低常见原因

LDL-C 增高	LDL-C 降低
动脉粥样硬化	急性病（可下降 40%）
冠心病	无 β 脂蛋白血症
高脂蛋白血症	甲状腺功能亢进
甲状腺功能低下	消化吸收不良
肾病综合征	营养不良
梗阻性黄疸	肝硬化
慢性肾衰竭	急性肿瘤

三、临床思路

见图 7-4。

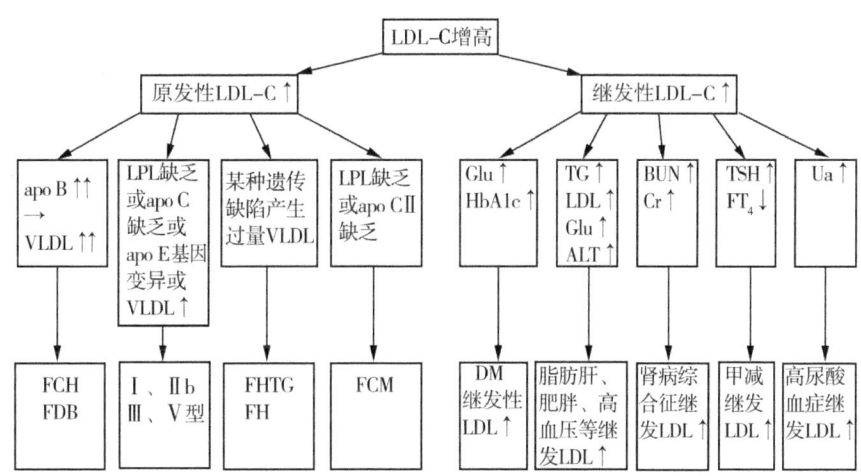

图 7-4 血清 LDL-C 测定临床思路图

（一）除外非疾病因素

1. 饮食

高脂肪饮食会使血浆 LDL-C 增高，低脂肪饮食和运动可使其降低。

2. 肥胖

肥胖者 LDL-C 常增高。

3. 妊娠

妊娠早期开始缓慢升高，至妊娠后 3 个月时可高于基线的 50%，产后可恢复至原水平。

4. 年龄与性别

成年人 LDL-C 逐渐升高，女性更年期后高于男性。

5. 药物

如雄激素、β 受体阻滞剂、环孢霉素、糖皮质激素都可使 LDL-C 升高。而使用雌激素和甲状腺素可使 LDL-C 下降。

(二)血浆 LDL-C 病理性增高

血浆 LDD-C 病理性增高与动脉粥样硬化。

LDL-C 是所有血浆脂蛋白中首要的致动脉粥样硬化（AS）脂蛋白。已经证明，粥样硬化斑块中的 CHO 来自血液循环中的 LDL-C。LDL-C 致 AS 作用与其本身的一些特点有关，即 LDL-C 相对较小，能很快穿过动脉内膜层，经过氧化或其他化学修饰后的 LDL-C，具有更强的致 AS 作用。由于小颗粒 LDL-C 易被氧化，所以比大颗粒 LDL-C 更具致 AS 作用。

血浆 LDL-C 升高的原因是来源增多或分解减少，血中 LDL-C 是 CHO 的主要携带者，升高主要反映 CHO 增加，血中 LDL-C 上升已成为动脉粥样硬化重要的危险因素，故称为致动脉粥样硬化因子。

(三)血浆 LDL-C 病理性降低

血浆 LDL-C 病理性降低与Ⅲ型高脂蛋白血症。

Ⅲ型高脂蛋白血症特征性血浆脂蛋白谱改变如下：

（1）VLDL 水平显著升高，包括大颗粒的 VLDL1 和小颗粒 VLDL2 均升高。

（2）LDL 也明显升高。

（3）LDL 水平降低，但 LDL 的结构却有某种异常，主要表现为 LDL 中 TD 含量相对较多，其颗粒较小。LDL 这种结构改变与高三酰甘油血症时 LDL 结构变化类似，所以有人认为Ⅲ型高脂蛋白血症的 LDL 结构改变，可能与其同时存在的高三酰甘油血症有关，而 HDL 水平降低或无明显变化。

第八章

自身免疫性疾病检验

第一节 概述

正常情况下，机体能识别"自我"，对自身成分不产生免疫应答，或仅产生微弱的免疫应答，这种现象称为自身免疫耐受（autoimmune tolerance），自身免疫耐受是维持机体免疫平衡的重要因素。在某些情况下，自身耐受遭到破坏，机体免疫系统对自身成分发生免疫应答，这种现象称为自身免疫（autoimmunity）。自身免疫的发生是由于机体免疫系统产生了针对自身成分的自身抗体（autoantibody）或自身反应性T淋巴细胞（autoreactive T lymphocyte），又称为致敏T淋巴细胞（以下简称致敏T细胞）。由自身免疫引起的疾病称为自身免疫性疾病（autoimmune disease，AID）。

一、自身免疫性疾病的特点

自身免疫性疾病种类很多，但这类疾病有以下共同特征。
（1）多数病因不明，可以有诱因，也可以无诱因。无诱因者多称为"自发"性或"特发"性。
（2）患者以女性居多，发病率随年龄的增长而增加。
（3）有遗传倾向，已发现有些特定基因与自身免疫性疾病的发病关系密切。
（4）体内有自身抗体或针对自身组织细胞的致敏T细胞。自身抗体在不同的自身免疫性疾病中有交叉和重叠现象。部分疾病有相关的特征性自身抗体。
（5）疾病的重叠现象，即一个患者可同时患两种或两种以上自身免疫性疾病。
（6）病程一般较长，多迁延为慢性。病情发展和缓解常反复交替，病情轻重与自身免疫调节紊乱程度密切相关。
（7）损伤局部可发现有淋巴细胞、浆细胞、中性粒细胞浸润。
（8）免疫抑制药治疗多可取得较好的疗效。
（9）在某些实验动物中经免疫相关抗原或输注自身抗体或输注自身反应性T细胞可复制出相似的疾病模型。

二、自身免疫性疾病的发病机制

与多种慢性病相似，遗传与环境因素的相互作用在自身免疫性疾病的发病机制中尤为重要。
1. 遗传因素
家族史研究已证实遗传因素在自身免疫性疾病中的作用。同一家族可能出现多种自身免疫性疾病，尤其是亚临床型更为常见。自身免疫性疾病的遗传因素包括多种基因，而在人体及实验动物模型中单基因缺陷亦会导致自身免疫性疾病。例如，某些家族中 AIRE 基因表达异常的个体出现皮肤黏膜念珠菌病及皮肤/牙齿病变，该综合征称为 APECED（自身免疫性多内分泌腺病念珠菌病外胚层发育不良综合征）。AIRE 基因表达于胸腺，调控非胸腺自身蛋白的基因转录，影响免疫系统对这些蛋白的中枢耐受。除了 APECED 外，还有很多单基因缺陷引起自身免疫性疾病，包括凋亡缺陷，提示多个小的遗传变异（不能单独产生自身免疫）与环境因素相互作用引起自身免疫性疾病的发生。

各类基因均参与自身免疫的发生，HLA 基因尤为重要。HLA 基因参与免疫及炎症的调控，与多种自身免疫性疾病的相关性已精确到 HLA 特定位置的一个或多个氨基酸。

2. 环境因素

促发自身免疫的环境因素包括激素、感染、药物和其他因素，如紫外线。

（1）激素：对自身免疫性疾病的流行病学调查显示，女性比男性更易感。多数自身免疫性疾病高发于生育年龄，大量实验和临床证据表明雌激素是促发因素。动物实验证实，摘除卵巢可以抑制自身免疫性疾病的发生（尤其 SLE），注射雌激素则加快疾病的发生。具体机制尚不明确，但证据表明，雌激素能刺激某些免疫反应。催乳素亦具有免疫刺激功能，尤其对于 T 细胞。催乳素水平在妊娠后明显增加，可能与一些自身免疫性疾病的发生有关，尤其是类风湿关节炎。

（2）感染：感染与自身免疫的关系最为清楚的是分子模拟机制，但也存在其他可能机制。靶器官的感染可能引起局部共刺激分子上调，诱导抗原降解，改变呈递方式，从而导致非分子模拟机制引起的自身免疫。但在一些自身免疫性疾病，特别是类风湿关节炎和多发性硬化中，仍未找到确切的感染源。

感染亦可能对自身免疫性疾病产生完全不同的作用。自身免疫性疾病在寄生虫及其他感染高发地区并不常见。更有趣的是，将一些自身免疫性疾病动物模型（如 NOD 鼠）放入高感染的实验环境中，能抑制疾病的发展，而置于无菌环境中，则会促进疾病的发展。这种感染引起的非特异保护机制尚不明确。

（3）药物：许多药物会引起机体产生异质性不良反应，其原因可能是机体内存在针对药物成分的自身免疫反应。正确区分免疫反应是由药物或药物与宿主分子形成的复合物引起，还是由药物诱导的真正的自身免疫反应是很重要的。前者通常在撤药后可以逆转，而后者可以不依赖药物持续存在，需要进行免疫抑制治疗。这与区别感染引起自身免疫综合征和感染持续存在引起自身免疫反应的情况相似。界定药物产生的超敏反应或自身免疫的界限并不容易，因为一些综合征在撤药以后的一段时间内仍持续存在。

药物诱导的自身免疫机制尚不明确，可能包括分子模拟，即药物或药物-自身分子复合物与自身结构具有相似性，打破外周耐受。某些药物（如青霉胺）可以直接结合至含有肽的 MHC 分子沟槽处，因此能直接诱导异常 T 细胞反应。仅有小部分人群会发生药物介导的自身免疫（和药物过敏），这种易感性的差异主要与遗传有关。MHC 的异常变异可能影响 T 细胞对药物-自身分子复合物的识别，也可能直接影响药物与 MHC 的结合。例如，HLA-DR2 与青霉胺诱导的重症肌无力有关，而 DR3 则与肾炎有关。最典型的例子是药物诱导的 SLE 与药物乙酰化速率的关系：乙酰化慢，易于发生 SLE。因此，代谢缺陷可能易于形成药物与自身分子的免疫复合物。

药物也具有佐剂或免疫调节作用，干扰正常的耐受机制。例如，α-干扰素治疗可能引起自身免疫性甲状腺疾病。

（4）其他因素：暴露于紫外线辐射（通常是太阳光）会引起 SLE 的皮肤炎症，甚至系统性疾病。最可能的原因是紫外线可以引起自由基介导的自身抗原结构改变，以增强其免疫原性。而且，紫外线亦能引起皮肤细胞凋亡。这一过程与细胞表面具有光敏感性的狼疮自身抗原（如 Ro 和 La）的表达有关，这些抗原通常只表达于细胞内。细胞表面的 Ro 和 La 可以结合相应的自身抗体，引起组织损伤。

其他因素包括精神应激和饮食因素等，但这些因素的重要性尚不清楚。

3. 组织损伤机制

自身免疫性疾病的组织损伤由抗体（如Ⅱ和Ⅲ型超敏反应）或活化的 $CD4^+T$ 细胞、巨噬细胞及细胞毒 T 细胞（如Ⅳ型超敏反应）介导。虽然多种自身免疫性疾病都以某一种超敏反应形式为主，但也存在抗体与 T 细胞共同介导的损伤。

除了通常的超敏反应机制介导的器官损伤外，自身抗体也可以通过结合自身抗原的功能位点引起疾病，如激素受体、神经递质受体和胞质蛋白。这些抗体既可以模拟，也可以封闭内源性配体的活性，从而引起功能异常，造成炎症或组织损伤。这一现象最典型的是内分泌系统的自身免疫，自身抗体可以模拟或封闭激素活性，例如促甲状腺激素，导致甲状腺功能过高或过低。

通常认为，只有在自身抗体识别游离于胞外液或表达于细胞表面的抗原时才出现抗体介导的自身免疫损伤。但体外实验表明，一些自身抗体可以识别胞内抗原，进入活细胞，从而感染细胞，然而这种现象在自身免疫性疾病发病机制中的重要性尚不清楚。

自身免疫性疾病多种严重而不可逆的后果是由细胞外基质蛋白在受累器官的沉积造成的。纤维化过程导致各种器官的功能损伤，如肺、肝、皮肤、肾等。已发生的纤维化尚无有效的治疗手段。以往认为，纤维化改变是前期慢性炎症的结果，抗炎或免疫抑制药物治疗具有减轻纤维化进程的作用。但最近研究表明，组织损伤中形成的物质可以导致纤维化，而对炎症无明显影响。这可以解释为何系统性硬化病和特发性肺纤维化对一般的免疫抑制治疗无反应性。纤维化可能是由成纤维细胞和造血干细胞来源的循环细胞介导的，这些细胞迁移至组织损伤处，增生并产生细胞外基质蛋白。今后可能更关注成纤维细胞功能的调节，如应用致纤维性细胞因子抑制物（抗TGF-β抗体）或干扰成纤维细胞进入损伤组织的趋化因子成分，以达到限制纤维化引起的组织损伤的目的。

三、自身免疫性疾病的分类

机体免疫系统受环境或遗传等因素作用产生针对自身正常或变性的组织、器官、细胞、蛋白质或酶类等自身抗原的免疫应答，导致自身组织器官损伤或功能障碍所致的疾病称自身免疫性疾病。自身免疫性疾病患者体内有针对自身组织器官、细胞及细胞内成分的自身抗体或致敏T细胞。

目前自身免疫性疾病尚无统一的分类标准。一般按受累组织器官的范围分为器官特异性和非器官特异性两大类（表8-1）。器官特异性自身免疫性疾病（organ specific autoimmune disease）是指病变局限于某一特定器官或组织，可以检出对该器官组织成分特异的自身抗体或致敏T细胞。非器官特异性自身免疫性疾病（non-organ specific autoimmune disease）是指侵犯多种组织器官或系统的一组疾病，可检出针对多种器官或组织成分的自身抗体或致敏T细胞。部分非器官特异性自身免疫性疾病常累及多种结缔组织或器官，称为结缔组织病或胶原病，如系统性红斑狼疮（systemic lupus erythematosus，SLE）及类风湿关节炎（theumatoid arthritis，RA）等。

表8-1 常见自身免疫性疾病的分类

类别	病名	自身抗原
器官特异性	慢性甲状腺炎Graves病 艾迪生（Addison）病 青少年型胰岛素依赖型糖尿病 萎缩性胃炎 溃疡性结肠炎 原发性胆汁性肝硬化 重症肌无力 多发性硬化症 自身免疫性溶血性贫血 特发性血小板减少性紫癜	甲状腺球蛋白、微粒体 甲状腺细胞表明TSH受体 肾上腺皮质细胞 胰岛细胞 胃壁细胞 结肠上皮细胞 胆小管细胞、线粒体 乙酰胆碱受体 髓鞘碱性蛋白 红细胞 血小板
非器官特异性	类风湿关节炎 强直性脊柱炎 干燥综合征 系统性红斑狼疮 系统性硬化症 混合性结缔组织病	变性IgG、类风湿相关的核抗原 细胞核（SSA，SSB）、唾液腺管胞核成分（DNA、DNP、SNP、Sm） 胞核成分(拓扑异构酶I、着丝粒蛋白B) 胞质成分（线粒体、微粒体） 红细胞、血小板 细胞核（RNP）

四、常见自身免疫性疾病

由于病理性自身免疫应答可发生在体内任何组织器官，临床上常以病理损害的机制来区分各类自身免疫性疾病，而许多自身免疫性疾病与超敏反应密切相关，因此，可分为由Ⅱ型超敏反应、Ⅲ型超敏反应及由T细胞对自身抗原应答引起的自身免疫性疾病。临床也可见有类似系统性红斑狼疮（SLE）、系统性硬化症（SSc）、多发性肌炎（PM）、皮肌炎（DM）和类风湿关节炎（RA）的混合表现，但不能确定为哪一种疾病，并伴高滴度的斑点型血清抗核抗体（ANA）和抗RNP抗体，这类自身免疫性疾病称为混合性结缔组织病（mixed connective tissue disease，MCTD），又称Sharp综合征，高滴度的抗RNP抗体谱是实验室诊断的一项最重要指标。

五、自身免疫性疾病的相关实验检测

在自身免疫性疾病患者体内存在多种自身抗体，故自身抗体也可有交叉重叠现象，实验中检测出多种自身抗体阳性时还必须结合临床症状进行综合分析。在分析结果时，应结合以下因素考虑：年龄和性别、效价的增长和波动情况、其他免疫学指标（如IgG、IgA、IgM和补体等）有无增高、病损部位有无淋巴细胞浸润和免疫复合物沉积、对免疫抑制药治疗的反应、有无家族史、血沉有无加快等。免疫球蛋白、补体检测及临床意义如下所述。

1. 免疫球蛋白检测的意义

自身免疫性疾病患者体内免疫功能紊乱，产生大量自身抗体，故血清中免疫球蛋白含量往往高于正常值。其中IgG升高较明显，IgM、IgA也会升高。免疫球蛋白含量的波动，与疾病活动呈一定相关性，动态观察血清或局部体液中免疫球蛋白量的变化，可辅助分析疾病病情。

2. 补体检测的意义

在以Ⅱ型、Ⅲ型超敏反应机制发生的自身免疫性疾病中，补体可参与反应。这类患者由于疾病活跃期时消耗大量补体，其总补体活性（CH50）及单一补体含量均明显降低。当疾病处于缓解期，补体含量又可逐渐恢复正常。检测补体含量的变化对了解疾病的进展和治疗效果具有重要意义。由致敏性T细胞引起的自身免疫性疾病，补体不参与发病，这类患者血清补体含量无明显变化。

3. 淋巴细胞检测及临床意义

虽然自身免疫性疾病多与自身抗体有关，但在发病机制中起主导作用的是淋巴细胞。检测淋巴细胞亚群数量及功能可反映患者体内免疫细胞状况，为临床治疗提供参考指标。

4. 细胞因子检测及临床意义

在自身免疫性疾病患者体内T细胞亚群的失衡会导致许多细胞因子的活化表达异常，这些异常表达的细胞因子在介导免疫病理损伤中起重要作用。目前，临床上已开始采用生物合成的抗细胞因子抗体治疗某些自身免疫性疾病，其目的是降低过高的免疫应答、缓解免疫病理损伤，如用抗IL-10单克隆抗体治疗SLE，用抗TNF-α抗体治疗RA。故在疾病病程中检测某些细胞因子不但对疾病发生机制的研究有作用，也可了解病程进展及指导治疗。

5. 循环免疫复合物检测及临床意义

免疫复合物（immune complex，IC）或抗原抗体复合物是抗原与相应抗体结合的产物。在正常情况下，机体清除体内免疫复合物对机体有利。但在某些情况下，体内形成的免疫复合物不能被及时清除，沉积于机体某一部位，如皮肤、血管壁及脏器，称为局部免疫复合物；游离于体液中的免疫复合物称为可溶性免疫复合物；随血液循环的免疫复合物称为循环免疫复合物（circulating immune complex，CIC）。免疫复合物沉积可引起一系列病理生理反应，形成免疫复合物病。因此检测体内免疫复合物，对某些疾病的诊断、病情演变、发病机制的探讨、疗效观察和预后判断等具有重要意义。

第二节 类风湿性关节炎

一、疾病概述

1. 定义

类风湿性关节炎是一种以关节病变为主的慢性结缔组织疾病。早期有游走性疼痛和功能障碍，由于反复发作，最后形成关节强硬、畸形和功能丧失。

2. 病因

本病病因不明。目前多认为自身免疫性疾病，除内分泌和遗传因素外，还有受凉、受潮、劳累、受风、分娩和外伤等诱发因素。感染源（例如支原体属或病毒等）侵入关节腔内，此感染源（抗原）刺激滑膜或局部淋巴结中的浆细胞，产生 IgG（7S 抗体）。它表明其抗原性（由抗体的性质转变为异体）再刺激类风湿膜和浆细胞，产生抗体，此为类风湿因子（19S 抗体），实际上是一种抗球蛋白，与 IgG 重链的 Fc 段起反应的自体抗体。IgG 和类风湿因子（特别是 IgM 型）在滑膜或附近形成免疫复合物，此免疫复合物激活机体内的补体系统，由于趋化作用，吸引大量多形核白细胞，渗入滑膜和关节腔内，产生炎症，促使多形核白细胞、巨噬细胞和滑膜细胞的吞噬作用，吞噬抗原抗体复合物，此种有类风湿因子、IgG 和补体的复合物形成包涵体的吞噬细胞称为类风湿细胞。为了清除此种复合物，类风湿细胞释放溶酶体酶进入关节，这种蛋白水解酶就会产生播散性炎症，对滑膜、关节囊、关节软骨及邻近结构引起损害。

3. 病理

类风湿性关节炎侵犯的主要靶器官是滑膜组织，病变不限于滑膜组织、滑膜性关节，亦可发生于腱鞘和黏液囊。由于原始病变部位的血管和神经分布，对有害刺激反应产生广泛的渗出性和增生性改变，导致关节软骨和软骨下骨质的损害。

滑膜首先受侵犯，包括淋巴细胞和浆细胞聚集。滑膜因水肿而关节周围肿胀。当疾病进行时，滑膜细胞增生，变厚和绒毛形成，后者凸入关节腔内。水肿液进入关节间隙内引起渗出，滑膜和关节面沉积一层纤维蛋白。此纤维蛋白层机化和血管翳长入。血管翳扩展至关节软骨面，不仅破坏软骨、侵蚀软骨下骨质，而且引起机械性屏障作用，以致阻碍营养滑液的吸收。

滑膜肥大和渗出增加而导致关节肿胀。关节囊与韧带松弛或伸张，合并肌肉痉挛、肌腱断裂和肌肉不平衡造成关节畸形，可进展至关节半脱位或脱位。

随着急性炎症的消退，炎性肉芽组织为纤维组织所替代，引起关节纤维性强硬，纤维组织转变为骨质时，则产生骨性强硬。

由于骨质的持续破坏，骨疏松加重，囊肿形成，因而股骨头发生塌陷，表现为退行性改变，在负重区有致密的象牙质骨形成和边缘骨赘出现。

4. 临床表现

女性高于男性 3 倍，任何年龄均可发生，但青年及中年人更为常见。通常起病隐匿，患者最初症状是关节疼痛、僵硬（晨起时关节僵硬，因活动而减轻）、易疲劳和软弱。病变进展缓慢，有缓解与加重期。关节多对称性受累，首先侵犯小关节，特别是手和足的小关节，病变逐渐扩展至大关节。偶尔疾病起始及经过较迅速。有时首先侵犯单一大关节。髋关节可发生屈曲或屈曲与内收畸形，半脱位或脱位。

5. 影像诊断及特征

典型病例的诊断一般不难，但在早期，尤以单关节炎开始的及 X 线改变尚不明显时，需随访观察方能确诊。X 线表现为主要诊断依据，而早期诊断主要依靠临床表现，MRI 有可能成为早期诊断的重要检查方法。

类风湿性关节炎骨关节的 X 线改变大多出现在发病 3 个月以后。手足小关节是最早、最常受累的部位。少数可侵犯膝、肘、肩和髋等关节，中轴骨受累少见，其中以颈椎为多，可引起寰枢关节半脱位。早期，手足小关节多发对称性梭形软组织肿胀，进而关节间隙变窄。骨侵蚀起始关节软骨的边缘，即边缘性侵蚀，为类风湿性关节炎重要早期征象。尺侧腕伸肌腱鞘炎常引起尺骨茎突内缘特征性侵蚀。骨质疏松为类风湿性关节炎重要特点之一，早期多位于周围小关节、邻关节区域，以后累及中轴骨、四肢骨，可有骨质软化。类风湿性关节炎常有软骨下囊性病灶，呈多发、边缘不清楚的小透亮区。鹰嘴、肱骨远端、股骨颈或膝关节周围骨质偶见较大的囊性病灶，有人称之为假囊性类风湿性关节炎，可继发骨折。晚期，关节结构破坏导致骨和骨之间不正常接触，引起压迫性侵蚀，常见于持重的关节，如髋关节，也见于掌指、桡腕等关节。另外，类风湿性关节炎还可引起关节纤维性强直；骨性强直少见，一般见于腕和足中部。

MRI 显示类风湿性关节炎敏感，在侵蚀灶出现之前，即可出现炎性滑膜的强化。平扫加增强扫描，显示关节骨质侵蚀，比平片要敏感得多，主要能显示充填在侵蚀灶内的血管翳，表现为长 T_1、长 T_2 信号，有明显强化，与关节内血管翳相延续，根据动态测量滑膜体积及骨侵蚀灶的改变可以判断病变活动性。

6. 治疗

（1）保守治疗：

①物理疗法：急性期需卧床休息，辅以高蛋白、高营养饮食，并进行有计划的功能锻炼，保持关节的活动范围，增强肌力。必要时可用支具或石膏进行局部制动，以防止关节挛缩畸形，减轻疼痛，促进炎症消退，改善功能。

②药物治疗：主要包括以下几类药物。

a. 消炎镇痛药物：有消炎止痛作用。b. 激素类药物：可缓解病情，消肿止痛，增加关节活动范围，但不能控制病变的进程，停药后往往病情复发。c. 免疫抑制类药物：如氨甲蝶呤等，此类药物不良反应较大，需定期检查患者血、尿常规及肝肾功能。d. 中药：如雷公藤等，有止痛、缓解肌肉痉挛的作用。

（2）手术治疗：有多种方法，在不同的病变阶段选择适当的手术指征进行手术。对控制病变、矫正畸形、改善功能起重要作用。

①滑膜切除术：滑膜深层为大量免疫球蛋白和类风湿因子合成的场所，此处发生病变最早。在 X 线尚无关节破坏之前做滑膜切除术可终止病变进程，解除致痛原因，防止关节及周围组织的进一步破坏，保存和改善关节功能。

②肌腱转位、延长、松解术：在病变后期炎症已相对静止，关节有挛缩，但关节破坏较轻，仍有一定活动范围，可做肌腱延长、关节松解术，肌腱有断裂者可做肌腱转位术。

③关节融合术：对疾病晚期，炎症已静止而关节又强硬于非功能位者，为增加关节的稳定性，改善功能，可做关节融合术，将病变关节融合于功能位。

④人工关节置换术：对晚期关节已严重破坏，影响功能者，可做此手术，有助于缓解疼痛恢复功能。

二、实验室检测及分析

类风湿关节炎的诊断主要依靠患者的临床表现，X 线和自身抗体检查对疾病的诊断有很好的参考价值。特别是类风湿因子、抗 CCP 抗体、抗角蛋白抗体和抗 MCV 抗体等自身抗体对类风湿关节炎的诊断特异性和敏感性均较高，有助于 RA 的早期诊断。

1. 主要检验项目

（1）类风湿因子（RF）：RA 分类标准的实验室指标之一，RA 的非特异性抗体，RA 的筛选试验，与患者病情的活动及关节外表现相关。

① RF 是抗人或动物 IgG 分子的 Fc 片段上抗原决定簇的特异抗体，是类风湿关节炎患者重要的检验指标，但该指标特异性不强，在许多结缔组织病及非结缔组织病如干燥综合征、系统性红斑狼疮、传染性单核细胞增多症、某些感染性疾病和恶性肿瘤等也可出现低滴度阳性。此外，约 5% 的正常人群也可出现低阳性率，且随年龄增大而阳性率增加。

②类风湿性关节炎的 RF 效价往往都很高，效价常在 1∶80 以上，阳性率达 70%～80%，效价的高低与疾病严重程度并不呈比例关系，但持续高滴度的 RF，常提示 RA 的疾病活动，且骨侵蚀发生率高。RF 是诊断 RA 的重要血清学标准之一，RA 的诊断中，不能只看 RF 阳性与否，还要注意滴度的高低。但 RF 阴性并不能排除 RA 诊断，必需结合临床综合考虑。

③IgG 类的 RF 与类风湿性关节炎患者的滑膜炎、血管炎和关节外症状有关，IgA 类的 RF 是类风湿性关节炎患者临床活动性的指标，亦见于硬皮病、Felty 综合征和系统性红斑狼疮。

（2）抗环瓜氨酸抗体（抗 CCP 抗体）：RA 特异性抗体，是 RA 早期诊断、疾病活动度及预后的判断的首选指标。

①抗 CCP 抗体在 RA 诊断中的敏感度和特异度均较高，可出现于 RA 早期，或发病前 5～10 年。阳性预测值高，有利于 RA 的早期诊断。同时，联合其他 RA 的血清标志物如抗 Sa 抗体、RF 等，可提高诊断的灵敏度和特异性。

②抗 CCP 抗体阳性与 RA 的进展存在一定的关系，阳性者 RA 的进展率显著快于阴性者，但关节外表现与抗 CCP 抗体的阳性与否无关。最近研究发现抗 CCP 抗体与 HLA-DR4 相关，抗 CCP 抗体阳性的 RA 患者骨破坏较抗体阴性者严重，表明抗 CCP 抗体与 RA 病情的严重程度和侵蚀有着密切的关系，有学者认为 RA 患者就诊时检测抗 CCP 抗体可预测 2 年后是否发生骨侵蚀。

（3）抗 Sa 抗体：该抗体是以患者 Savoic 名字命名的一种新型自身抗体，目前发现 Sa 抗原为环瓜氨酸化的波形蛋白。抗 Sa 抗体对 RA 具有诊断特异性，其诊断敏感性约为 44%，特异性约为 89%，它可在疾病的早期检出，且其滴度随疾病活动性变化而消长。因此，该抗体的测定对 RA 的早期诊断、病情监测及指导治疗有所帮助。

（4）抗异质性胞核核糖核蛋白（RA33）抗体：抗 RA33 抗体是诊断 RA 较为特异的抗体，且与分子量 33 KD 的核酸蛋白发生反应，因此定名为抗 RA33 抗体。约 30% 类风湿关节炎患者有抗 RA33/36 抗体。最初报道该抗体对 RA 诊断具高度特异性，但以后发现系统性红斑狼疮亦可阳性。RA33/36 可以出现在疾病的起病阶段，所以有早期诊断价值。

（5）抗核周因子（APF）抗体：APF 是 RA 特异性抗体，且以 IgG 型为主，APF 对 RA 诊断的特异性高达 90% 以上，是早期诊断 RA 的有效指标之一。约 50% 类风湿关节炎患者抗核周因子抗体阳性，在类风湿因子阴性的 RA 患者中仍有较高阳性率，故对 RA 的辅助诊断有一定价值。APF 对 RA 的诊断特异性随抗体滴度升高而增加。APF 可以在 RA 发病前出现，所以有早期诊断价值。

（6）抗角蛋白抗体（AKA）：是 RA 特异性抗体，AKA 是一种抗鼠食管角质成分的抗体，30%～60% 类风湿关节炎患者可阳性，特异性达 95%～100%。该抗体的检测可以对 RF 阴性或抗 RA33/RA36 抗体阴性、抗 Sa 抗体阴性的患者提供另一个诊断指标。临床研究表明，AKA 与疾病严重程度和活动性相关，在 RA 早期甚至临床症状出现之前即可出现，因此，它是 RA 早期诊断和判断预后的指标之一。

（7）抗突变型瓜氨酸波形蛋白抗体（MCV）：是 RA 特异性抗体，对诊断类风湿性关节炎的敏感度 80%，特异度 95%，并与疾病活动性相关。

（8）抗瓜氨酸化纤维蛋白原抗体（ACF）：RA 特异性抗体，是 RA 早期诊断指标，与 RA 影像学进展相关。

（9）关节腔穿刺液：

①常规检查：为不透明草黄色渗出液，中性粒细胞升高。在急性类风湿性关节炎时，白细胞数可达 $(10～100)\times10^9/L$，以中性粒细胞为主疾病，活动可见白细胞质中含有类风湿因子和 IgG 补体复合物形成的包涵体吞噬细胞，称类风湿细胞。关节腔穿刺液还可检测到类风湿因子等多种自身抗体。

②细菌培养：类风湿关节炎时，关节腔液培养无细菌生长。此指标可用于与化脓性关节炎相鉴别。

2. 相关检验项目

（1）血常规。

①RA 患者可有轻度至中度贫血。80% 病例可有正色素性（或轻度低色素性）正细胞性贫血，为所

有其他慢性疾病的典型变化。血红蛋白一般大于 10 g/dL，极少数患者可低于 8 g/dL。如果血红蛋白低于 10 g/dL，则应查找过度缺铁或贫血的其他原因。贫血与疾病的活动相关。RA 患者的贫血原因可能由于 RA 本身导致缺铁、维生素 B_{12} 及叶酸，或免疫性红细胞生成抑制、破坏增多，也可能与非甾体抗炎药及慢抗风湿药（缓解病情）相关（如胃黏膜损伤性出血、骨髓抑制或胃肠道吸收障碍等）。

②RA 患者病情活动时血小板可超过 $300×10^9/L$，且血小板增多与疾病的活动相关，在病情缓解后降至正常。Felty 综合征时血小板往往降低，同时有贫血及白细胞数目减少。

③RA 白细胞计数及分类多正常。1%~2% 的患者中性粒细胞减少，常伴脾肿大（Felty 综合征）。白细胞数大多正常，在活动期可略有增高，偶见嗜酸性粒细胞增多。嗜酸性粒细胞增多是类风湿性关节炎伴严重全身性并发症的象征。

（2）血沉：是观察滑膜炎症活动性和严重性的指标，本身无特异性。80% 左右的类风湿关节炎患者，在活动期血沉增快，病情缓解时，可恢复至正常。因此，血沉可作为类风湿关节炎活动性的实验室指标之一。但部分类风湿关节炎患者，在关节疼痛、肿胀及晨僵等症状和体征改善时，而血沉仍不下降，并一直持续在较高水平。这种现象可能与各个患者不同的临床情况、不同的并发症及不同的药物治疗等因素有关，因此不能简单认为血沉增快的类风湿关节炎患者，病情一定处于活动期，或血沉正常的患者绝对没有病情活动。

（3）C 反应蛋白（CRP）：CRP 是炎症过程中出现的急性时相蛋白。国内外的研究均证明 C 反应蛋白是反映类风湿关节炎病情的很好指标。C 反应蛋白水平与病情活动指数、晨僵时间、握力、关节疼痛及肿胀指数等水平密切相关。患者病情缓解时 C 反应蛋白下降，反之则上升，CRP 水平持续不降多预示关节破坏的进展。

（4）血清免疫球蛋白：类风湿性关节炎患者可出现免疫球蛋白多克隆性增高，即 IgG、IgM、IgA 均增高。蛋白电泳或采用免疫比浊法定量检测免疫球蛋白水平均显示 IgG、IgA 及 IgM 增多。

（5）补体：类风湿性关节炎患者补体大多正常。在急性期和活动期，患者血清补体可升高，但伴有明显的血管炎患者 C3 可降低，RA 继发干燥综合征也可出现补体减低。

（6）血清铁和总铁结合率：类风湿性关节炎患者血清铁和总铁结合率常减低。

（7）抗核抗体：抗核抗体在类风湿关节炎的阳性率为 10%~20%。ANA 出现与严重的关节病变和血管炎相关。还可见于其他多种风湿免疫性疾病及一些慢性活动性肝炎等患者血清中。

（8）抗Ⅱ型胶原抗体：Ⅱ型胶原是关节软骨的主要成分，目前抗Ⅱ型胶原抗体对 RA 的敏感性和特异性尚有争议。有不少研究提示，30%~42% 的类风湿关节炎患者血清及滑液均可测出抗Ⅱ型胶原抗体，抗Ⅱ型胶原抗体可能在诱发类风湿关节炎的发生及病变演变中发挥了作用。因此，抗Ⅱ型胶原抗体不仅有助于类风湿关节炎的诊断，而且，对研究类风湿关节炎的发病机制及治疗很有意义。

（9）抗钙蛋白酶抑素抗体：抗钙蛋白酶抑素抗体是钙激活的中性蛋白酶内源性抑制物，有 IgG、IgM 和 IgA 三种类型，对 RA 诊断无特殊意义，多用于对其发病机制的研究。

（10）抗心磷脂抗体（ACA）：RA 患者血清中抗心磷脂抗体阳性检出率可达 20%~25%。

（11）基质金属蛋白酶（MMPs）：MMPs 是一类含锌原子的蛋白酶，在 RA 发病中起重要的作用。金属蛋白酶的特征之一是引起细胞外基质降解及最终导致软骨、韧带及骨的破坏。迄今发现的基质金属蛋白酶已达到 20 余种。RA 患者血清中 MMPs 水平显著增高，并且与关节指征密切相关，故可作为 RA 患者滑膜损害和预后的指标。因此，对 MMPs 的研究有利于 RA 的早期诊断和活动性监测。

（12）血管内皮生长因子：炎性细胞关节浸润和血管翳形成是 RA 病理改变的重要组成部分。研究发现，血管内皮生长因子（VEGF）在 RA 滑膜血管翳的形成过程中起关键作用，它直接促进滑膜组织新血管形成，增强血管通透性，不同病期 RA 患者血清及关节滑液中 VEGF 水平可直接反映疾病的活动程度。

（13）尿激酶型纤溶酶原激活物（uPA）及其受体：尿激酶型纤溶酶原激活物（uPA）是一种丝氨酸蛋白酶，它不仅激活纤溶酶原、基质金属蛋白酶的活性，而且能直接降解细胞外基质和基底膜。在 RA 滑膜组织中其表达水平明显高于骨关节炎，其中 RA 滑膜衬里细胞呈明显的强阳性表达；滑膜组织中

uPA 与其受体的表达具有良好的协同性，其可增强滑膜细胞对软骨的破坏。RA 滑液和血浆中 uPA 及其受体的表达水平可作为反映患者病情活动的有效指标。

（14）尿蛋白：RA 早期很少出现蛋白尿，少数晚期患者可累及肾间质，也可因抗风湿药物导致肾间质病变，出现蛋白尿阳性。

第三节　系统性红斑狼疮

一、疾病概述

（一）定义

系统性红斑狼疮（systemic lupus erythematosus，SLE）是一种累及多系统的自身免疫性疾病。本病在我国发病率为 0.7/1 000 ~ 1/1 000，西方国家发病率约为 1/2 000，育龄期女性为高发人群。多种机制可以导致 SLE 患者的自身免疫耐受缺失和器官功能受损，包括遗传因素、环境因素、性激素水平及某些药物的应用等。SLE 患者临床表现多样，早期症状往往不典型，其中全身症状多以低热、乏力等出现，主要受累的靶器官包括肾脏、神经精神系统、血液系统及皮肤黏膜等，患者体内可以出现以 ANA 为代表的多种自身抗体。2009 年，美国风湿病学会（ACR）公布了关于 SLE 的新的分类修订标准，此标准与 1997 年 ACR 修订的标准比较，蝶形红斑和盘型红斑改成了急性或亚急性皮肤狼疮表现和慢性皮肤狼疮表现，这比过去更加全面，因为 SLE 的皮肤损害可以是多种多样的；将非瘢痕性秃发作为标准之一，而取代了光过敏；对 SLE 的关节炎进一步明确了含义，一定是有炎性滑膜炎表现而不是单纯的关节痛。在免疫学指标中强调了如果用 ELISA 法检测抗 dsDNA 抗体应有 2 次高于实验室参考标准；抗心磷脂抗体检测要高于正常水平 2 倍以上，增加了 β_2GP1、补体及有溶血性贫血但 Coombs 试验阴性。实际上对免疫学指标更加细化了。在确诊条件中强调了肾脏病理的重要性，如肾脏病理证实为狼疮性肾炎，只要有 ANA 或抗 dsDNA 阳性即可确诊；另外，在临床及免疫指标中有 4 条以上符合可诊断 SLE 的基础上，强调了至少包含 1 项临床指标和 1 项免疫学指标。

（二）发病机制与临床表现

SLE 病因和发病机制尚不完全清楚，可能与遗传及环境有关。临床表现为全身乏力不适、发热、体重下降、厌食、精神萎靡，出现颊部红斑、盘状红斑、鳞屑性斑丘疹等特征性皮损；关节痛/关节炎是 SLE 最常见表现，几乎所有关节均可累及，多表现为游走性关节痛；肾脏受累也是 SLE 常见临床表现，影响 SLE 的远期预后；胸膜炎/胸腔积液是 SLE 肺部最常见的临床表现，常为小量至中量，极少出现大量胸腔积液；心脏受累包括心包炎、心肌炎、心内膜炎、冠状动脉病变。心包炎为心脏受累常见表现，可为 SLE 首诊症状。SLE 神经精神系统受累临床较广泛，几乎囊括了所有神经系统表现；血液系统可表现为贫血、白细胞减少、血小板减少。

（三）诊断和鉴别诊断

1. 诊断方法

SLE 诊断主要依据临床表现、血清免疫学检查及其他辅助检查。

2. 诊断标准

（1）临床标准。

①急性或亚急性皮肤狼疮表现。

②慢性皮肤狼疮表现。

③口腔或鼻咽部溃疡。

④非瘢痕性秃发。

⑤炎性滑膜炎：并可观察到 2 个或更多的外周关节有肿胀或压痛，伴晨僵。

⑥浆膜炎。

⑦肾脏病变：用尿蛋白/肌酐比值（或24小时尿蛋白）算，至少500 mg 蛋白/24 小时，或有红细胞管型。

⑧神经病变：癫痫发作，精神病，多发性单神经炎，脊髓炎，外周或颅神经病变，脑炎（急性精神混乱状态）。

⑨溶血性贫血。

⑩白细胞减少（至少1次细胞计数 $< 4.0 \times 10^9$/L）或淋巴细胞减少（至少1次细胞计数 $< 1.0 \times 10^9$/L）；血小板减少症（至少1次细胞计数 $< 100 \times 10^9$/L）。

（2）免疫学标准。

① ANA 滴度高于实验室参考标准（LRR）。

②抗 dsDNA 抗体滴度高于 LRR（ELISA 法测需2次高于 LRR）。

③抗 Sm 抗体阳性。

④抗磷脂抗体：狼疮抗凝物阳性/梅毒血清学试验假阳性/抗心磷脂抗体是正常水平2倍以上或抗 β_2GPI 中滴度以上升高。

⑤补体减低：C3、C4、CH50。

⑥无溶血性贫血，但直接 Coombs 试验阳性。

（3）确诊条件。

①肾脏病理证实为狼疮肾炎并伴 ANA 或抗 dsDNA 阳性。

②以上临床及免疫指标中有4条以上符合（至少包含1项临床指标和1项免疫学指标）。

该标准敏感性94%，特异性92%。

3. 鉴别诊断

典型 SLE 诊断并不难，但 SLE 临床表现复杂，易和其他全身性疾病相混淆。

（1）类风湿关节炎：SLE 与类风湿关节炎均有多关节病变，尤其在疾病早期或类风湿关节炎伴有血小板减少、白细胞减少、脾大（Felty 综合征）时，两者难鉴别，但 SLE 关节表现多为游走性关节肿痛，且疼痛、肿胀、晨僵等症状体征较类风湿关节炎轻，关节病变一般为非侵蚀性，不遗留关节畸形。SLE 患者还有特征性皮疹，多数有肾脏病变，而类风湿关节炎则不具备这些特点。

（2）多发性肌炎/皮肌炎：SLE 患者可出现类似肌炎的肌肉疼痛，且两者均可有脱发、血管炎样皮疹、肾脏受累，但 SLE 患者肌痛轻、肌酶谱和肌电图多为正常（SLE 重叠多发性肌炎/皮肌炎除外），而多发性肌炎/皮肌炎患者肌肉症状重，肌酶谱明显升高，肌电图有特异性异常。再者，两者各有特征性皮疹和特征性的抗核抗体谱以资鉴别。

（四）治疗及预后

1. 一般治疗

对首次确诊的 SLE 患者进行教育，使其了解病情；光过敏者避免阳光暴晒，并慎用光敏易感食物、药物，如芹菜、香菜、噻嗪类利尿药、抗生素，如四环素、磺胺药等；女性患者病情活动期间注意避孕。

2. 药物治疗

一是疾病本身的治疗，抑制受累器官炎症或干扰免疫功能，这类药物包括非甾体抗炎药、抗疟药、糖皮质激素和免疫抑制药、丙种球蛋白等。另外是并发症的治疗，如高血压、感染、癫痫等的治疗。

二、实验室检测与分析

1. 一般实验室检查

血常规检查可有贫血、白细胞减少、血小板减少；尿液分析可提示蛋白尿，血尿和细胞、颗粒管型；病情活动期血沉可增快，CRP 在 SLE 中一般正常。

2. 蛋白电泳和补体

50%患者有低蛋白血症，30%球蛋白升高，尤其 γ 球蛋白。疾病活动期，补体水平常降低，与补体消耗和肝脏合成能力降低有关，单补体成分 C3、C4 和总补体溶血活性在疾病活动期均可降低，检测补体裂解产物更能反映补体消耗情况。

3. 自身抗体

系统性红斑狼疮部分自身抗体见表 8-2。

表 8-2 系统性红斑狼疮部分自身抗体

自身抗体	发生率
抗双链 DNA（dsDNA）抗体	60%～90%
抗 Sm 抗体	20%～40%
抗单链 DNA（ssDNA）抗体	70%～95%
抗 SSA 抗体	20%～60%
抗 SSB 抗体	10%～20%
抗核糖核蛋白抗体（抗 nRNP 抗体）	30%～40%
抗核糖体 P 蛋白抗体（ARPA）	10%
抗组蛋白抗体	30%～70%
增殖性细胞核抗原（PCNA）抗体	3%～5%
抗血小板抗体	75%～80%
抗红细胞抗体	10%～65%
抗磷脂抗体	10%～15%

（1）ANA：临床上所说 ANA 检测实际上是指用间接免疫荧光法进行总抗核抗体的检测，SLE 患者 ANA 阳性率高达 100%，常见荧光图型有五种。①均质型；②核膜型；③颗粒型；④核仁型；⑤着丝点型。

（2）抗 DNA 抗体：包括抗单链 DNA 抗体和抗 dsDNA 抗体。抗 dsDNA 抗体检测采用 IIF、放射免疫分析法（RIA）、酶联免疫吸附试验（ELISA）、胶体金法。以马疫锥虫或短膜虫为底物的 IIF 法是目前国内外临床常规检测抗 dsDNA 抗体最常用的方法；RIA 法重复性好、可定量，敏感性较高，但特异性差。SLE 患者抗 dsDNA 抗体阳性率为 60%～90%，抗单链 DNA（ssDNA）抗体阳性率为 70%～95%。

（3）抗 ENA 抗体：包括抗 Sm 抗体、抗 U1RNP 抗体、抗 SSA 抗体、抗 SSB 抗体等，检测方法有对流免疫电泳、免疫双向扩散、免疫印迹和免疫沉淀等。其中抗 Sm 抗体是诊断 SLE 标记抗体之一，其特异性为 99%，阳性率 20%～40%，抗 RNP（U1RNP）抗体阳性率 30%～40%，抗 SSA 抗体阳性率 20%～60%，抗 SSB 抗体阳性率是 10%～20%，抗核糖体 RNP（rRNP）抗体阳性率 10%。

（4）抗磷脂抗体：是一组与含有磷脂结构的抗原物质发生反应的抗体，如抗心磷脂抗体。抗心磷脂抗体是以心磷脂为靶抗原的一种自身抗体，能干扰磷脂依赖性的凝血过程，抑制内皮细胞释放前列环素，与血栓形成、血小板减少、反复自然流产、系统性红斑狼疮、心脑血管缺血性疾病都有密切关系。抗磷脂抗体目前检测方法：① ELISA 法检测抗心磷脂抗体，阳性率为 40%～60%；②凝血试验检测狼疮抗凝物质；③梅毒血清学凝集试验。

（5）抗组织细胞抗体：有抗红细胞膜抗体、Coombs 实验阳性、抗血小板相关抗体、抗神经元抗体等，该组抗体往往与组织、器官的特异性损害相关。

另外，有少数患者血清中出现类风湿因子和抗中性粒细胞胞质抗体（ANCA）。

4. 自身抗体检测在系统性红斑狼疮诊断中的价值

有研究显示，一些自身抗体（如 ANA、抗 SSA/Ro 抗体、抗 SSB/La 抗体、抗磷脂抗体）在 SLE 确诊前几年时间内就已经出现阳性，而另外一些抗体（抗 Sm 抗体、抗 rRNP 抗体）则仅在 SLE 确诊前几个月出现阳性，抗 dsDNA 抗体出现时间介于上述两类抗体之间。虽然 ANA、抗 SSA/Ro 抗体、抗 SSB/La 抗体、抗磷脂抗体在 SLE 确诊前出现时间较早，但是这些抗体往往在正常人及其他疾病中也可以出现阳性，因此对于SLE患者诊断的特异性并不高。而抗Sm抗体、抗rRNP抗体及抗dsDNA抗体虽然在SLE确诊前出现时间相对较晚，但此三种自身抗体往往仅出现于SLE患者血清中，而较少见于正常人及其他自身免疫病患者，因此针对SLE的特异性较高。然而，对于无任何临床表现同时有SLE特异性自身抗体阳性者是否需要提前干预治疗，目前尚无定论。

自身抗体的检测对SLE的诊疗具有极其重要的价值，表8-3对临床中常用的自身抗体检测项目进行了归纳。

表8-3 系统性红斑狼疮患者部分自身抗体的作用

作用	检测项目
诊断价值	ANA、抗dsDNA抗体、抗Sm抗体、抗核小体抗体（AnuA）、PCNA
活动性监测	抗dsDNA抗体、AnuA
器官受累	抗dsDNA抗体、抗Sm抗体、抗SSA抗体、抗SSB抗体、AnuA、抗C1q抗体
预后作用	抗dsDNA抗体
预警价值	ANA、抗dsDNA抗体、抗Sm抗体、抗SSA抗体、抗SSB抗体、APLA、抗RNP抗体

5. 疾病易感基因的检测

TLR7、IRF5、TREX1、ATG5、FCGR2A、ITGAM、TNFSF4/TNFRF4等基因变异在不同种族人群中均发现与SLE易感性相关，STAT4和ETS1与早年发病相关，对家族中有自身免疫性疾病史的人群可以通过检测以上基因的SNP预测患者发生疾病的可能性。

6. 淋巴细胞的检测

狼疮患者T细胞TCR结构异常，表面分子CD44、CD40L表达升高，另外狼疮患者血液BAFF浓度增加，B细胞中lyn含量下降，B细胞活化异常。

7. 细胞因子检测

狼疮患者血清中多个细胞因子异常，如IL-10、IL-6及TNF-α、IFN-α升高，TGF-β下降。

第四节　干燥综合征

一、疾病概述

1. 定义

干燥综合征（Sjogren's syndrome，SS）是一种主要累及全身外分泌腺的慢性炎症性自身免疫病，主要侵犯唾液腺和泪腺，以淋巴细胞和浆细胞浸润为特征，腺体外系统（呼吸系统、消化系统、皮肤、关节等）亦可受累。

2. 流行病学

SS最初于1933年由瑞典眼科医师Henrik Sjogren提出，主要表现为干燥性角结膜炎、口干燥症和类风湿关节炎三联征。1956年Block等人将SS分为原发性及继发性两种。伴有类风湿关节炎（RA）、系统性红斑狼疮（SLE）、系统性硬化症（SSc）等疾病的称为继发性干燥综合征；没有潜在疾病的称为原发性干燥综合征。

SS发病率较高，其发病率仅次于类风湿关节炎。原发性干燥综合征在我国人群的患病率为0.30%~0.7%，在老年人群中患病率为3%~4%，女性患者明显多于男性，男女之比为1:9，女性患者最常见于40~60岁。

3. 发病机制与临床表现

SS发病与遗传环境因素、神经免疫内分泌网络均有关系。

临床表现包括口腔症状，即颊黏膜干燥，食物下咽困难。此类患者往往有猖獗龋齿。腺体外系统性表现分为非内脏（皮肤、关节痛、肌痛）和内脏表现（肺脏、心脏、肾、胃肠道、内分泌、中枢和周围神经系统）。皮肤表现包括与冷球蛋白血症或者高球蛋白血症相关的紫癜。关节炎呈对称性分布，类似于 RA 和 SLE。肌痛及肌无力也常出现。间质性肺炎和气管、支气管干燥是 SS 累及的最常见的表现。SS 患者可以出现心包炎和肺动脉高压。肾脏损害常见间质性肾炎，常通过激发试验可以检出。间质性膀胱炎症状在 SS 患者中常见，亦很严重。胃肠道表现包括由于口干和食管功能障碍造成的消化不良。SS 患者常出现甲状腺功能低下。SS 患者出现淋巴瘤的概率是普通人群的 40 倍。神经系统表现见于 20% SS 患者，包括中枢神经系统累及、脑神经损伤、脊髓病变和外周神经病变。

4. 诊断标准

诊断标准见表 8-4。

表 8-4 干燥综合征诊断的国际共识

眼症状（至少存在 1 项）
每天眼干持续大于 3 月；周期性严重沙砾感；每日使用人工泪液超过 3 次
口腔症状（至少存在 1 项）
每天觉得口干，持续至少 3 个月；成年后周期性腮腺肿大；进干食需要使用液体饮料
眼干的客观证据（至少存在 1 项）
Schirmer 试验；角膜染色（使用 van Bijsterveld 积分系统，玫瑰红染色积分 ≥ 4 分）；泪腺活检灶性淋巴细胞浸润
口干客观证据（至少存在 1 项）
唾液腺核素扫描；腮腺造影；未刺激的唾液流率（< 1.5 mL/15 min）
实验室异常（至少存在 1 项）
抗 SSA 或抗 SSB 抗体；ANA；IgM 型类风湿因子
唾液腺活检提示有灶性淋巴细胞浸润
小唾液腺活检在 4 mm^2 唾液腺组织中有 ≥ 1 个淋巴细胞灶，1 个灶定义为 50 个淋巴细胞浸润

5. 治疗及预后

对于 SS 的治疗，历来争议比较大。由于 SS 是不可能治愈的，所以控制症状和减少内脏器官损伤就成为治疗的目标。症状控制包括使用人工液体替代天然液体。可以使用不含防腐剂的人工泪液，用法一般是每次 1~3 滴，每日 3~4 次。可以使用硼酸软膏。有角膜溃疡时使用眼罩保护眼睛。有时可以使用泪道栓塞剂来缓解眼干症状。

SS 患者疾病进展缓慢，其多数脏器受累发展较慢。发生淋巴瘤的危险因素为持续性肿大的腮腺、淋巴结肿大、肝脾大、单克隆高球蛋白血症和抗体阴转。

二、实验室检测与分析

以下所述均为原发性干燥综合征患者的检查结果。在继发性干燥综合征中，其他疾病的检查结果可能更具特异性，或者检查结果仅显示出其他疾病的特点。

1. 一般检查

外周全血细胞计数可见红细胞、白细胞和血小板减少，患者可出现轻度的正色素性贫血，ESR 可升高，人清白蛋白可减低，外周血 T 细胞减少，B 细胞增高等。

2. 免疫学检查

（1）高球蛋白血症：是本病的特点之一。90% 的 SS 患者白蛋白减少和多克隆型球蛋白增高，三种主要免疫球蛋白皆可增高，以 IgG 最明显，亦可有 IgA 和 IgM 增高。巨球蛋白或混合型冷球蛋白血症较少见，此类患者临床常有高黏滞综合征。

（2）ANA：约 2/3 的患者抗核抗体阳性（大多为颗粒型）。以抗 SSA（Ro）和 SSB（La）抗体的阳性率最高，分别为 75% 和 52%。其中抗 SSB 抗体的特异性最高，仅出现于干燥综合征和 SLE 患者中，另外，抗 Ro 蛋白 52 kD 部分的抗体更常见于 SS 患者，而抗 Ro 蛋白 60 kD 的抗体更常见于 SLE 患者，而且这两种抗体在 SLE 患者中的阳性率和滴度常低于干燥综合征患者，所以可作为标记性抗体。当两者均为阳性时，应首先考虑干燥综合征的可能。

（3）器官特异性抗体：抗唾液腺导管上皮细胞抗体的阳性率在原发性干燥综合征患者中为 25%，在干燥综合征合并类风湿关节炎的患者中高达 70%~80%。抗甲状腺球蛋白抗体和抗胃壁细胞抗体阳性率各为 30%，抗线粒体抗体和 Coombs 试验的阳性率各为 10%。

（4）类风湿因子（RF）：约 3/4 患者 RF 阳性，以 IgM 型 RF 为主。

（5）α-胞衬蛋白（α-FA）：是 SS 患者血清中的一种新的自身抗体，可能与发病有关。IgG 型 α-胞衬蛋白抗体的敏感性为 52%，特异性为 96%，而 IgA 型 α-胞衬蛋白抗体有更高的敏感性和特异性。

3. 针对腺体的特殊检查

（1）唾液腺检查：主要包括唾液流量测定、腮腺造影、腮腺闪烁扫描和放射性核素测定、唇腺活检。

（2）泪腺检查：包括 Schirmer 试验（滤纸试验）、角膜染色试验、泪膜破碎时间测定（BUT 试验）、结膜活检。

针对上述腺体的病理活检，可见泪腺、腮腺、颌下腺等腺体内有大量的淋巴细胞浸润，以 B 细胞为主。

第九章

免疫缺陷性疾病检验

健康的免疫系统担负着免疫防御、免疫监视、免疫自稳和免疫调节的功能。多种因素可引起机体免疫功能的异常，进而导致疾病的发生。

免疫缺陷病（IDD）是因免疫系统先天发育障碍或后天损伤所致的各种临床综合征。患者因免疫细胞在发育、分化、增生、调节、代谢等不同环节上发生异常，导致机体免疫功能缺陷或低下，临床表现多为感染首发（常为反复或持续性感染且难治），并易伴发自身免疫病、恶性肿瘤、过敏性疾病等。

第一节 概述

一、免疫缺陷病的分类

按发病原因不同，免疫缺陷病可分为如下两大类：

（一）原发性免疫缺陷病

原发性免疫缺陷病（PIDD）是由免疫系统的遗传基因异常或先天性免疫系统发育不良造成免疫功能障碍引起的疾病，可伴其他组织器官的发育异常或畸形，也称先天性免疫缺陷病（CIDD）。据估计，它在人群中的总发病率约为0.01%，病种较多，迄今文献报道多达200余种。按其累及的免疫成分不同，可分为B细胞缺陷（抗体缺陷，占50%），T细胞缺陷（细胞免疫缺陷，占18%），联合免疫缺陷（T、B细胞缺陷，占20%），吞噬细胞缺陷（占10%），补体缺陷（占2%）。PIDD具有人群发病率低、发病年龄早、病情严重且难治、死亡率高的特点。随着分子生物学技术的发展，目前已对某些PIDD的基因突变或缺陷进行了定位，为阐明其发病机制、临床诊断和治疗奠定了基础，并促进了对免疫应答和调节机制的深入了解。

（二）继发性免疫缺陷病

继发性免疫缺陷病（SIDD）是免疫系统受到后天因素（如营养不良、感染、肿瘤、消耗性疾病、应用免疫抑制剂等）引起免疫功能损伤而导致的疾病，也称获得性免疫缺陷病（AIDD）。可累及T细胞、B细胞、吞噬细胞和补体等不同免疫成分，导致相应功能受损。SIDD具有人群发病率高、临床表现复杂、通常消除病因后可恢复的特点。

二、免疫缺陷病的特点

免疫缺陷病的临床表现各异，与所缺陷的成分、程度、范围有关，但有如下共同的临床特点。

(一) 对感染的易感性增加

免疫缺陷病患者易出现反复感染，且病情常较严重，难以控制，是造成患者死亡的主要原因。体液免疫缺陷、吞噬细胞缺陷及补体缺陷导致的感染，以细菌尤其是化脓性细菌感染为主，也可发生肠道病毒感染。T细胞免疫缺陷导致的感染主要由病毒、真菌、胞内寄生菌和原虫引起。T、B 细胞联合免疫缺陷除对各种病原微生物易感之外，机会感染是其重要特点（表 9-1）。

表 9-1 各类免疫缺陷病感染特点

免疫缺陷病	易感病原体类别	感染类型
体液免疫缺陷	以化脓性球菌感染为主	败血症、化脓性脑膜炎、肺炎、气管炎、中耳炎等
细胞免疫缺陷	细胞内寄生病原体感染为主	重症病毒感染、真菌感染、布氏菌病、结核病等
联合免疫缺陷	化脓菌和胞内寄生病原体	全身重症细菌及病毒感染、顽固性腹泻或脓皮病
吞噬细胞和补体缺陷	化脓菌为主，补体缺陷时也常见奈瑟氏菌属球菌感染	肺炎、化脓性淋巴结炎、脓皮病、全身性肉芽肿

(二) 易伴发恶性肿瘤

免疫缺陷病患者易发生肿瘤，尤其是 T 细胞缺陷患者，主要为病毒所致肿瘤和淋巴系统肿瘤，其发生率比同龄正常人群高 100～300 倍。

(三) 易发自身免疫病

因免疫自稳和免疫调节功能障碍，免疫缺陷病患者易发自身免疫病，发病率可高达 14%，而正常人群的发病率仅 0.001%～0.01%，以 SLE、类风湿关节炎和恶性贫血等多见。

第二节 原发性免疫缺陷病

自 1952 年 Bruton 报道首例原发性免疫缺陷病 X 性联无丙种球蛋白血症以来，目前约有 160 个免疫缺陷基因被确定，病种达 200 多。缺陷可发生于免疫系统发育的各个环节，其中常染色体遗传病约占 1/3，隐性遗传高于显性遗传；X 性联隐性遗传病占 1/5，15 岁以下 PIDD 患者多为男性，男女比例为 5:1，成年为 1:1.4。

一、原发性 B 细胞缺陷病

原发性 B 细胞免疫缺陷是因 B 细胞发育或 Th 细胞辅助功能缺陷引起，其免疫学特点：免疫球蛋白全部缺失或低下，或选择性缺乏某些类别，外周血 B 细胞数量减少或缺陷，T 细胞数量正常。临床表现：①易引起化脓性细菌、肠道病毒感染；②易伴发自身免疫病，尤其是血细胞减少；③治疗以补充免疫球蛋白（选择性 IgA 缺陷除外）和抗感染治疗为主。

(一) 无丙种球蛋白血症

可分两种情况。一为 X 性联无丙种球蛋白血症（XLA），又称 Bruton 病或 Bruton 综合征，是第一个被发现的 PIDD，也是最典型的原发性 B 细胞缺陷病。在无丙种球蛋白血症患者中占 80%～90%，为 X 性联隐性遗传。因位于 Xq22 染色体上的 Bruton 酪氨酸激酶（Btk）编码基因突变引起该病，女性为携带者，男性发病。二是由编码 μ 重链、λ5、IgA 和 β、B 细胞接头分子（BLNK）等常染色体隐性基因突变引起。

Btk、μ 重链、λ5、IgA 和 β、BLNK 均参与 B 细胞发育、成熟，若基因突变都能使 B 细胞发育停滞于前 B 细胞阶段，不能成熟。

两者的临床表现类似。因从母体获得的 IgG 已基本完全降解，患儿大多于出生 6～9 个月时开始发病，临床表现以反复化脓性细菌、肠道病毒感染为特征，患者细胞免疫功能正常，对其他病毒、真菌等胞内感染仍有较强抵抗力。免疫学主要特征为：①血清各类免疫球蛋白缺乏（IgG < 2 g/L，总 Ig < 2.5 g/L）；②外周 B 细胞、生发中心和浆细胞缺乏；③对抗原刺激无抗体应答；④免疫球蛋白补充治疗效果较好。20% 患者伴有自身免疫病。

（二）选择性免疫球蛋白缺陷病

1. 选择性 IgA 缺陷病

最常见的一种选择性免疫球蛋白缺陷病，发病率约为 1%。有家族史者多为常染色体显性或隐性遗传。约半数患者无明显症状，或仅发生呼吸道、消化道及泌尿道感染，少数可出现严重感染，患者常伴超敏反应、自身免疫病。免疫学主要特征为：①血清 IgA < 50 mg/L，仅为正常人的 1/80～1/40，同时 SIgA 含量极低，其他免疫球蛋白水平正常或略高，细胞免疫功能正常；②不能用免疫球蛋白补充治疗，若补充易发生超敏反应（44% 患者体内有抗 IgA 的抗体，补充治疗可引起严重甚至危及生命的过敏反应）。患者重链 α 基因和膜表达 IgA 正常，但是，B 细胞不能分化成分泌 IgA 的浆细胞，发病机制尚不清楚。

2. 普通可变性免疫缺陷病

普通可变性免疫缺陷病（CVID）是血清免疫球蛋白水平降低（< 3.0 g/L）的一组异质性免疫缺陷病，是最常见的原发性抗体缺乏病，临床表现多变，任何年龄均可发病。此病对化脓性细菌易感，肺部感染最常见，几乎所有患者有复发性鼻窦炎、中耳炎，约 2/3 患者有支气管炎、肺炎。慢性及反复感染可导致重症支气管扩张症、肺间质纤维化、肉芽肿浸润和间质性肺炎。也可引起感染性腹泻、炎症性肠道疾病、结节性淋巴组织增生。易并发自身免疫病（如类风湿关节炎、SLE、溶血性贫血、恶性贫血等），易伴发恶性肿瘤（淋巴瘤、白血病、胃癌、胸腺瘤等）。

本病可为常染色体隐性或显性遗传，患者共同的免疫学特征是循环 B 细胞数量正常，但是不能分化成浆细胞。

3. 选择性 IgG 亚类缺陷病

患者血清总 IgG 含量正常，但某一种或几种 IgG 亚类选择性降低。其中最常见的类型是成人 IgG3 亚类缺陷病；IgG2 缺陷与 IgA 缺陷有关，多见于儿童。这类患者大多无临床表现，少数患者可反复发生化脓性细菌感染。本病通常由 B 细胞分化异常引起。

4. 高 IgM 综合征

高 IgM 综合征（HIGMS）是血清 IgM 水平增高或正常，IgG、IgA、IgE 缺乏的一组异质性疾病，因 B 细胞产生抗体不能发生类转换引起，较罕见。发病机制约 70% 为 X 性联隐性遗传所致，其他与常染色体隐性遗传基因 CD40、活化诱导的胞嘧啶核苷脱氨酶（AICD）、尿嘧啶-DNA 糖基化酶（UDC）突变有关。

X 性联隐性遗传性高 IgM 综合征（XLHM）是由于 T 细胞 X 染色体上 CD40L 基因突变，使 Th 细胞表达的 CD40L 结构异常，与 B 细胞 CD40 相互作用受阻，从而导致 B 细胞不能进行抗体类别转换，只分泌 IgM。XHM 患者为男性，临床表现主要为反复胞外细菌感染和某些机会菌感染（如卡氏肺囊虫、隐孢子虫、非洲弓形虫）。X 性联隐性遗传性高 IgM 综合征主要免疫学特征：①血清 IgM 水平增高或正常，IgG、IgA、IgE 缺乏；②抗体功能减弱，细胞免疫功能有一定程度的损伤；③生发中心缺失；④患者常伴发自身免疫病，出现某些血细胞减少症（因血清中含有大量抗中性粒细胞、血小板和红细胞的自身抗体）；⑤成人常发生硬化胆管炎、肝炎、肝癌；⑥B 细胞数量正常，但缺乏表达 mIgG 和 mIgA 的 B 细胞。

高 IgM 综合征患者中 CD40L 缺陷约占 65%，AICD 缺陷约占 20%，CD40 和 UDG 缺陷各小于 1%，另有约 25% 患者由其他原因引起。

二、原发性 T 细胞缺陷病

原发性 T 细胞缺陷病是一类由遗传因素所导致的 T 细胞发育、分化和功能障碍的免疫缺陷病，常伴有体液免疫及其他免疫功能缺陷。虽然某些患者血清 Ig 正常，但对抗原刺激并不产生特异性抗体。

主要临床特点：①细胞免疫功能缺陷。②以低毒力机会感染或细胞内微生物感染多见，如真菌、病毒、卡氏肺囊虫等。③减毒活疫苗接种可引起全身感染而导致死亡。④迟发型皮试无反应。⑤肿瘤发生率增高。⑥易发生移植物抗宿主反应。目前尚无有效治疗方法。

（一）先天性胸腺发育不全（CTH）

本病又称 DiGeorge 综合征，是典型的 T 细胞缺陷病。患者因染色体 22q11.2 区域缺失，导致胚胎早期第Ⅲ、Ⅳ咽囊发育障碍，引起多器官发育不全、功能受损。免疫学特征：外周血 T 细胞显著减少，细胞免疫功能严重缺损，B 细胞数量和功能正常或偏低，但对 TD 抗原刺激不产生特异性抗体。临床表现如下。①胸腺发育不全，X 线胸腺影缺乏。②甲状旁腺先天发育不全：低血钙，出生后 24 h 内可发生抽搐。③先天性心脏病：主动脉弓中断、中隔缺损。④特征性面容：耳位低、耳轮有切迹，"鱼形"嘴（人中短），眼距宽，颌小畸形，眼反光先天愚型倾斜。⑤食道闭锁、悬雍垂裂为两瓣。胸腺移植可有效治疗 T 细胞缺陷。

（二）T 细胞活化和功能缺陷

T 细胞膜分子或细胞内信号转导分子缺陷，可导致 T 细胞功能缺损，甚至联合免疫缺陷病。例如，CD3 转导抗原刺激信号缺陷，CD3δ 链缺陷导致血液中 T 细胞数量非常低或缺如 CD3ε 或 CD3γ 缺陷引起循环 T 细胞功能失调，而数量正常。于是 CD3δ 缺陷产生 SCID，而 CD3ε 和 CD3ζ 缺陷常产生轻度 CID。ZAP-70 缺陷，共刺激分子（如 B7）表达缺失，细胞因子受体表达缺失，患者 $CD4^+T$ 细胞数量正常但是功能异常，$CD8^+T$ 细胞缺失，NK 细胞功能正常。这是一组常染色体隐性遗传病。

三、联合免疫缺陷病

联合免疫缺陷病（CID）通常指 T 细胞及 B 细胞均有分化发育障碍或缺乏细胞间相互作用而导致的疾病，患者存在严重的细胞免疫和体液免疫缺陷。其发病机制：患者全身淋巴组织发育不良，淋巴细胞减少；易发生严重和持续性的细菌、病毒和真菌感染，且常为机会性感染；接种某些减毒活疫苗可引起严重的全身感染，甚至死亡。一般免疫治疗很难奏效，骨髓移植治疗有一定疗效，但可导致移植物抗宿主反应。患者多见于新生儿和婴幼儿，一般在 1~2 岁内死亡。

（一）重症联合免疫缺陷病

重症联合免疫缺陷病（SCID）罕见。有性联隐性遗传和常染色体隐性遗传两种类型。患者 T、B 细胞免疫功能严重受损；对各种病原、机会菌易感，如不采取治疗措施，一般在出生后 6~12 个月内死亡。发病机制主要有以下三个方面。

1. 细胞因子受体信号转导缺陷

（1）细胞因子受体 γc 链缺陷：细胞因子受体 γc 链基因突变引起 X 性联重症联合免疫缺陷病（XLSCID），为 X-连锁隐性遗传，约占 SCID 的 50%。γc 链基因突变，使 IL-2R、IL-4R、IL-7R、IL-9R、IL-15R 和 IL-21R 表达和信号转导受阻，T 细胞发育停滞于祖 T（pro-T）细胞阶段，从而发生 SCID。患者成熟 T 细胞和 NK 细胞缺乏或严重减少，B 细胞数量正常但功能受损。

（2）JAK-3 缺陷：JAK-3 是细胞因子受体 γc 链胞质区唯一连接的酪氨酸激酶，JAK-3 基因突变，导致 γc 链信号转导受阻。该病为常染色体隐性遗传，其临床表现与 XLSCID 相同。

（3）IL-7Rα 缺陷：为常染色体隐性遗传，约占 SCID 的 10%。患者 IL-7 受体 α 链基因突变，使共同祖淋巴细胞（CLP）不能向 T 细胞发育，导致 T 细胞缺陷。NK 细胞数量和功能正常；B 细胞数量正常或增加，但功能受损。

2. 腺苷脱氨酶缺陷症

腺苷脱氨酶（ADA）缺陷为常染色体隐性遗传，约占 SCID 的 15%。发病机制是因位于第 20 对染色体（20q13-ter）的 ADA 编码基因突变或缺失导致 ADA 缺乏。ADA 参与嘌呤分解代谢，能不可反地使腺苷和脱氧腺苷脱氨基，产生肌苷和脱氧肌苷。ADA 缺失，导致脱氧腺苷及其前体 S-腺苷高半胱氨酸、dATP 蓄积，这些产物有毒性作用，能抑制 DNA 合成，引起细胞凋亡，使 T 细胞、B 细胞和 NK 细胞发育受阻，导致这些细胞缺陷。该病是人类历史上首次进行基因治疗临床实验的一种遗传病。

3. V（D）J 重组缺陷

V（D）J 重组缺陷属于一组常染色体隐性遗传病。Rag（重组激活基因）-1 和 Rag-2 及其他抗原受体重组酶基因编码一组重组酶成分，启动和参与抗原受体 V、D、J 重排。这些基因突变，引起 T、B 淋巴细胞抗原受体不能表达，成熟受阻，患者缺乏成熟 T、B 细胞，导致 SCID。

此外，网状发育不全可能是造血干细胞成熟有缺陷所致，是一种更严重的 SCID，患者 T、B 细胞和粒细胞都缺乏。

（二）MHC 分子表达缺陷

1. MHC Ⅰ 类分子表达缺陷

为常染色体隐性遗传，由于 TAP 或 tapasin 基因突变引起。TAP 突变使内源性抗原肽不能转运至内质网，未结合抗原肽的 MHC Ⅰ 类分子很不稳定，不能最终完成组装，会在胞内降解。tapasin 突变不能促进高亲和力抗原肽与 MHC Ⅰ 类分子结合，也主要影响 MHC Ⅰ 类分子组装和稳定，导致 MHC Ⅰ 类分子表达降低，$CD8^+T$ 细胞功能缺陷。TAP 缺陷患者常患有呼吸道细菌感染，而不是病毒感染。tapasin 突变患者易患病毒感染。

2. MHC Ⅱ 类分子表达缺陷

MHC Ⅱ 类分子表达缺陷又称为裸淋巴细胞综合征，为常染色体隐性遗传，患者 MHC Ⅱ 类分子表达缺陷。胸腺基质上皮细胞 MHC Ⅱ 类分子表达缺陷，T 细胞阳性选择受阻，导致 $CD4^+T$ 细胞分化障碍，数量减少；APC 表面 MHC Ⅱ 类分子表达缺陷，引起递呈抗原功能发生障碍。$CD8^+T$ 细胞发育正常，B 细胞数量正常，临床表现为迟发型超敏反应及对 TD-Ag 的抗体应答缺陷，对病毒的易感性增高。

该病的发生并非由于 MHC Ⅱ 类基因本身缺陷，而是由于调节 MHC Ⅱ 类分子表达的转录因子基因发生突变所致。转录因子包括 MHC Ⅱ 类基因特异性的与启动子区 X 相结合的三个转录因子 RFX5 和 RFXANK，及转录调节蛋白 Ⅱ 类转录活化因子（CⅡTA）。CⅡTA 与 RFX5、RFXAP、RFXANK 结合形成复合物才能启动转录，其中任一基因突变都可导致 MHC Ⅱ 基因不能转录，发生裸淋巴细胞综合征，引起严重的免疫缺陷病。

（三）伴湿疹血小板减少性免疫缺陷病

伴湿疹血小板减少性免疫缺陷病（WAS）是一种 X 性联隐性遗传病。其主要临床和免疫特征如下：①临床表现为湿疹、血小板减少和极易化脓性细菌感染三联征；②T 细胞数量减少、功能有缺陷，易发生自身免疫病和肿瘤；③对多糖抗原的抗体应答明显降低，伴 IgM 水平降低，但 IgG 正常，IgA、IgE 增高。

发病机制：X 染色体上 WAS 基因编码的蛋白（WASP）存在于所有造血来源的细胞中，在调节细胞骨架重组及活化中起作用；WAS 基因突变或缺陷，导致细胞骨架不能移动，使免疫细胞相互作用受阻。

（四）毛细血管扩张性共济失调综合征

毛细血管扩张性共济失调综合征（ATS）为常染色体隐性遗传，由于第 11 号染色体上 AT 基因突变，引起 DNA 依赖性磷脂酰肌醇-3 激酶（P13K）缺陷，可能与 T 细胞活化、DNA 修复缺陷有关。病变涉及神经、血管、内分泌和免疫系统。主要临床和免疫特征如下：①进行性小脑共济失调，9 个月至 1 岁发病，也可晚至 4~6 岁。②毛细血管扩张，2 岁前发作，也可延迟至 8~9 岁，主要表现在眼结膜和面部。③IgA 选择性缺陷，反复鼻窦、肺部感染；T 细胞数量和功能降低；B 细胞数量和 NK 活性正常。④对电离辐射异常敏感，易染色体断裂。⑤易发肿瘤，如淋巴瘤、白血病、上皮癌等。

（五）Chediak-Higashi 综合征

Chediak-Higashi 综合征（CHS）为多系统的常染色体隐性遗传疾病，由位于第 1 号染色体上的 CHSI 基因突变引起，可能与高尔基体外侧网络或早期内体向晚期内体转运、细胞器融合和裂殖、颗粒胞吐、微管功能、颗粒蛋白酶（如弹性蛋白酶和组织蛋白酶 G）等缺陷有关，导致吞噬细胞、NK 细胞和 CTL 细胞毒作用受损，胞内杀菌功能降低、趋化作用异常。患者临床特征：所有血细胞、黑色素细胞、神经鞘细胞等胞质内有在光学显微镜下可见的巨大颗粒（可能由于内体和溶酶体过度融合所致）；眼和皮肤局部有白化病，畏光；患者对病毒和肠道菌非常易感；肝、脾、淋巴结肿大，贫血，白细胞减少；皮肤溃疡；大脑萎缩。患者多在 5 岁之前因感染而死亡。

四、原发性吞噬细胞缺陷病

吞噬细胞缺陷包括吞噬细胞数量减少和功能异常，患者易患各种化脓性细菌感染，重者可危及生命。

（一）原发性中性粒细胞缺陷

按照中性粒细胞缺陷的程度，临床上常将其分为粒细胞减少症和粒细胞缺乏症。前者外周血中性粒细胞数低于 $1.5 \times 10^9/L$，而后者外周血几乎没有中性粒细胞。其发病机制是由于粒细胞集落刺激因子基因突变导致髓样干细胞分化发育障碍，使粒细胞分化受阻。患者多在生后 1 个月内开始发生各种细菌的反复感染，重者可死于败血症或脑膜炎。

（二）白细胞黏附缺陷病

白细胞黏附缺陷病（LAD）为常染色体隐性遗传，可分为如下两型。

1. LAD-1 型

罕见。因整合素 β_2 亚单位（CD18）基因突变，使 β_2 亚家族 4 个成员 LFA-1、Mac-1/CR3、gp150、95/CR4 和 $\alpha D \beta_2$ 糖蛋白均表达缺陷，导致吞噬细胞的黏附、趋化、活化、吞噬功能障碍，T 细胞和 NK 细胞趋化、激活和细胞毒作用受损。患者主要表现为反复化脓性细菌感染（1 周内新生儿常发生），可在 1 岁内死亡。

2. LAD-2 型

发生机制为 α_{1-3} 岩藻糖转移酶基因突变所致，该酶参与 Sialyl-Lewis X 的生成，基因突变导致该配体分子在白细胞表面表达缺陷，使白细胞与 E-选择素和 P-选择素结合功能、趋化作用受损。患者主要表现为反复化脓性细菌感染。

（三）慢性肉芽肿病

慢性肉芽肿病（CGD）患者由于编码还原型辅酶Ⅱ（NADPH）氧化酶系统的基因缺陷，使吞噬细胞呼吸爆发受阻，不能产生有氧杀菌物质如超氧离子、过氧化氢及单态氧离子等，使吞噬细胞杀菌功能严重受损。吞入的细菌非但不被杀死，反而使细菌在胞内得以存活、繁殖，并随吞噬细胞游走播散，造成反复的慢性感染。持续的感染使活化的巨噬细胞在炎症部位聚集，对 $CD4^+T$ 细胞持续性刺激导致肉芽肿的形成。CGD 约 2/3 为性联隐性遗传（$gp91^{Phox}$），其余为常染色体隐性遗传（$p22^{Phox}$、$p47^{Phox}$、$p67^{Phox}$）。

患者常对过氧化氢酶阳性细菌（如葡萄球菌、黏质沙雷菌、假单胞菌、大肠杆菌、念珠菌、曲霉菌、灵杆菌等）和真菌易感，主要表现为慢性化脓性感染，淋巴结、皮肤、肝、肺、骨髓等有慢性化脓性肉芽肿或伴有瘘管形成。

五、原发性补体系统缺陷病

原发性补体系统缺陷病少见，大多数属常染色体隐性遗传，少数为常染色体显性遗传。补体系统的补体固有成分、补体调节蛋白和补体受体都可发生缺陷，其遗传方式和基因定位也已明确。临床主要表现为反复化脓性细菌（尤其奈瑟菌）感染及自身免疫病（如 SLE）。但是，有些补体调节蛋白缺陷除有这些临床表现外，还有某些特征性的体征和症状，下面予以介绍。

（一）补体固有成分缺陷

补体激活途径的固有成分均可发生遗传性缺陷。C3 缺陷可致严重的甚至是致命的化脓性细菌感染；C4、C2 缺陷常引发 SLE、肾小球肾炎等免疫复合物病；P 因子、D 因子缺陷易致反复化脓性细菌感染；

C5～C9 缺陷可引起奈瑟菌属感染。

（二）补体调控蛋白缺陷

1. 遗传性血管神经性水肿（HAE）

为最常见的补体缺陷病，是由 C1INH 遗传缺陷所致，为常染色体显性遗传。该调节蛋白缺乏可引起 C4、C2 裂解失控，产生过多的 C4a、C2a 等介质，使血管通透性增高，患者易反复发生皮下组织（如面部和眼睑）和黏膜（如肠道）水肿，严重的喉头水肿可致窒息死亡。本病可分两型，Ⅰ型是 C1INH 基因缺损，无转录物，可通过检测 C1INH 进行诊断；Ⅱ型是 C1INH 基因点突变，产生缺陷的 C1INH 分子，其诊断需同时检测 C1INH 和 C4。

2. 阵发性夜间血红蛋白尿（PNH）

由多能造血干细胞 X 染色体上 PIG-A（A）基因获得性突变引起，使其编码产物 N-乙酰葡糖胺转移酶不能合成磷脂酰肌醇（GPI），导致借助 GPI 锚定在细胞膜上的补体调节蛋白 CD55（衰变加速因子，DAF）、CD59（膜反应性溶解抑制因子，MIRL）缺乏，引起患者红细胞对补体介导的溶解作用敏感。本病常在夜间发生，可能与夜间血液 pH 生理性偏低、容易导致补体系统替代途径激活有关。临床表现为慢性溶血性贫血、全血细胞减少和静脉血栓形成，晨尿中出现血红蛋白。

（三）补体受体缺陷

补体受体主要存在于红细胞和吞噬细胞膜表面，其表达缺陷可致循环免疫复合物清除障碍，从而发生 SLE 等自身免疫病。

第三节 继发性免疫缺陷病

继发性免疫缺陷病是继发于其他疾病或由某些理化因素所导致的免疫缺陷病。可涉及免疫系统的各个方面，临床表现和免疫学特征与相应的原发性免疫缺陷病相似。

一、继发性免疫缺陷病的常见病因

诱发免疫缺陷病的因素可分为以下两类。

（一）非感染因素

可诱发免疫缺陷病的非感染因素较多，常见的致病因素有以下诸方面。

1. 营养不良

引起获得性免疫缺陷病最常见的原因。蛋白质-能量、维生素和微量元素摄入严重不足可影响免疫细胞的成熟，并引起淋巴器官萎缩，降低机体抗感染能力。

2. 肿瘤

恶性肿瘤特别是淋巴组织的恶性肿瘤常可进行性地抑制患者的免疫功能。

3. 医源性因素

临床治疗应用免疫抑制剂、抗癌药物，放射治疗，手术、脾或胸腺切除等均可引起获得性免疫缺陷。

4. 消耗性疾病

如糖尿病、尿毒症、肾病综合征、急性和慢性消化道疾病、严重肝病等，可致蛋白质大量丢失、吸收不良或合成不足。

5. 其他因素

如严重创伤、大面积烧伤、中毒、妊娠、衰老等均可引起免疫功能低下。

（二）感染

如人类免疫缺陷病毒（HIV）感染引起获得性免疫缺陷综合征（AIDS），简称艾滋病。此外，多种病毒（如人类嗜 T 细胞病毒、麻疹病毒、巨细胞病毒、风疹病毒和 EB 病毒等）、结核分枝杆菌、麻风

二、获得性免疫缺陷综合征

（一）AIDS 的流行情况

自 1981 年发现首例 AIDS 以来，AIDS 在世界广泛蔓延。尽管目前流行趋势在下降，但是在撒哈拉以南非洲地区艾滋病已成为最常见的死亡原因，20% 是死于艾滋病。根据联合国艾滋病规划署估计，2008 年全球约 3 340 万人感染 HIV/艾滋病（其中成年人 3 130 万，妇女 1 570 万，15 岁以下的儿童 210 万），当年新增 HIV 感染者约 270 万，200 万人死于艾滋病。卫生部与联合国艾滋病规划署和 WHO 联合对中国 2009 年艾滋病疫情（截至 2009 年底）进行了评估，估计存活的 HIV 感染者和艾滋病患者约 74 万，其中艾滋病患者为 10.5 万；当年新增 HIV 感染者 4.8 万。

AIDS 的传染源是 HIV 的无症状携带者和 AIDS 患者。HIV 存在于血液、精液、阴道分泌物、乳汁、唾液和脑脊液中，主要的传播方式有三种：①性接触；②注射传播；③垂直传播，可经胎盘或产程中的母血或阴道分泌物传播，产后可通过乳汁传播。

（二）病原学

1983 年法国病毒学家 Montagnier 等从 AIDS 患者体内首次分离出一种 RNA 反转录病毒，WHO 于 1987 年将该病毒正式命名为 HIV。HIV 属于反转录病毒科慢病毒属，可分为 HIV-1 和 HIV-2 两型，目前，世界流行的 AIDS 主要由 HIV-1 所致，约占 95%；HIV-2 主要在西非和印度流行。两者的基因序列有 25% 以上差异，且对抗体反应也有所不同，但是两者引起疾病的临床症状相似，通常称 HIV 均指 HIV-1。

成熟的病毒颗粒直径为 100～120 nm，外有脂质层包膜，病毒内部为 20 面体对称的核衣壳，核心为圆柱状，含病毒 RNA、反转录酶和核衣壳蛋白，基因组包含两条长度约为 9.2 kb 的 RNA 链。病毒基因组两侧的 LTR 调控病毒 DNA 与宿主细胞基因组的整合、病毒基因表达和复制。Gag 序列编码病毒核心结构蛋白。Env 序列编码病毒包膜糖蛋白 gp120 和 gp41。Pol 序列编码病毒复制所需的反转录酶、整合酶、蛋白酶。除了这些典型的反转录病毒结构蛋白基因之外，HIV-1 还含有 6 个调节辅助性蛋白基因 tat、rev、vif、vpr、vpu 和 nef，其产物以不同方式调节病毒蛋白合成、病毒复制、促进感染、抑制宿主细胞免疫功能。HIV 在体内增殖迅速，每天产生 10^9～10^{11} 个病毒颗粒。HIV 易发生变异（突变率约为 3×10^{-5}），从而易逃避免疫作用。

（三）HIV 侵入细胞的机制及感染特点

HIV 穿过表皮屏障，通过两种方式感染细胞：①游离病毒与 $CD4^+T$ 细胞、巨噬细胞、DC、神经胶质细胞接触，通过 CD4 和 CCR5/CXCR4 介导病毒核衣壳穿入细胞；DC 细胞也可通过 CD209（DC-SIGN）介导的胞吞作用摄入病毒。②感染细胞通过与未感染细胞接触传播感染。细胞间接触传播感染更迅速、更有效。

被感染的 DC 迁移到局部淋巴结，尤其是黏膜相关的淋巴组织，主要感染 $CD4^+CCR5^+T$ 细胞（主要是 Tem 细胞），引起病毒大量扩增，细胞大量破坏，并扩散全身引起广泛感染。在 HIV 感染后 1～4 周，许多感染者可出现流感样等症状，如发热、咽喉疼痛、肌肉疼痛、头痛、疲劳、皮疹、口腔溃疡、消瘦、厌食、腹泻或淋巴结肿大。随之机体对 HIV 发生免疫应答，病毒复制被有效抑制，疾病处于潜伏状态，持续 2～15 年，形成 HIV 慢性感染。在此期间，由于肠道免疫系统活化的 $CD4^+T$ 细胞耗竭，微生物产物（如细菌 LPS、DNA 等）通过破坏的肠黏膜进入机体，及隐伏 HIV 随细胞分裂或合并微生物感染、受丝裂原或细胞因子等刺激能持续诱导病毒复制，于是广泛激活全身固有免疫和适应性免疫，使 $CD4^+T$ 细胞不断被特异性和非特异性活化，并表达 CXCR4，导致 $CD4^+T$ 细胞不断被感染、破坏，最终耗竭、免疫崩溃，发展为 AIDS 甚至死亡。

（四）HIV 损伤免疫细胞和逃避免疫攻击的机制

病毒主要侵犯 $CD4^+T$ 细胞、巨噬细胞、DC、B 细胞和脑组织中的小胶质细胞，AIDS 患者表现以细胞免疫功能严重缺损、机会感染、恶性肿瘤和中枢神经系统病变为主要特征。HIV 通过直接和间接方式损伤免疫细胞。

1. 对 CD4$^+$T 细胞的损伤

活化的 CD4$^+$T 细胞是病毒感染和破坏的主要靶细胞。HIV 主要感染破坏 CD4$^+$CCR5$^+$/CXCR4$^+$T 细胞。在感染的急性期，主要破坏 CD4$^+$Tem 细胞，因为初始 CD4$^+$T 细胞和 Tem 细胞不表达 CCR5，主要由 CD4$^+$Tem 细胞表达，且该群细胞主要存在于黏膜免疫系统，故在该系统尤其是在肠道相关的淋巴组织中损失惨重。在慢性感染期，主要破坏活化的 CD4$^+$CXCR4$^+$T 细胞，因为活化的 CD4$^+$T 细胞表达 CXCR4。此外，活化的 CD4$^+$T 细胞易遭受破坏，也与这些细胞内 APO-BEC3G 抗病毒能力减弱有关。成人 T 细胞数量约为 10^{12}，其中 90% 以上存在于淋巴组织中。在慢性 HIV 感染期间，在淋巴组织中的 CD4$^+$T 细胞高达 10% 被感染，循环中被感染的数量则小于 0.1%，每天被破坏的 CD4$^+$T 细胞数量约 2×10^9（约占全部 CD4$^+$T 细胞数量的 5%）。

（1）直接破坏作用：①病毒大量复制，毒粒芽生释放，引起细胞膜损伤、通透性增高，胞内 Ca^{2+} 浓度升高，导致 T 细胞渗透性崩解或凋亡。②感染细胞的胞质中积聚大量病毒 DNA、RNA 及蛋白，干扰宿主细胞蛋白质合成，影响细胞功能和生存，导致细胞死亡。③感染细胞表达 gp120，介导与周围 CD4$^+$ 细胞融合，形成多核巨细胞，加速细胞死亡。④此外，HIV 能感染和破坏造血干细胞、双阳性前 T 细胞，导致外周血 CD4$^+$T 细胞数量降低。

（2）间接破坏作用：① CTL 和 NK 杀伤病毒感染细胞。②可溶性 gp120、感染 DC 表面的 gp120 与 CD4 分子交联使胞内 Ca^{2+} 浓度升高，导致感染和未感染细胞凋亡。③ gp120 与 CD4 分子交联，刺激靶细胞表达 Fas 分子，促进靶细胞凋亡。④病毒 tat 蛋白可促进 CD4$^+$T 细胞对 Fas-FasL 途径的敏感性。⑤抗 gp120 抗体通过 ADCC 或激活补体，破坏感染细胞。⑥病毒超抗原引起反应性 CD4$^+$T 细胞死亡。

（3）功能异常：① HIV 抑制细胞磷脂合成，影响细胞膜功能。② HIV LTR 的 U3 区与宿主细胞转录因子（如 SPI、NF-KB、AP-1）结合，抑制 T 细胞增殖和细胞因子分泌。③ CD4$^+$T 细胞大量破坏干扰机体对抗原的特异性免疫应答，导致 B 细胞应答、TCL 增殖及巨噬细胞、NK 细胞活性受抑。

2. 对 B 细胞的影响

gp41 羧基端肽段能激发 B 细胞多克隆活化，导致高免疫球蛋白血症及自身抗体产生；由于 T 细胞辅助功能低下，特异性抗体产生能力受损。

3. 对巨噬细胞、树突状细胞和 NK 细胞的影响

巨噬细胞、FDC 和 DC 等感染 HIV 不引起死亡，而成为病毒的庇护所，可引起感染扩散；但是功能均有不同程度的损伤，例如巨噬细胞趋化、黏附、杀菌、递呈抗原功能受损，FDC 和 DC 正常功能下降、数量减少。此外，DC 通过特异性 CD209，能高亲和力与 gp120 结合，可将毒粒传递给 CD4$^+$ 细胞，有助于感染扩散。NK 细胞被感染后细胞数量正常，但是分泌 IL-2、IL-12 等细胞因子的能力下降，细胞毒活性下降。

4. HIV 逃避免疫攻击的机制

HIV 感染人体后，可通过不同机制逃避免疫识别和攻击，以利于病毒在机体内长期存活、潜伏、不被根除：① HIV 抗原表位序列可频繁变异，逃避 CTL 杀伤和中和抗体作用。② HIV nef 蛋白能下调细胞表达 MHC Ⅰ类分子，抑制 CTL 杀靶，vpu 能抑制 NK 和 NKT 杀靶。③ Th1 细胞数量降低，抑制细胞免疫功能。④病毒潜伏感染，被感染细胞不表达 HIV 蛋白，逃避免疫识别和攻击。

（五）AIDS 的免疫学特征

HIV 感染患者体内存在特异性体液免疫和细胞免疫应答。感染后 10 天机体产生 HIV 特异性 CTL 应答，感染后 1~3 周产生非中和抗体（如抗 p24 衣壳蛋白抗体），约 8 周出现中和抗体（抗包膜糖蛋白 gp120 和 gp41 抗体）。感染的急性期和慢性期，虽能清除体内大部分病毒，但是不能根除 HIV 感染，且中和抗体对抑制细胞间传递感染也很少有效。AIDS 免疫学表现：CD4$^+$T 细胞数量明显减少，CD4$^+$ 和 CD8$^+$T 细胞比值倒置；免疫调节功能失调；抗原递呈细胞功能降低；B 细胞功能异常，可被多克隆激活，产生多种自身抗体。

第四节 免疫缺陷病的免疫学检验

免疫缺陷病病种较多，临床表现各异。病因多样，涉及免疫系统的多种成分，因此其检测也应是多方面、综合性的。影像学检查可作为辅助，如胸腺影，侧位 X 线片咽部腺样体。实验室检测是疾病确诊的主要手段，主要采用免疫学方法和分子生物学方法，检测 T 细胞、B 细胞和吞噬细胞数量与功能，及测定免疫球蛋白、补体、细胞因子等的含量。其他一些常规的和特殊的检测手段，如血液检查、皮肤与黏膜、淋巴结活检等对确诊和明确分型也很重要。

一、B 细胞缺陷病的检测

B 细胞缺陷主要表现为 B 细胞数量减少或缺陷及功能障碍，由此导致体内 Ig 水平降低或缺陷，及抗体产生功能障碍。因此，其检测主要包括 B 细胞数量、功能和体内 Ig 水平等。

（一）B 细胞数量的测定

1. B 细胞表面膜免疫球蛋白（SmIg）的检测

SmIg 是 B 细胞最具特征性的表面标志。检测 SmIg 不但可以测算 B 细胞的数量，还可根据 SmIg 的类别判断 B 细胞的成熟及分化阶段。所有体液免疫缺陷患者都有不同程度的 B 细胞数量和成熟比例的异常。采取淋巴结、直肠或小肠黏膜活检，以免疫荧光法和流式细胞分析法进行检测。

2. B 细胞表面 CD 抗原检测

B 细胞表面存在着 CD10、CD19、CD20、CD22 等抗原。CD10 只出现在前 B 细胞，CD19、CD20 从原始至成熟的 B 细胞都存在，而 CD22 只在成熟 B 细胞表达。用免疫组化方法检测这些 B 细胞标志可了解 B 细胞数量、亚型和分化情况。其检测方法主要采用流式细胞术。

（二）血清 Ig 的测定

1. 血清各类 Ig 的测定

B 细胞缺陷患者均存在不同程度的 Ig 水平降低。因 Ig 类别与特性不同，IgG、IgM 和 IgA 主要采用免疫浊度法；IgD 和 IgE 由于含量甚微，可采用 RIA、CLIA 和 ELISA 等技术测定；IgG 亚类可用 ELISA 和免疫电泳法测定。Ig 缺陷有两种，即所有 Ig 都缺陷和选择性 Ig 缺陷。前者 IgG < 2 g/L、IgM < 0.1 g/L、IgA < 0.05 g/L，IgE 也降低，而 IgD 可正常。后者最常见的是 IgA 选择性缺陷，血清 IgA < 0.05 g/L，外分泌液中测不出 SIgA，IgG、IgM 正常或偏高。

判断体液免疫缺陷病时应该注意的是：①血清中 Ig 总量的生理范围较宽，不同测定方法检测的结果差异较大，对于 Ig 水平低于正常值下限者，应在一段时间内反复测定，才能判断其有无体液免疫缺陷；②患者多为婴幼儿，应注意其 Ig 生理水平及变化规律；③还需要注意地区与种族 Ig 差异。

2. 同种血型凝集素的测定

同种血型凝集素，即 ABO 血型抗体（抗 A 抗体和抗 B 抗体），其为出生后对红细胞 A 物质或 B 物质的抗体应答所产生，为 IgM 类，属天然抗体。检测其滴度是判定机体体液免疫功能简便而有效的方法。通常，除婴儿和 AB 血型外，正常机体均有 1 ∶ 8（抗 A）或 1 ∶ 4（抗 B）或更高滴度。其检测有助于诊断 Bruton 症，SCID，选择性 IgM 缺陷症等。

（三）抗体产生能力的测定

1. 特异性抗体产生能力测定

正常人接种疫苗或菌苗后 5～7 d 可产生特异性抗体（IgM 类），若再次免疫（或接种）会产生更高滴度的抗体（IgG 类）。因此，接种疫苗后检测抗体产生情况可判断机体有无体液免疫缺陷。常用的抗原为伤寒菌苗和白喉类毒素，可在注射后 2～4 周测定抗体的滴度。接种伤寒菌苗常用直接凝集实验测定效价，接种白喉类毒素常用锡克试验（Schick's test，体内法）检测相应抗体。

2. 噬菌体试验

人体清除噬菌体的能力被认为是目前观察抗体应答能力的最敏感的指标之一。正常人甚至新生儿，均可在注入噬菌体后 5 天内将其全部清除；而抗体产生缺陷者，清除噬菌体的时间则明显延长。

二、T 细胞缺陷病的检测

T 细胞缺陷病主要表现为 T 细胞数量减少或缺陷及功能障碍，由此导致机体细胞免疫功能缺陷，并影响体液免疫功能。因此，其检测主要包括 T 细胞数量和功能检测。

（一）T 细胞数量的检测

1. T 细胞总数的检测

T 细胞在外周血中占 60%～80%，当 T 细胞总数低于 1.2×10^9/L 时，提示可能存在细胞免疫缺陷。通常采用免疫荧光法和流式细胞术检测 T 细胞标志 CD3 反映外周血 T 细胞总数。

2. T 细胞及其亚群检测

T 细胞按其功能不同分为许多亚群，如 $CD4^+T$、$CD8^+T$ 细胞，可通过检测 CD3/CD4 和 CD3/CD8 对其亚群进行检测，并观察两者比例。正常情况下，外周血 $CD4^+T$ 细胞约占 70%，$CD8^+T$ 细胞约占 30%。

（二）T 细胞功能的检测

1. 皮肤试验

皮肤试验可检测体内 T 细胞迟发型超敏反应（DTH）能力，从而反映受试者的细胞免疫功能。常用的皮试抗原是易于在自然环境中接触而致敏的物质，包括结核菌素、白色念珠菌素、毛发菌素、链激酶-链道酶（SK-SD）和腮腺炎病毒等。为避免个体差异、接触某种抗原的有无或多少、试剂本身质量和操作误差等因素影响，应该用几种抗原同时试验，凡三种以上抗原皮试阳性者为正常，两种或少于两种阳性或在 48 h 反应直径小于 10 mm，则提示免疫缺陷或反应性降低。但 2 岁以内儿童可能因未曾致敏而出现阴性反应，因此判断时只要有一种抗原皮试阳性，即可说明 T 细胞功能正常。

2. T 细胞增生试验

体外检测 T 细胞功能的常用技术，用非特异性刺激剂或特异性抗原（最常用 PHA）刺激淋巴细胞，通过观察淋巴细胞增生和转化能力来反映机体的细胞免疫功能。T 细胞缺陷患者会表现出增生应答能力降低，且增生低下程度与免疫缺损程度一致。新生儿出生后不久即可表现出对 PHA 的反应性，因而出生一周后若出现 PHA 刺激反应，即可排除严重细胞免疫缺陷的可能。

3. 其他检查

疑为 SCID 或 T 细胞免疫缺陷的患儿有条件时应进行血标本中腺苷脱氨酶（ADA）及嘌呤核苷磷酸化酶（PNP）的定量分析；对于酶正常的 SCID 或其他严重的 T 细胞免疫缺陷，如 MHC Ⅰ 型和（或）Ⅱ 型抗原缺陷及 Wiskott-Aldrich 综合征，可进行适当的细胞表型（MHC Ⅰ 型、Ⅱ 型抗原）和（或）功能的测定。95% 的共济失调毛细血管扩张症的甲胎蛋白增加（40～2 000 mg/L），有助于区别其他神经系统疾患。测定中性粒细胞过氧化酶，红细胞或中性粒细胞红细胞葡萄糖-6-磷酸脱氢酶活性可明确有无这些酶活性下降。染色体检查对诊断共济失调毛细胞血管扩张症和胸腺发育不良有帮助。

三、吞噬细胞缺陷病的检测

吞噬细胞包括单核细胞、巨噬细胞和中性粒细胞，其缺陷可表现为细胞数量减少和功能缺陷，包括细胞吞噬能力、胞内杀菌能力、趋化运动等减弱或消失。

（一）白细胞计数

外周血中性粒细胞计数，当成人 $< 1.8 \times 10^9$/L，儿童 $< 1.5 \times 10^9$/L，婴儿 $< 1.0 \times 10^9$/L 时，可认为是中性粒细胞减少。若能排除其他外因的影响，就应考虑遗传因素的作用。

（二）趋化功能检测

趋化运动是吞噬细胞功能发挥的前提。常采用滤膜渗透法（Boyden 小室法），用微孔滤膜将趋化因子和白细胞分开，观察白细胞穿越滤膜的能力，从而判断其趋化功能。对于迟钝白细胞综合征、家族性白细胞趋化缺陷症等有诊断价值。

(三) 吞噬和杀伤试验

吞噬和杀伤试验是检测吞噬细胞功能的经典试验。可将白细胞与一定量的细菌悬液混合孵育，取样涂片、染色、镜检，观察白细胞对细菌的吞噬和杀伤情况，用吞噬率和杀伤率表示。慢性肉芽肿病患者由于吞噬细胞缺少过氧化物酶而无法杀菌，故其吞噬率基本正常，但杀菌率显著降低。

(四) NBT还原试验

NBT还原试验是一种检测吞噬细胞还原杀伤能力的定性试验。吞噬细胞杀菌时，能量消耗剧增，耗氧量也随之增加，氢离子的传递使添加的淡黄色NBT被还原成蓝黑色甲䐶颗粒，沉积于胞质中，称为NBT阳性细胞。正常参考值为7%~15%，低于5%表明杀菌能力降低，可用于检测慢性肉芽肿病和严重的6-磷酸葡萄糖脱氢酶缺乏症。

(五) 黏附分子检测

用免疫组化或FCM精确测定中性粒细胞表面的黏附分子（如CD18、CD11b、CD11c、CD15、CD62L等），以便了解吞噬细胞黏附功能。另外，也可用ELISA检测血清中游离选择素水平。

四、补体系统缺陷病的检测

补体系统的检测包括总补体活性和单个组分的测定。总补体活性测定可反映补体系统总的活性，单个补体检测C1q、C4、C3、B因子和C1酯酶抑制剂等含量。由于补体缺陷涉及成分多，又有多条激活途径，对补体系统缺陷病的分析较难。原发性补体缺陷的发病率低，注意与自身免疫病相鉴别。测定C1酯酶抑制剂可协助诊断遗传性血管神经性水肿。

五、基因诊断

采用分子生物学手段，对一些原发性免疫缺陷病的染色体DNA进行序列分析，可发现是否存在与缺陷相关的基因突变或缺损的部位，从而为各种原发性免疫缺陷病的诊断、治疗提供了新的途径。常见的原发性免疫缺陷病的基因突变位点见表9-2。

表9-2 原发性免疫缺陷病的基因突变位点

疾病	突变基因
X-SCID	Xq13.1~13.3
XLA	Xq21.3
XLHM	Xq26.3~27.1
ADA缺乏	20q13.2~13.11
PNP缺乏	14q13.1
X-CGD	Xp21.1
LAD-1	21q22
DiGeorge综合征	22q11
毛细血管扩张性共济失调综合征	11q22

六、AIDS的检测

用于检测HIV的实验室有初筛实验室和确认实验室。实验室的建立必须经有关部门验收和批准。HIV的实验室检查主要包括检测HIV核酸、血清中的抗HIV抗体、HIV抗原及淋巴细胞尤其是$CD4^+T$淋巴细胞的数量。

(一) 病原学检测

病原学检测是指直接从HIV感染者体内分离出病毒或检出HIV组分。但病毒分离培养和鉴定需要时间较长，对实验技术和条件要求较高，目前多采用分子生物学技术如核酸杂交、反转录PCR技术检测病毒cDNA或RNA。

（二）免疫学检测

免疫学标志主要是 HIV 感染后产生的抗原、抗体，也包括 T 细胞计数及亚群比例。

1. 抗原的检测

感染 HIV 后，血液中最先出现 HIV-gp24 抗原，持续 4～6 周后消失。可用 ELISA 抗原捕获法检测血清中的 gp24 抗原，以确定是否为 HIV 急性感染。

2. 抗体的检测

HIV 感染后 2～3 月可出现抗体，并可持续终身，是重要的感染标志。HIV 抗体测定分为初筛试验和确认试验。初筛试验常用 ELISA 法，敏感性高，特异性不强。HIV 抗体检测试剂必须是 HIV-1/2 混合型，经卫生部批准或注册，并通过批检检定合格，进口试剂还必须提供进口许可证和中国生物制品检定所检定合格证书。确认试验主要用免疫印迹法，敏感性高，特异性强。HIV 抗体初筛试验检测通常由取得资格的 HIV 抗体初筛实验室和（或）确认实验室进行，HIV 抗体确认和 HIV 抗体阳性报告必须由取得资格的确认实验室进行。免疫印迹试验检测结果的判断是根据呈色条带的种类和多少，与试剂盒提供的阳性标准比较，并按照试剂盒说明书的规定综合判断。我国的判定标准为：

（1）抗 HIV 抗体阳性（+），有下列任何一项阳性即可确认。

①至少有 2 条 env 带（gp41/gp160/gp120）出现。

②至少有 1 条 env 带和 gp24 带同时出现。

（2）抗 HIV-2 抗体阳性（+），同时符合以下两条标准可判为 HIV-2、抗体阳性。

①符合 WHO 阳性判断标准，即出现至少两条 env 带（gp36/gp140/gp105）。

②符合试剂盒提供的阳性判定标准。

（3）抗 HIV 抗体阴性（-），无抗 HIV 特异条带出现。

（4）抗 HIV 抗体不确定（±），出现抗 HIV 特异条带，但不足以判定阳性。

3. 淋巴细胞的检测

AIDS 患者淋巴细胞总数减少，常 $< 1.5 \times 10^9/L$；

$CD4^+T$ 细胞绝对值下降，$< 0.5 \times 10^9/L$ 易发生机会感染，$< 0.2 \times 10^9/L$ 则发生典型 AIDS；CD4/CD8 值下降，常 < 0.5，比值越低，细胞免疫功能受损越严重。

（三）其他检测

其他检测指不直接针对病原体 HIV 的检测，但与其感染及 AIDS 病情进展相关的非特异性检测项目，如其他相关微生物检查、Ig 检测、T 细胞增生反应、皮肤迟发型超敏反应、红细胞计数、血沉等。

第十章

真菌检验

第一节 真菌学概述

真菌为一类种类繁多、分布广泛的真核细胞型微生物。真菌不含叶绿素，也无根、茎、叶的分化。作为生物尸体的分解者，真菌广泛分布于土壤和水中，是整个地球生态系统的重要组成成分之一。

目前真菌在生物界的位置尚未统一，不同学者根据真菌的亲缘关系和进化趋势，对真菌进行了不同的分类。但在现今已有的众多分类系统中，还没有一个被世界公认而确定合理的分类系统。安斯沃思和亚历克索普罗斯二人的系统较为全面，接近合理，又反映了新进展的内容，已被越来越多的人所接受。安斯沃思（1971、1973）的分类系统，在真菌界下设立两门：黏菌门和真菌门。真菌门下分为五个亚门：鞭毛菌亚门、接合菌亚门、子囊菌亚门、担子菌亚门和半知菌亚门。亚历克索普罗斯（1979）将真菌界分为裸菌门（即黏菌门）和真菌门，后者又分为鞭毛菌门（单鞭毛菌亚门、双鞭毛菌亚门）和无鞭毛菌门（接合菌亚门、子囊菌亚门、担子菌亚门、半知菌亚门）。

与医学有关的真菌主要分布在真菌门下的以下几个亚门：①接合菌亚门，大多数接合菌为腐生菌，常见于土壤和动物粪便中，在其他有机物上也广泛存在，也可作为寄生菌存在于植物器官、动物及人体上，其菌丝为无隔菌丝，属机会致病性真菌，无性孢子为孢子囊孢子，有性孢子为接合孢子，毛癣菌属、根霉菌属等属之。②子囊菌亚门，是真菌中最大的一个类群，包括单细胞的酵母菌和各种丝状的霉菌属，如毛癣菌属、芽生菌属、组织胞质菌属、小孢子菌属等，其菌丝为有隔菌丝，无性孢子为分生孢子，有性孢子为子囊孢子，它与其他真菌类群最基本的区别为有性生殖时产生子囊，内含子囊孢子。③担子菌亚门，担子菌是一类重要的真菌，既包括有益菌，如食用蘑菇、药用灵芝等，也包括有害菌，如引起植物病害的黑粉菌、锈菌及引起人类疾病的新生隐球菌等。其首要特征为能产生被称为担孢子的有性孢子，其菌丝一般为规则的有隔菌丝，营养菌丝体的主要阶段为双核体。④半知菌亚门，起初其内的真菌被归属于子囊菌和担子菌中，但由于其只具有无性阶段或难以发现有性阶段，故被称为半知菌。此类真菌的菌丝为有隔菌丝，无性孢子为分生孢子，医学上有重要意义的真菌绝大部分在半知菌亚门，如球孢子菌属、白假丝酵母菌、曲霉菌属及各种皮肤癣菌等。

真菌与人类的生活具有非常密切的关系。真菌在食品酿造、医药化工及农业生产等方面给人类带来了巨大的利益，如蘑菇等许多真菌可被直接食用，酵母可用于酿酒和面包焙制，真菌可以产生抗生素，还可以利用有些真菌寄生于一些病虫而用于农业除害等。但同时，真菌也因可引起人和动植物疾病及物件的腐败等，给人类的生活和健康带来严重的危害。据估计，全球真菌总数约150万种，但其中能引起人类真菌病的真菌只有几百种，而人类90%的真菌病仅由几十种真菌引起。随着广谱抗菌药物、免疫抑制剂和抗肿瘤药物的大量应用，及器官移植、导管插管和放疗技术的发展及应用等，近年来，真菌感染，尤其是机会性真菌感染呈明显上升趋势。因此，了解真菌的生物学特性、致病机制及发展有效的防治措施具有非常重要的医学意义。

一、基本特性

1. 形态与结构

真菌的形态具有多样性，大小比细菌大得多，小的真菌需用显微镜放大后才能被观察到，如隐球菌，大的真菌用肉眼即可看见，如蘑菇、灵芝。按形态、结构特征可将真菌分为单细胞真菌和多细胞真菌两大类。最简单的真菌是单细胞的，一个细胞代表一个个体，执行和完成真菌的整个生命过程，以出芽方式繁殖，绝大部分不形成菌丝，大多呈圆形或卵圆形，如酵母菌、白假丝酵母菌等。但大多数真菌是多细胞的，由菌丝和孢子构成，并交织成团，称丝状菌或霉菌。各种丝状菌长出的菌丝与孢子在大小、形态、结构及颜色等方面显现不同，这在真菌的鉴别上具有非常重要的意义。

一些医学上重要的真菌，如皮炎芽生菌、荚膜组织胞质菌等，在不同的环境条件下，分别呈现为酵母型真菌和丝状真菌两种不同形态，此特征被称为真菌的二相性。真菌的二相性转换与真菌的感染性与致病性密切相关。

（1）菌丝：真菌的孢子，在环境合适的情况下，孢子长出芽管，逐渐延长呈丝状，这一结构称为菌丝。菌丝是由长形细胞组成的管状结构，它既是真菌的营养体，也是真菌的繁殖体。菌丝可长出许多分枝，且交织成团，称菌丝体。但有些真菌菌丝是由一段菌丝细胞直接增长而形成的。

根据菌丝的结构不同，菌丝可分为有隔菌丝与无隔菌丝两种。

①有隔菌丝：菌丝中的原生质由横膈分隔成多个细胞，每个细胞内含一个至多个细胞核，如皮肤癣菌、曲霉菌等。

②无隔菌丝：整个菌丝中无横隔将其分开，但其中有多个核，整条菌丝就是一个多核单细胞，如根霉菌和毛霉菌。

不同真菌，其菌丝体形态一般不一样（如球拍状、螺旋状、鹿角状等），可作为真菌识别的标志，但有时也会有不同真菌具有形态相似的菌丝体，这在真菌的鉴别中必须加以注意。

此外根据菌丝的功能不同，菌丝又可分为以下三类：

a. 营养菌丝：是指伸入到培养基或被寄生的组织中吸取营养物质的菌丝体。

b. 气生菌丝：是指向空气中生长延伸的菌丝体。

c. 生殖菌丝：是指气生菌丝中能形成孢子的那部分菌丝体。

（2）孢子：是由真菌生殖菌丝形成的一种繁殖体。一条菌丝上可长出多个孢子，当条件适宜时，孢子可发芽伸出芽管，形成菌丝。真菌可产生在形态、大小、运动型及表面特征等方面有明显差异性的孢子，孢子的多样性与其功能密切相关。真菌孢子与细菌芽孢尽管在英文书写上是一样的，但是它们在生物学特性上截然不同，真菌孢子是真菌的一种繁殖形式，一条菌丝可产生多个孢子，其对热抵抗力不强，60~70℃短时间内死亡；而细菌芽孢是细菌的休眠状态或形式，一个细菌只产生一个芽孢，对热的抵抗力强，100℃时短时间不死。

根据其繁殖方式的不同，孢子可分为有性孢子和无性孢子两大类。大部分真菌既能产生有性孢子，也能产生无性孢子，只有半知菌中的真菌没有或难以观察到有性孢子。

①无性孢子：是菌丝上的细胞分化而成，不发生细胞融合。根据其形态特征不同，又可将其分为分生孢子、叶状孢子和孢子囊孢子三大类。

分生孢子：直接从菌丝或专化的菌丝细胞上产生的孢子为分生孢子。分生孢子为子囊菌中最常见的无性繁殖方式，对真菌在自然界的增殖和传播非常重要。由于相当数量的子囊菌只进行无性繁殖，一些真菌已完全失去了有性生殖能力，而另外一些也只有在特殊条件下才进行有性生殖，因此很多子囊菌通常只能看到其无性阶段。

分生孢子的产生方式因种而异，有的直接从菌丝上产生，有的则产生于专化的分生孢子梗的菌丝细胞上。直接形成分生孢子的菌丝细胞被称为产孢细胞，分生孢子梗这一名词有时可与产孢细胞互换使用，但通常分生孢子梗应该指的是起支撑产孢细胞的特化菌丝。

真菌的分生孢子在形态和发育上有很大的差别，根据分生孢子的大小、组成及细胞的多少，其又可分为大分生孢子和小分生孢子。a. 大分生孢子：由多个细胞组成，由菌丝末端膨大分隔而成，体积较大，常呈梭形或梨形，大分生孢子的大小、组成一个孢子的细胞数目及颜色是鉴定半知菌的重要依据；b. 小分生孢子：由一个细胞组成，体积较小，有球形、卵形和梨形等各种形态，但因多细胞真菌都能产生小分生孢子，故其对真菌的鉴别意义不大。

叶状孢子：在生殖菌丝内直接形成的孢子，有下列三种类型。

a. 芽生孢子，是细胞发芽的方式形成的圆形或卵圆形的孢子，芽生孢子长到一定大小即与母细胞脱离，若不脱离而相互连接成链则形成假菌丝；b. 关节孢子，由菌丝细胞壁增厚并分化出现隔膜且断裂成长方形节段，排列成链状，多见于陈旧的真菌培养物中；c. 厚膜孢子，为真菌的一种休眠状态细胞，是真菌在营养缺乏时由菌丝顶端或中间部分变圆，细胞质浓缩，细胞壁加厚而形成，当环境有利时，其又可出芽繁殖。

孢子囊孢子：是菌丝末端膨大成孢子囊，其中的细胞质逐渐割裂并包绕细胞核而形成的孢子，其位于孢子囊内，孢子成熟就破囊而出。

②有性孢子：是由同一菌体或不同菌体上的两个细胞或性器官融合并经减数分裂而形成，真菌主要的有性孢子有以下几种：a. 卵孢子；b. 接合孢子；c. 子囊孢子；d. 担孢子。

2. 真菌的繁殖与培养

（1）真菌的繁殖方式：真菌的繁殖能力一般都较强，且繁殖方式多种多样，其繁殖方式与其他高等生物一样，分为有性及无性繁殖。

①有性繁殖：是以两个细胞核的融合及随后的减数分裂为特征，包括3个主要阶段。a. 质配两个单倍体细胞结合，细胞质融合使两个细胞核处于同一细胞内；b. 核配，两个细胞核融合在一起形成双倍体核；c. 减数分裂，重组的双倍体核分裂形成单倍体核。

②无性繁殖：是真菌的主要繁殖方式，其主要形式有以下几种。a. 裂殖，以二分裂法进行，是一个细胞在中间缢缩并产生分隔，从而一分为二的增殖方式，仅少数双相真菌在机体内以此种方式繁殖，如裂殖酵母菌属，就以这种方式进行繁殖；b. 菌体断裂，真菌菌丝断裂成许多片段，每一段长成一新的个体，这类真菌的菌丝可在隔膜处断裂为单细胞菌丝段，每段相当于一个孢子，这类孢子即为关节孢子；c. 芽殖，体细胞或孢子出芽产生芽生孢子，每个芽细胞形成一个新的个体，大多数酵母菌以此方式进行无性繁殖；d. 隔殖，有些真菌在分生孢子梗的某一段落形成隔膜，然后其原生质体浓缩，形成一个分生孢子，孢子可再独立繁殖。

（2）真菌的培养：直接显微镜检查只能对少数真菌进行明确的判断与鉴定，而真菌的人工培养可以协助真菌直接镜检的不足，确定菌种。真菌经过长时间的演化，开发或适应了非常不同的环境，绝大多数真菌没有特殊的营养要求，故比较易于培养，一般常用沙保弱培养基对真菌进行培养。由于真菌生长相对于细菌来说较慢，所需的培养时间较长，故在真菌培养基中一般要加入一定的抗生素（如氯霉素等）以抑制细菌污染而导致培养失败。绝大多数真菌在 10～35℃下生长；与细菌不同，大多数真菌在偏酸性环境生长良好。

在沙保弱培养基上，真菌可形成以下三种类型的菌落。

①酵母型菌落：该菌落特征类似细菌光滑型菌落，菌落光滑、湿润、柔软而致密。多数单细胞真菌培养后都形成酵母型菌落。

②类酵母型菌落：菌落外观与酵母型相似，但由于形成的假菌丝伸入到培养基中，故称类酵母型菌落，白假丝酵母菌菌落即属此型。

③丝状菌落：为多细胞真菌的菌落形式，菌落与培养基连接紧密，不易挑起，菌落较细菌菌落大，由菌丝形成，多呈絮状、绒毛状或粉末状，菌落的中央与边缘、正面与反面可呈不同颜色，这些均可作为鉴别真菌的重要依据。

3. 真菌的抵抗力与变异性

真菌无论是其菌丝还是其孢子对热的抵抗力不强，绝大多数真菌加热至 60～70℃ 1h 均可被杀死。绝大多数在中性偏酸性环境中生长，其对干燥、阳光、紫外线及多种化学消毒剂有抵抗力。但对 2.5% 碘酊、2% 结晶紫、1%～3% 石炭酸及 10% 甲醛则较敏感，对绝大多数抗菌药物不敏感，克霉唑、酮康唑、灰黄霉素、制霉菌素、5-氟胞嘧啶等对多种真菌具有抑制作用。

真菌容易发生变异，长时间人工传代培养，可出现形态、菌落特征、孢子数目及毒力等变异。

二、微生物学检查

与细菌的微生物学检查原则一样，真菌的微生物学检查也包括病原学检查和对感染机体反应性的检查两个方面，其主要包括形态学检查、分离培养、核酸检测和血清学检查。但真菌的微生物学检查着重强调其分离培养和形态学检查，血清学检查目前主要应用于临床上的部分深部真菌感染。

1. 标本采集

根据疾病类型及病情进展阶段不同，采取不同标本。浅部感染多取病变部位的毛皮、皮屑、指（趾）甲等，深部感染则取病变部位分泌物、血液、淋巴液、脑脊液等。标本采集时应注意无菌操作，必要时可在培养基内加入抗生素，同时标本的采集量要充足，并且及时送检。

2. 检查与鉴定

（1）直接检查法：指（趾）甲、皮屑等角质标本一般先用 10% KOH 微加温软化处理，然后在低倍镜或高倍镜下观察，如见到真菌菌丝或孢子即可初步判定为真菌感染。除少数真菌菌种外，多数不能确定真菌的种类。若为液体标本，如脑脊液、胸腔积液、尿液等，为提高检出率，一般须离心沉淀后，再取沉渣镜检。

（2）分离培养：常用于直接镜检不能确定真菌感染时，或需确定感染真菌种类时。一般常选用含抗生素的沙保弱培养基培养，培养后根据菌落特征，显微镜检查真菌菌丝和孢子来进行鉴定。

（3）血清学检查：多用于深部感染真菌抗原或抗体的检测，但因真菌抗原的复杂性，目前在临床上还只是部分深部真菌得以应用，如新生隐球菌荚膜多糖抗原、曲霉抗原等。

（4）核酸检测：利用分子生物学技术，进行核酸 G+C mol% 测定，PCR 限制性酶切片断长度多态性分析（PCR-RFIP）等，可对真菌快速做出鉴定。

三、临床意义

相对于细菌来讲，真菌的致病力较弱，故日常生活中的大多数真菌感染往往无明显临床表现，呈现为亚临床感染，但一旦发展成临床型，却又难以治疗。真菌可通过多种方式引起机体患病，如皮肤表面的直接定居、呼吸道吸入、创口侵入、通过污染食物经消化道进入等。真菌引起机体的疾病可分为以下几种类型：

1. 真菌性感染

根据感染来源可分为外源性感染和内源性感染。外源性感染是由于体外环境中的真菌侵入机体而致病，根据其发生的部位，又可将其分为浅部真菌感染和深部真菌感染。浅部真菌感染往往是在局部生长繁殖后的机械刺激和代谢产物的作用下，引起局部病变和炎症；深部感染真菌往往可通过血流或淋巴液扩散至全身多组织器官，引起全身性真菌感染，其致病机制目前尚不清楚，但认为可能与真菌在生长繁殖中产生的胞外酶、毒素及其黏附结构或物质等有关。内源性真菌感染通常是在机体免疫力降低时，机体正常菌群中的真菌大量增殖而引起的，常见于长期应用广谱抗菌药、免疫抑制剂、抗肿瘤药物的患者及放疗和应用导管插管治疗的患者。因为这些患者本身免疫力已经低下，一旦发生继发性真菌感染，往往不易治疗，因而预后一般较差。

2. 真菌超敏反应性疾病

真菌超敏反应性疾病是指因接触真菌菌丝或孢子而引发的各类超敏反应。真菌性超敏反应是临床上超敏反应性疾病的重要组成之一。真菌引起的超敏反应大多是由于空气受到污染而引起的，常引起荨麻疹、过敏性鼻炎、哮喘及接触性皮炎等。引起临床上超敏反应性疾病的真菌主要有曲霉菌、青霉菌、镰刀菌及着色真菌等。

3. 真菌性中毒

除了直接感染而导致人和动物疾病外，许多真菌在生长繁殖过程中能产生大量真菌毒素，这些毒素对机体的多种组织细胞具有强烈的毒害作用，人或动物食入被真菌及其毒素污染的食物，就会导致机体的中毒和损伤，并且有些真菌毒素被认为和机体的一些肿瘤的发生有关，黄曲霉素在测试过的所有动物种类身上都能引起癌症，有资料显示串珠镰孢素与人食管癌的发生有关。此外，黄褐毒素可诱发肝癌，展青霉素可引起肉瘤等。

4. 真菌毒素与肿瘤

近年的研究不断发现有些真菌毒素与肿瘤的发生有关，其中研究最多的是黄曲霉毒素。目前研究已经表明黄曲霉毒素 B_1 的致癌作用最强，如果饲料中含 0.015 mg/kg 黄曲霉毒素 B_1，喂养大鼠后即可诱发原发性肝癌。此外，赭曲霉产生的黄褐毒素也可诱发肝肿瘤，镰刀菌产生的 T-2 毒素可使试验大鼠产生胃癌、胰腺癌、垂体和脑肿瘤，青霉菌产生的灰黄霉素可诱发试验小鼠的肝和甲状腺肿瘤，展青霉素可引起肉瘤等。

皮肤感染真菌是指寄生或腐生于角蛋白组织（包括表皮角质层、毛发、甲板等）、并引起浅部感染的一群真菌，主要引起各种癣，但一般不侵犯皮下等深部组织和内脏，也不引起全身性感染。

皮下组织感染真菌一般存在于土壤和植物中，为自然界中的腐生菌，经宿主的创伤部位进入人体皮下组织。感染可蔓延至周围组织，但一般也不侵犯内脏。

第二节 毛癣菌属

一、分类

毛癣菌属属半知菌亚门，丝孢菌纲，丝孢菌目，从梗孢菌科，有 20 余种，其中 14 种能引起人和动物的感染。临床上常见的有红色毛癣菌、须癣毛癣菌（又称石膏样毛癣菌）、许兰毛癣菌（称黄癣菌）、紫色毛癣菌和断发毛癣菌等。

二、微生物学检验

1. 标本采集

采集皮屑前先用 70% 乙醇消毒，取新发生的皮肤损害边缘皮屑；指甲近尖端下面或背面外表用刀刮去再采集甲屑；头发标本用消毒镊子拔取无光泽病发，有些断发要用无菌刀尖掘出，如吴氏光（一种波长约 365 nm 紫外线的光源）阳性者（其病发和头皮出现荧光），仅拔发荧光的头发，黄癣采集黄癣痂。将采集标本盛于清洁纸袋，鳞屑要用黑纸包好。

2. 显微镜检查

皮屑标本用 10% KOH 液制成湿片，指甲用 25% KOH 或 25% NaOH 含 5% 甘油处理，也可加入 5% Parker 墨水或氯唑黑 E 以增加阳性率。镜检可见透明、有隔，常有分枝的菌丝及成链的关节孢子。毛癣菌属镜下可见梳状、球拍、螺旋或鹿角菌丝，葡萄状或梨状小分生孢子，细长薄壁大分生孢子。絮状表皮癣菌镜下可见球拍状菌丝、卵圆形或巨大棒状薄壁大分生孢子，无小分生孢子，在陈旧培养物中可见厚膜孢子。

三个癣菌属难以鉴别。在病发中可见发外型孢子、发内型孢子，不同皮肤癣菌属感染后有所不同，如毛癣菌属有发外型孢子和发内型孢子，而小孢子菌属感染病发只有发外型孢子。

3. 分离培养与鉴定

皮屑、甲屑和病发标本，先用 70% 乙醇或在青、链霉素混合液内处理 5 min，再用生理盐水洗 3 次，然后接种沙氏琼脂斜面或平皿（培养基中加入0.05%氯霉素，加或不加0.05%放线菌酮），25℃培养，每周观察菌落形态及颜色，直至第4周。毛癣菌属在沙氏培养基上可见白、红、橙或棕色，表面呈绒毛状、粉末状或蜡状菌落。而絮状表皮癣菌菌落初为白色鹅毛状，以后转变为黄色粉末状。挑取菌落镜检菌丝和孢子，也可做棉蓝染色后镜检或做小培养后镜检。必要时做其他鉴定如毛发穿孔试验、脲酶试验和特殊营养需要试验等来鉴定皮肤癣菌。毛发穿孔试验是将人若干头发剪成1 cm长，置于已加入25 mL蒸馏水和2~3滴10%酵母浸膏液的平皿内，高压灭将待检皮肤真菌接种于平皿内，置25℃孵育四周，每周检查一次，每次取数根毛发置载玻片上，经乳酚棉蓝染色后，置低倍镜下观察。若毛发有裂口或陷凹者为阳性，否则为阴性。每次同时用已知石膏样毛癣菌和红色癣菌做阳性和阴性对照，如需癣毛癣菌为毛发穿孔试验阳性。

4. 药物敏感性

皮肤癣菌除对咪唑类药物如咪康唑、酮康唑、联苯苄唑、克霉唑、益康唑、舍他康唑、布托康唑、芬替康唑、噻康唑、特康唑、伊曲康唑、氟康唑及伏立康唑等敏感，同时对特比萘芬、阿莫罗芬、利拉萘酯及环吡酮胺等药物敏感。临床治疗时常两种药物联合使用。

三、临床意义

毛癣菌属易侵犯人体皮肤、指（趾）甲、毛发的角蛋白组织并生长繁殖，能产生数种角质溶解酶致病，可引起头癣、体癣、股癣、叠瓦癣、手癣、足癣及甲癣等。皮肤癣菌是接触传染，不论男女老少，只要反复接触患者均有可能被感染。癣好发于夏秋季节，入冬后癣菌生长繁殖减慢，临床症状随之减轻，但待春天气温升高后，生长繁殖又趋活跃，临床症状明显。确定治疗后是否痊愈，只有在停药后观察3周，如无任何复发，特别在高发季节，才能确定痊愈，但痊愈后仍可再感染皮肤癣菌。少数过敏体质的皮肤癣病患者可出现过敏反应，表现为癣菌疹。

第三节　表皮癣菌属

一、分类

表皮癣菌属包括絮状表皮癣和斯托克表皮癣菌。絮状表皮癣菌是属内唯一致病菌。

二、微生物学检验

同毛癣菌属。

三、临床意义

絮状表皮癣菌是一种常见的皮肤癣菌，可引起皮肤感染，如股癣、足癣、体癣、手癣和甲癣。引起的股癣常两侧对称，边缘凸起，有巨疹和散在水疱，中央覆盖着鳞屑。引起的足癣常为水疱鳞屑型。该菌为接触性传染，尤其通过共用洗浴设备和健身设备传染。免疫力低下的患者还可以引起侵袭性感染。

第四节　小孢子菌属

一、分类

有17种，对人致病的有8种，我国常见的有铁锈色小孢子菌、石膏样小孢子菌和犬小孢子菌等。

二、微生物学检验

小孢子菌感染的皮屑和毛发经10% KOH处理后镜检，皮屑中有分枝断裂菌丝，在毛发中呈现小孢子镶嵌的鞘包裹着发干。在沙氏培养基中可见白色、棕黄色或黄褐色、粉末或绒毛状菌落。镜下可见梳状、球拍状或结节状菌丝，卵圆形小分生孢子、厚壁梭形（纺锤形）大分生孢子。其余同毛癣菌属。

三、临床意义

小孢子菌属感染皮肤和毛发，很少感染。铁锈色小孢子菌可引起头白癣，多见于儿童，成人极为少见，是一些地方流行区少年儿童中头癣的常见原因，也引起体癣，多见于颜面部、颈部及上肢，可单独或与白癣同时存在；石膏样小孢子菌偶然引起人类头皮和光滑皮肤的感染，许多动物被感染或携带本菌；大小孢子菌是人类头癣和体癣的常见原因，小儿多见，也常是动物感染的原因。

第十一章 病毒检验

第一节 痘病毒

痘病毒可以引起人类和多种脊椎动物的自然感染。其中天花病毒和传染性软疣病毒（molluscum contagiosum virus，MCV）仅感染人类，猴痘病毒、牛痘病毒及其他动物痘病毒也可引起人类感染。

一、生物学特性

痘病毒体积最大，呈砖形或卵形 [（300～450）nm×260 nm×170 nm]，有包膜，由30种以上的结构蛋白组成的蛋白衣壳呈复合对称形式，病毒核心由分子量为 $(85～240)×10^6$ 道尔顿的双股线形 DNA（130～375 kb）组成。痘病毒在感染细胞质内增殖，病毒基因组含有约185个开放读码框，可指导合成200种以上的病毒蛋白质。成熟的病毒以出芽形式释放。

二、致病性

痘病毒感染主要通过呼吸道分泌物、直接接触等途径进行传播。感染的人或动物为其传染源。人类的痘病毒感染主要包括天花、人类猴痘和传染性软疣。其中自世界卫生组织启动全球消灭天花计划以来，至1980年天花在全球范围内已经根除。

（一）传染性软疣

传染性软疣是由传染性软疣病毒引起的皮肤疣状物，主要通过皮肤接触传播，儿童多见，人是其唯一的感染宿主。该病毒也可以经过性接触传播，引起生殖器传染性软疣，在男性的阴囊、阴茎、包皮和女性的大阴唇、小阴唇外侧，损害可单发或多发，散在分布。传染性软疣损害为粟粒至黄豆大小的丘疹，圆形，随时间延长损害中央呈脐凹状。颜色为白色或灰白色，并有蜡样光泽。若挑破损害可挤出白色乳酪状物，称为软疣小体。大多数患者无自觉症状，但有少数患者可有轻微瘙痒感，若有继发感染时可有疼痛等症状。软疣可自行消退，不留瘢痕。

（二）人类猴痘

与天花的临床表现相似，最初表现类似"流感"的症状，随后主要表现为高热、局部淋巴结肿大和全身发生水疱和脓疱，结痂后留有瘢痕，并伴有出血倾向，死亡率在11%左右。主要是由于与野生动物直接接触感染猴痘病毒所致。最早见于非洲扎伊尔，近年在美国等地也有感染病例的出现。

三、微生物学检验

（一）标本采集

无菌采集皮肤病损组织（疣体组织、水疱和脓疱液），猴痘患者也可采取血清。

（二）形态学检查

1. 涂片染色镜检

传染性软疣病毒检查可通过活组织或皮损刮取组织或挤出的内容物涂片，进行瑞氏-吉姆萨染色后，于镜下找软疣小体。

2. 电镜检查

标本置电镜下观察病毒粒子（负染标本）。

3. 组织病理检查

传染性软疣患者表皮细胞内出现软疣小体，多数软疣小体内含有胞质内包涵体，小体挤压每个受损细胞内核，使细胞核呈月牙状，位于细胞内边缘。若中心部角质层破裂，排出软疣小体，中心形成火山口状。

（三）病毒培养

猴痘皮损标本接种于鸡胚绒毛尿囊膜，来自猴、兔、牛、豚鼠、小白鼠及人的原代、继代和传代细胞，也可皮内或脑内接种10日龄仔兔和8~12日龄小白鼠，猴痘病毒可在其中生长，并产生明显的细胞病变，感染细胞内大多含有许多圆形或椭圆形的小型嗜酸性包涵体。实验动物发生全身性感染、出疹，并大多死亡。

（四）免疫学检测

采用痘病毒抗原酶联免疫检测方法，对猴痘提供早期辅助诊断，采用痘病毒血清抗体酶联免疫检测方法提供中晚期辅助诊断。也可采用荧光抗体法和放射免疫法从感染者血清中检出猴痘病毒抗体，一般仅用于流行病学调查。

（五）分子生物学检测

采用猴痘病毒PCR测序方法，20~24 h即可鉴别样品是否为痘病毒、猴痘病毒、天花病毒及相关其他痘病毒；采用荧光定量实时PCR检测技术，可在4 h内对猴痘病毒和痘病毒做出早期诊断。

第二节 腺病毒

腺病毒因Rowe等于1953年首先从腺体细胞（扁桃体）中分离出而得名，属腺病毒科哺乳动物腺病毒属，是一群分布十分广泛的DNA病毒，共约100个血清型。感染人的腺病毒有49个型，统称为人腺病毒，根据其生物学性状分为A~F 6组（或亚属），能引起人类呼吸道、胃肠道、泌尿系及眼的疾病，少数对动物有致癌作用。

一、生物学特性

（一）形态结构

腺病毒呈球形，直径70~90 nm，核酸为双股线状DNA，没有包膜，核衣壳20面体立体对称。衣壳由252个壳粒组成，其中位于20面体顶端的12个顶角的壳粒是五邻体，每个五邻体由基底伸出一根末端有顶球的纤维突起；其余240个壳粒是六邻体。五邻体和六邻体是腺病毒的重要抗原，在病毒检测和疾病诊断中具有重要意义。五邻体基底部分具有毒素样活性，能引起细胞病变，并使细胞从生长处脱落；纤维突起与病毒凝集大白鼠或恒河猴红细胞的活性有关。

（二）培养特征

人腺病毒在鸡胚中不能生长，仅能在人源组织细胞内增殖生长，人胚肾细胞最易感染，病毒增殖后引起细胞病变，细胞肿胀变圆，呈葡萄状聚集，并在核内形成嗜酸性包涵体。

（三）抵抗力

腺病毒对理化因素抵抗力较强，对酸、碱、温度耐受范围宽，4℃ 70天或36℃ 7天感染力无明显下降，pH 6.0～9.5环境中感染力也无改变，对乙醚不敏感。但紫外线照射30 min或56℃ 30 min可灭活。

二、致病性

腺病毒主要通过呼吸道、消化道和眼结膜等传播。在已知的49个血清型中，约有1/3与人类致病有关，同一血清型可引起不同的疾病，不同血清型也可引起同一种疾病。病毒主要感染儿童，大多无症状，成人感染少见。

病毒在咽、结膜尤其是小肠上皮细胞内增殖，偶尔波及其他脏器，隐性感染常见。疾病一般为自限性，感染后可获得长期持续的特异性免疫力。A、B组病毒在某些新生动物可诱发肿瘤，对人未发现致癌作用。

三、微生物学检验

（一）标本采集

根据疾病的类型采集咽拭子、鼻腔洗液、角膜拭子、肛拭子、尿液、粪便、血液等标本。

（二）形态学检查

对于可疑患者的粪便等标本可用负染电镜免疫或电镜技术直接进行形态检测，做出快速诊断。

（三）病毒分离培养

上述标本接种原代细胞（人胚肾）或传代细胞（Hep-2、HeLa等），出现CPE后可用荧光或酶标记的抗体进行鉴定，或用中和试验、血凝抑制实验等鉴定病毒的型别。

（四）免疫学检测

用ELISA、免疫荧光、中和试验、补体结合试验等检测患者双份血清中的特异性IgG。

（五）分子生物学检测

提取标本中的病毒DNA后，利用PCR、核酸杂交或限制性内切酶酶切进行技术检测，可进行快速诊断。

第三节　人乳头瘤病毒

人乳头瘤病毒（human papilloma virus，HPV）是乳多空病毒科、乳头瘤病毒属的一个种，引起人皮肤、黏膜不同程度的增生性病变，临床表现为良性疣或乳头状瘤，HPV也是尖锐湿疣（condyloma acminatum，CA）的病原体。另外，某些型别的HPV可使组织发生癌变，引起子宫颈癌、口腔鳞状细胞癌、皮肤癌、肛门癌等。

一、生物学特性

（一）形态结构

病毒呈球形，直径52～55 nm，20面体对称，核衣壳由72个壳微粒组成，无包膜。

（二）基因组结构与功能

病毒基因组为双链环状DNA，以共价闭合的超螺旋结构、开放的环状结构、线性分子三种形式存在。长约8 kb，分为三个区段。

1. 早期区（E区）

大小约占4 kb，含有8个ORF，依次为E5、E7、E1、（E8）、E2、E4、（E3）、E5。E区与DNA复制、转录调节和细胞转化有关，各基因的功能分别是：E1参与DNA复制，HPV的DNA复制除E1

外，还与E2、E3E7有关；E2涉及病毒DNA转录的反式激活机制；E编码胞质蛋白，可能在病毒成熟中起作用；E5、E6、E7与细胞转化有关。当HPV DNA整合到宿主细胞基因组中时，常使E2丧失转录调节功能，引起转化蛋白E6、E7的过度表达。HPV高危型别的E6、E7区的癌蛋白可与特异性的细胞蛋白结合，如E6可与细胞内抑癌基因产物p53蛋白结合，E7可与抑癌基因产物Rb蛋白结合。结合后使之失活，干扰其抑制细胞分裂与增长的作用，引起细胞增殖周期紊乱，诱发突变、损伤细胞DNA，使正常细胞转变为恶性细胞，最终导致肿瘤的产生。

2. 晚期区（L区）

约3 kb，有2个ORF，编码病毒衣壳结构蛋白，包括主要衣壳蛋白L1，和次要衣壳蛋白L2。L1是主要的种特异性抗原，L2是型特异性抗原。

3. 上游调节区（upstream regulatory regron，URR区）

上游调节区又叫长控制区（long control region，LCR）或非编码区（noncoding region，NCR），URR区是HPV基因组中变异较大的一个区段，在不同的型别之间存在差异。长约1 kb，无编码能力，含有一系列调节因子。

（三）病毒复制

复制周期较长。HPV的主要特点是它的宿主范围极窄，病毒的复制与上皮细胞的分化阶段相关，复制周期受细胞分化状态限制。HPV基因组含多个启动子，在不同的感染细胞内RNA有不同的拼接方式。此外，HPV基因组是断裂基因，含有内含子和外显子，在mRNA的转录后加工过程中，可产生多种不同的mRNA。HPV的复制方式独特，皮肤中只有基底层细胞可以分裂增殖，基底层细胞可以向表皮层分化为棘细胞、颗粒细胞、角质层细胞。病毒DNA在基底干细胞内呈静息状态，在上皮棘细胞内表达病毒的早期基因，在上皮颗粒细胞的核内表达病毒的晚期基因、合成病毒的结构蛋白，完整的HPV病毒体只在终末分化的角质层细胞核内生长。即HPV DNA的复制、衣壳蛋白的合成与装配分别在上皮不同的细胞层内进行，所以人乳头瘤病毒不能在体外细胞培养中增殖。

（四）其他

根据HPV DNA的同源性分为型或亚型，目前已发现60多个型别，仍有新型陆续发现。若DNA同源性小于50%，则被认为是不同的型；若DNA同源性大于50%，但限制性内切酶片段不同的称为亚型。HPV具有高度的宿主和组织特异性，对人的皮肤和黏膜上皮细胞具有特殊的亲嗜性，在易感细胞核内增殖形成核内嗜酸性包涵体，使感染细胞转变为空泡细胞。HPV不能在实验动物中增殖，组织培养也未成功。

二、致病性

人是HPV的唯一宿主，传染源主要是患者和病毒携带者。大多通过直接接触感染者的病变部位或间接接触HPV污染的物品而感染，而生殖器的HPV感染主要通过性交传播，少数也可经污染的内裤、浴盆、浴巾、便盆而间接受染。新生儿出生时，可经带病毒的产道感染而患喉部乳头瘤。病变主要发生在喉黏膜和声带，偶可延伸到气管、支气管。HPV感染人的皮肤黏膜，主要引起各种疣状损害，无病毒血症。HPV型别不同，引起的病变不同。跖疣和寻常疣主要由HPV1、HPV2、HPV4型引起；FIPV1型与屠夫寻常疣有关，病变多发生在手上；HPV8、HPV10型主要引起皮肤扁平疣，病变常见于面部和手背；而HPV16、HPV18型主要感染子宫颈，因机体免疫力降低、局部长期慢性刺激等，病毒基因组可整合到宿主细胞染色体上，与子宫颈癌的发生有密切关系，被认为是与恶性转化有关的高危型别。另外，HPV33型、HPV31型也可引起子宫颈癌；尖锐湿疣多由HPV6型、HPV11型引起，因其很少引起浸润性癌，故被认为是低危型别。其中HPV11型多见于男性同性恋患者。此外，还发现口腔黏膜白斑与HPV16型、HPV11型感染有关；口腔鳞状细胞癌与HPV16型感染有关。

尖锐湿疣又名生殖器疣，是一种性传播疾病，与生殖器的增生性黏膜损害有关。近年来发病率持续增长，仅次于淋病，位居第二。其中HPV6、11、16、18型最常见，且易于复发。潜伏期数周到数月，平均约3个月。尖锐湿疣临床表现为生殖器、会阴和肛门部位上皮乳头瘤样增生，多发生在温暖湿润的部位。若生殖道存在其他感染，如阴道滴虫、梅毒、淋病等，则更易发生尖锐湿疣。HIV感染或妊娠时，因机体免疫力下降，可加重 HPV 感染。尖锐湿疣形态多样，初发为淡红色小丘疹，但可迅速增大，融合成一片。由于局部湿热和慢性刺激，皮疹迅速增大，形成乳头状或菜花状增殖。一般疣体柔软，多充满血管。当疣体表面粗糙、发生破溃感染时可有恶臭。男性好发于阴茎的冠状沟、包皮系带、龟头等处。男性同性恋者常见于肛门及直肠，其肛门疣的发病率是阴茎疣的 7 倍。女性好发于阴唇、阴蒂、外阴、阴道、子宫颈等部位。

三、微生物学检验

依据典型的临床表现即可诊断。但肉眼观察的生殖道损害与组织学检查结果约有 10% 不符合。对男性患者，尖锐湿疣需与扁平湿疣、传染性软疣等鉴别；而女性宫颈组织的 HPV 感染常可导致异型性扁平疣，用醋酸白试验或阴道镜检查，特别是将两者结合起来，将有助于诊断。

（一）标本采集

根据病变部位，采集相应的病损组织用不同的方法做检测。

（二）形态学检查

1. 醋酸白试验

可检测临床表现不明显或不典型的 HPV 感染。用棉拭子蘸 5% 醋酸涂敷于可疑的病变皮肤上，1 min 后即可观察到病变局部表皮变粗糙，并出现白色丘疹或白斑。如果是肛周皮损则变白时间要更长些，需观察 15 min 左右，使用放大镜检查会看得更清楚。醋酸白试验检测 HPV 感染较为敏感，但因这是一种非特异性检查方法，故有假阳性。

2. 细胞学检查

女性宫颈 HPV 感染，可做宫颈细胞刮片，做 Papanicolziou 染色，空泡细胞、双核细胞及角化不全细胞等是 HPV 感染的特征性细胞学改变。此法简便易行。

3. 组织病理学检查

所有生殖道异型性病损均应做组织病理学检查，这是确诊尖锐湿疣及排除肿瘤的最佳方法。病变组织制成切片经 HE 染色后，若发现尖锐湿疣的组织病理学改变，即可诊断。

（三）免疫学检测

临床表现不典型者除应做组织病理学检查外，也可用免疫组化方法检测病变组织中的 HPV 抗原。

（四）分子生物学检测

因 HPV 不能体外培养，目前主要采用基因检测法鉴定，是实验室最常用的检查 HPV 感染的方法，它既可对 HPV 感染进行确诊，又能对 HPV 进行分型。主要的方法有斑点杂交法（可检测 50 个 HPV 基因组拷贝）、原位杂交法（每个细胞中含 10~13 个病毒基因拷贝才可检测到）、DNA 印迹法（最可靠的诊断方法）及聚合酶链反应（PCR）。其中 PCR 法可检查 FIPV DNA 片段含量很少的标本，而且标本来源不受限制，操作简便、省时，特异性高，是最敏感的检测方法，但易出现假阳性。

第四节　细小病毒

细小病毒是目前已知的最小的 DNA 病毒。细小病毒科包括两个亚科，即细小病毒亚科和浓核症病毒亚科。其中细小病毒亚科包括三个属，即细小病毒属、依赖性病毒属和红病毒属。人细小病毒 B19 是红病毒属的一个种，它是 1975 年 Cossar 等在常规检测献血员血清 HBsAg 时偶然发现的，可引起传染性红斑、关节炎、再生障碍性贫血危象等疾病。

一、生物学特性

人细小病毒 B19 呈小球形，直径 20~26 nm，无包膜。二十面体对称，有两种衣壳蛋白，即 VP1、VP2。VP1 位于核衣壳外部，易与抗体结合；VP2 含量多于 VP1，占 95% 左右。VP1 与 VP2 均含有中和位点（其中 VP1 是主要中和抗原），二者均可刺激机体产生中和抗体 IgG，此抗体有保护作用，可使感染局限，促进疾病的恢复。

病毒基因组为线状单股 DNA，为正链或负链，长 5.6 kb，两末端折叠形成发夹状结构。人细小病毒 B19 有两个大的 ORF。左侧 ORF 与调节功能有关，编码两种非结构蛋白，即 NS1 和 NS2；右侧 ORF 编码结构蛋白，即衣壳蛋白 VP1 和 VP2。另外，还有许多小的 ORF。

人细小病毒 B19 能在人骨髓细胞、人胚肝细胞、外周血细胞、脐血细胞内增殖，病毒对细胞的敏感性随细胞分化而增强。因细胞的 DNA 聚合酶和 RNA 聚合酶Ⅱ参与 B19 病毒的复制过程，所以该病毒的复制依赖于宿主细胞的 DNA 复制。B19 病毒对热稳定，60℃可存活 12 h。对冻融、干燥、去污剂稳定。

二、致病性

人细小病毒 B19 通过空气、尘埃、患者分泌物、血液及血制品传播，可引起显性感染或无症状亚临床感染。儿童及与儿童接触的成人是主要的易感人群和传染源，特别是镰刀细胞性贫血的患儿更易发病。P 抗原即红细胞糖苷脂（globoside，Gb4）是人细小病毒 B19 的受体，它存在于多种细胞表面，如骨髓红系前体细胞、血小板、单核巨噬细胞、粒细胞、肝、滑膜液和胎盘内皮等。人细小病毒 B19 与细胞上的 Gb4 受体结合后进入人体，在细胞核内增殖并形成嗜酸性或嗜碱性包涵体。因病毒的直接杀伤作用和随后介导的免疫应答作用，引起感染细胞溶解，出现多种多样的临床症状。另外，有约 20% 的儿童和成人感染后不出现临床症状。

（一）传染性红斑

潜伏期 1～2 周，病毒从呼吸道侵入机体，在呼吸道局部增殖后，通过血液循环扩散到骨髓。在骨髓的红系前体细胞（靶细胞）中增殖，溶解细胞，导致红细胞生成障碍。随后大量病毒进入血流形成病毒血症，这时患者出现发热、全身不适、呼吸道症状等。经过 1 周左右，随着机体特异性免疫的产生，病毒血症终止，上述症状消失，但此时因血循环中形成抗原-抗体复合物，患者可出现变态反应。首先在面颊部出现玫瑰色融合性斑丘疹，随后胸背、上肢、臀股、手足等部位出现网状、环形斑丘疹。皮疹多持续 1～2 周即消退，但疹退后数日，可因日晒、淋浴、情绪紧张等刺激使皮疹复发。传染性红斑是儿童感染人细小病毒 B19 后引起的一种最常见的疾病，在学校、幼儿园中可呈暴发流行。

（二）再生障碍性贫血危象

多见于 15 岁以下儿童。因人细小病毒 B19 特异性亲嗜骨髓红系前体细胞，造成该细胞大量破坏、网状细胞减少，导致红细胞生成障碍，若患者同时患有慢性溶血性贫血（如镰刀细胞性贫血、遗传性球形红细胞增多症、海洋性贫血、自身免疫性溶血性贫血），则容易发生严重的再生障碍性贫血危象。患者出现发热、苍白、乏力等症状，外周血血红蛋白可降至 40 g/L 以下，但常在 1 周内恢复至基础水平。

（三）多发性关节炎

本病多见于成年妇女。人细小病毒 B19 感染后，患者先出现感冒样症状，肌肉疼痛、关节疼痛等，经 1 周左右症状消失。但随后患者因免疫应答，而出现多发性对称性关节肿胀、疼痛，关节活动受限。症状多在 2 个月内缓解，有 10% 的患者病程迁延，可演变为慢性关节炎。

（四）宫内感染

血清中人细小病毒 B19 IgG 抗体阴性者对该病毒易感。若血清抗体阴性的妇女在妊娠期感染该病毒，病毒可通过胎盘引起宫内感染，导致胎儿全身高度水肿，出现脑积水、心包积液、腹腔积液、严重贫血、肝脾肿大等，胎儿最终流产或死亡。

（五）免疫抑制患者的慢性贫血

免疫抑制的患者，如先天性免疫缺陷、白血病、HIV 感染者等，在输血治疗过程中，可因输入被人细小病毒 B19 污染的血液、血制品而感染。因这些患者本身存在免疫缺陷，故可呈慢性持续性感染。红细胞被大量破坏，患者发生慢性贫血。

三、微生物学检验

（一）标本采集

根据不同病症，可采集患者的骨髓、血液、血清、关节滑膜、胎儿组织、羊水、脐血、呼吸道分泌物、尿液及粪便标本等。

（二）形态学检查

1. 电子显微镜检查病毒颗粒

在患者的病毒血症期，用电子显微镜可直接检查血清中的病毒颗粒，人细小病毒 B19，大多呈空心环状。该方法敏感性低，标本中病毒颗粒超过 106/mL 时才能检测出。

2. 光学显微镜检查包涵体

取胎儿组织（如肝、脾、骨髓等）或骨髓前体细胞中的有核红细胞，用光镜直接检查细胞核内的包涵体。这是一种非特异性的检查方法，快速，但阳性率低。

（三）免疫学检测

免疫学检测主要是检查人细小病毒 B19 IgM 抗体或 IgG 抗体。患者感染 B19 病毒 10 天左右，病毒血症终止，患者因免疫应答出现红疹、关节疼，此时是检测人细小病毒 B19 IgM 抗体的最佳时机。若血清中 IgM 抗体阳性，表示患者新近感染；若血清中 IgG 抗体阳性，表示既往感染；若 IgG 抗体由阳性变为效价急剧增高，常表示急性感染发作。检测方法包括 ELISA、RIA、IFA 等，但 ELISA 特异性较低。

（四）分子生物学检测

1. 核酸分子杂交技术

这是一种常用的检测核酸的方法，包括原位杂交法、斑点杂交法、Southern 印迹法等方法。

2. PCR

可用于检测骨髓、关节滑膜、胎儿组织、羊水，比核酸杂交法高 100~1 000 倍，但不能观察组织形态学的变化。敏感性可达 0.1 Pg。主要包脐血等标本。敏感性高，比输血传播病毒（transfusion transmitted virus，TTV）初步归类为细小 DNA 病毒科，为单负链环状 DNA 病毒，无包膜，呈球形，直径为 30~50 nm。基因组长约 3.8 kb，含有 2 个 ORF，ORFI 的 N 端为富含精氨酸的高亲水区，ORF2 编码非结构蛋白。TTV 的基因具有高度变异性，根据其变异大小可将 TTV 分为不同的基因型和基因亚型。TTV 主要通过血液或血制品传播，此外可能存在消化道传播。TTV 是否引发急、慢性肝炎，是否与肝癌的发生有关，目前尚无定论。TTV 微生物检查主要是采用 PCR 检测血中 TTV DNA。

参考文献

[1] 吕世静, 李会强. 临床免疫学检验[M]. 北京: 中国医药科技出版社, 2015.
[2] 刘成玉, 林发全. 临床检验基础[M]. 北京: 中国医药科技出版社, 2015.
[3] 郑铁生, 鄢盛恺. 临床生物化学检验[M]. 北京: 中国医药科技出版社, 2015.
[4] 何浩明, 冯文, 陈桂明, 等. 自身免疫性疾病的检验诊断与临床[M]. 合肥: 安徽大学出版社, 2015.
[5] 李金明, 刘辉. 临床免疫学检验技术[M]. 北京: 人民卫生出版社, 2015.
[6] 洪秀华, 刘文恩. 临床微生物学检验[M]. 北京: 中国医药科技出版社, 2015.
[7] 陈文明, 王学锋. 临床血液与检验学[M]. 北京: 科学出版社, 2016.
[8] 李莹. 临床检验基础[M]. 长春: 吉林大学出版社, 2016.
[9] 周璐. 检验学基础与应用[M]. 北京: 科学技术文献出版社, 2019.
[10] 高原叶. 实用临床检验医学[M]. 长春: 吉林科学技术出版社, 2019.
[11] 王学锋, 管洪在. 临床血液学检查[M]. 北京: 中国医药科技出版社, 2019.
[12] 别俊. 现代检验技术与应用[M]. 长春: 吉林科学技术出版社, 2019.
[13] 戎瑞雪. 免疫检验学[M]. 长春: 吉林科学技术出版社, 2019.
[14] 徐燕. 现代临床检验医学[M]. 北京: 科学技术文献出版社, 2018.
[15] 郑文芝, 袁忠海. 临床输血医学检验技术[M]. 武汉: 华中科技大学出版社, 2020.
[16] 朱磊. 现代检验与临床[M]. 天津: 天津科学技术出版社, 2018.
[17] 杨荷英. 实用临床检验医学[M]. 上海: 上海交通大学出版社, 2018.
[18] 于浩. 临床医学检验技术[M]. 北京: 科学技术文献出版社, 2018.
[19] 隋振国. 医学检验技术与临床应用[M]. 北京: 中国纺织出版社, 2019.
[20] 刘义庆, 曹鲁泉, 沙德顺, 等. 现代医学检验技术[M]. 哈尔滨: 黑龙江科学技术出版社, 2017.
[21] 刘义庆. 实用检验与临床[M]. 哈尔滨: 黑龙江科学技术出版社, 2017.
[22] 盛永慧. 临床微生物检验技术[M]. 北京: 科学技术文献出版社, 2019.
[23] 李梅. 现代检验学基础与临床[M]. 武汉: 湖北科学技术出版社, 2018.